仲景医学系列教材

仲景医学发展史

肖跃红　刘洪波　主编

U0293738

河南科学技术出版社

·郑州·

图书在版编目（CIP）数据

仲景医学发展史/肖跃红，刘洪波主编. —郑州：河南科学
技术出版社，2015.11（2019.5 重印）
仲景医学系列教材
ISBN 978-7-5349-7995-8

Ⅰ.①仲…　Ⅱ.①肖…　②刘…　Ⅲ.①仲景学说-医学史-
教材　Ⅳ.①R222-09

中国版本图书馆 CIP 数据核字（2015）第 250614 号

出版发行：河南科学技术出版社
　　　　　地址：郑州市郑东新区祥盛街 27 号　　邮编：450016
　　　　　电话：(0371) 65788613　65788629
　　　　　网址：www.hnstp.cn
策划编辑：李喜婷　胡　静
责任编辑：武丹丹
责任校对：柯　姣
封面设计：中文天地
版式设计：栾亚平
责任印制：朱　飞
印　　刷：河南新华印刷集团有限公司
经　　销：全国新华书店
开　　本：787 mm×1 092 mm　1/16　印张：11.25　字数：252 千字
版　　次：2015 年 11 月第 1 版　　2019 年 5 月第 2 次印刷
定　　价：26.00 元

如发现印、装质量问题，影响阅读，请与出版社联系并调换。

"仲景医学系列教材"编委会

编委会主任　方家选
编委会副主任　梁新武　张须学
名誉主编　桂延耀　孙耀志
名誉副主编　王若愚
总主编　庞景三
副总主编　周小琳　肖跃红
编委　（按姓氏笔画排序）

王世勋　王若愚　卞华　方家选
冯冬兰　刘冰　刘怀举　刘洪波
孙锋　孙耀志　李书香　李红普
杨小欣　肖跃红　宋红旗　张东献
张须学　陈亦工　瓮恒　周小琳
庞景三　赵体浩　秦玖刚　袁国卿
桂延耀　郭延东　梁新武　葛均西
冀文鹏

《仲景医学发展史》编委会

编写说明

中医学是伴随中华民族的发展而孕育、产生、发展起来的中国传统医学。张仲景的《伤寒杂病论》集东汉以前中国医学之大成，将理论医学与临床医学紧密地结合起来，熔理、法、方、药于一炉，确立了辨证论治理论体系，影响着从它问世以来1 800多年的中医学方药、理论及临床各个方面。《伤寒杂病论》在传承过程中被分为《伤寒论》和《金匮要略》，一直被奉为中医学经典。历代医家不断地研究与应用《伤寒杂病论》，为之整理、诠释、补充、发挥、验证、修订，并进行现代研究，中西汇通，取得了极为丰富的成果，成为仲景医学的新内容。

从某种角度讲，仲景医学是中医学中最核心、最精髓、最实用，也最有生命力的学问。尽管古今有诸多医家、学者对其进行集注或分编，但仍存在一些不足：一是仍未能全面系统地反映仲景医学的全部，二是仅靠原著或选读不利于现代乃至今后的深入学习和发展。另外，目前中医高等教育并不能很快适应临床，流水线式的培养方法不利于中医人才成长，核心问题都是没有把经典教育作为主线，特别是没有将仲景的学术思想贯穿始终。要学透仲景著作十分不易，要用仲景的理、法、方、药很好地解决临床实际问题更不易，所以我们尽其所能进行探索，组织编写这套"仲景医学系列教材"。本套教材具有仲景学术思想特色，不但可作为我们的校本教材，也可作为继续教育或临床及科研的参考教材。

本套教材共 11 本，包括《仲景医学发展史》《仲景药物学》《仲景方剂学》《仲景诊病学》《仲景外感病学》《仲景内伤杂病学》《仲景妇科杂病学》《仲景病案学》《仲景养生保健学》《仲景医学现代研究》《仲景文化概论》。本套教材参考现代学科门类划分，并参考现行教育课程，自成体系，以仲景学术及指导思想为主线，结合后世研究成果，继承而不泥古，发展而不离宗，全面反映仲景医学的内容，便于教师的启发教学和学生的自主学习，更便于引导实际应用。

特别需要说明的是，"仲景医学系列教材"的编写不拘于《伤寒论》《金匮要略》原文，我们先将两书条文糅到一起，再行组分，甚至用白话形式编写，以便于学习与理解。教材编写的基本原则是突出仲景思想，突出继承与发展，突出实用。

本套教材没有统一的编写体例，每本教材是根据自己的内容和特色来选择适当的表述形式，这种"不甚规范"的编写形式是完全服从于编写内容的。就本套教材而言，有的属于全新的教材，如《仲景文化概论》《仲景医学发展史》《仲景病案学》《仲景养生保健学》《仲景医学现代研究》；有的属于同现行教材有重叠，又有差别的教材，如《仲景药物学》《仲景方剂学》《仲景诊病学》《仲景外感病学》《仲景内伤杂病学》《仲景妇科杂病学》。全新教材相对好处理，只需要高度提炼与精心编排，编写的自由度较大；而有重叠的教材则要处理好仲景学术思想与现行教材的关系。我们的做法是，《仲景药物学》以仲景用药为主线，同时收入后世发现的常用药物，基本涵盖《中药学》的内容。《仲景方剂学》以经方应用为主线，同时收入后世有效的时方，基本涵盖《方剂学》的内容。《仲景诊病学》重点突出仲景的诊病方法，同时包括了《中医诊断学》的内容。《仲景外感病学》则论述临床各种外感病，包括《伤寒论》和《温病学》的内容。《仲景内伤杂病学》全面论述临床常见内科疾病，包括《中医内科学》和《金匮要略》的内容。《仲景妇科杂病学》既论述仲景的"妇人三篇"，又包括《中医妇科学》。

编写本套教材的目的是希望改变我国目前中医高等教育"千人一面"的状况，努力培养德技双馨的仲景传人。尽管我们是在具有深厚中医药文化底蕴的医圣故里，有着多年高等中医药教育的经验教训，但我们深知与兄弟院校之间有很大的差距，更知道改革的艰辛，希望我们的微薄之力能够对当今中医药发展做出一点贡献。

本套教材的编写得到了河南省南阳张仲景基金会、河南省宛西制药股份有限公司、南阳市仲景堂医院大力支持，更有许多兄弟院校学者的加盟。由于学识和编写经验有限，书中可能存在不妥之处，我们恳请广大中医人，特别是研究《伤寒论》《金匮要略》的专家、学者多提宝贵的意见和建议，以便于我们今后工作的改进和教材的修订。

"仲景医学系列教材"编委会

2013 年 10 月

前　言

　　《仲景医学发展史》是根据我校中医学专业仲景学术特色人才培养目标，按照中医学专业教学计划中对本课程的要求和我校培养仲景学说传承者的特点编写的校本教材。本教材的编写是在对中医学专业本科生对基础知识及能力的要求进行调研，依据课程体系建设与改革中的课程剖析和课程内容调整方案的反馈信息，在广泛征求校内外相关专家意见的基础上确定编写思路与内容。

　　仲景医学发展史是研究张仲景辨证施治理论体系起源、形成、研究发展过程及其规律的一门科学，是学生学习中医学各门专业课程之前必修的基础理论课程。它可以巩固专业思想，培养学生对医圣的热爱、树立献身中医事业的精神，以达到对张仲景辨证施治理论体系形成、发展研究过程的系统了解，为学生提高医学素质、学习其他各门课程奠定必要的基础。

　　本课程内容将讲述张仲景辨证施治理论体系的起源、形成、发展过程，辨证施治理论体系的特点，历代伤寒论研究各大流派名医名著及重大的医事活动等。在介绍历代伤寒论研究发展史的基础上，重点反映不同学术观点及对各时期中医学术的影响，尽可能揭示张仲景医学理论研究发展与社会经济、政治背景、科学文化等社会诸因素的关系，以探索张仲景理论研究发展的一般特点和特殊规律。

　　仲景医学发展史是中医学专业的特色基础课程，通过本课程的学习，使学生掌握仲景医学的思想内容及发展历史，传承和发展仲景医学思想。本课程也是中医学专业课程体系中的基础主干课程，通过本课程的系统学习，使学生全面掌握仲景医学的发展历程及规律，为临床各科学习、应用仲景学术思想奠定坚实的基础。

　　本教材参考了中国医学史及张仲景医学发展研究有关专家的思想与观点，在此一并致谢。由于仲景医学发展史作为教材编写是一种新的尝试，会存在许多不足，我们诚恳希望广大师生、读者提出宝贵意见。

《仲景医学发展史》编委会

2014 年 12 月

目　录

绪　　论

"仲景医学"是指张仲景《伤寒杂病论》（后来分为《伤寒论》和《金匮要略》两部分）所包含的医学知识，以及后世历代医药学家为之注解诠释、补充扩展而形成的一个综合的医学体系，包括理论医学、临床医学、预防医学，以及文献学、医学史等方面，内容十分丰富。

任何一门学问，都有一个发展的过程。学习和研究某一门学问，最好弄清楚这门学问的源流，也就是其从无到有、从开始到发展、从过去到现今的历史。只有这样，才有可能真正把这门学问学好。我们学习和研究仲景医学的历史，也应该沿着这样一条穷源溯流的途径去走。

清代名医徐大椿曾作《医学源流论》一文，概括性地勾勒了中医学的发展源流。他说："医家之最古者《内经》，则医之祖乃岐黄也。然本草起于神农，则又在黄帝之前矣。可知医之起，起于药也。至黄帝，则讲夫经络脏腑之原，内伤外感之异，与夫君臣佐使、大小奇偶之制，神明夫用药之理。医学从此大备……至伊尹有汤液治病之法，然亦得之传闻，无成书可考。至扁鹊、仓公，而汤药之用渐广。张仲景先生出，而杂病伤寒，专以方药为治，遂为千古用方之祖。而其方，亦俱原本神农、黄帝之精义，皆从古相传之方，仲景不过集其成耳。"从此段文字里，我们可以看出仲景医学的渊源。

在张仲景以前，中医学的发展主要有两个派别：一个是以《神农本草经》和《伊尹汤液经法》为代表的"神农派"，也就是中医学的临床医学流派，或者说，这是一个主要用汤药治疗疾病，也就是徐大椿所讲"专以方药为治"的临床流派。所以，《汉书·艺文志》称之为"经方派"。"经方者，本草石之寒温，量疾病之浅深，假药味之滋，因气感之宜，辨五苦六辛，致水火之剂，以通闭解结，反之于平。"另一个是以《黄帝内经》为代表的理论医学流派，主要研讨基础理论问题。《汉书·艺文志》称之为"医经派"。"医经者，原人血脉、经络、骨髓、阴阳、表里，以起百病之本，死生之分，而用度针石汤火所施，调百药剂和之所宜。"中医学在当时可能还存在另一个流派，也就是以《黄帝针经》为代表的针灸流派，针灸流派以针灸为治疗疾病的主要手段。当然，针灸流派也属于临床医学流派。近代学者谢利恒认为上古时期中医学还有一个素女脉诀派，此当属于黄帝理论医学流派。

一般认为张仲景属于"神农派"的临床医学流派，但张仲景撰用《素问》《九卷》《阴阳大论》，用基础理论指导临床辨治，将理法方药结合了起来，所以，自张仲景以后，中国医学流派便不能再按临床医学流派和理论医学流派划分。

张仲景《伤寒论》《金匮要略》对中医学的影响是巨大而深远的。其一，后世基于对《伤寒论》的研究而形成了伤寒学派，并延续至今，伤寒学派可以说是中医学最大的一个学术流派，历代各类《伤寒论》研究著作多达2 300多部，这个数字就充分地说明了这一点。其二，由伤寒学派又衍生和分化出另一个十分壮大的学术流派——温病学派。此外，对于《金匮要略》的继承、研究和发展，使得张仲景的医学思想、观念、辨证论治方法渗透到中医学各个方面，如诊断、本草、方剂，以及内科、妇科、儿科和外科等临床各科。东汉以降，历代医家似乎都受到仲景医学的影响。明代徐熔说："《金匮玉函要略》《伤寒论》皆仲景祖神农、法伊尹、体箕子而作也。唐宋以来，如孙思邈、葛稚川、朱奉议、王朝奉辈，其余名医虽多，皆不出仲景书。又汤液本草，于孙、葛、朱、王外，添王叔和、范汪、胡洽、钱仲阳、成无己、陈无择云，其议论方定，增减变易，千状万态，无有一毫不出于仲景者。洁古张元素，其子张璧，东垣李明之，皆祖张仲景汤液。"徐熔以后，温病学家如叶天士、吴鞠通的医学理论及观点，都受到仲景医学的很大影响。由此可见，仲景医学的源头是神农本草、汤液医学理论与观点，明确可寻；仲景医学在后世的发展分支庞大，分布广泛，医家众多。

仲景医学有其鲜明的特点，而且它在不同时期具有不同的特点。岳美中先生说："《伤寒》《金匮》，察证候不言病理，出方剂不言药性，从客观以立论，投药石以祛疾。其质朴之实验学术，实逼近科学之堂奥，真祛疾之利器……唐代《千金》《外台》诸书，其中质朴之学、实用之方，直上接仲景，果能用之得当，亦有如桴鼓之效。"（《岳美中医论医话集》）但仲景医学发展到宋、明时期，其质朴实用的特性逐渐减弱，漫茫虚玄、舍本逐末、好言遁辩的特性愈来愈浓。故岳美中先生认为，中医学的真谛反映在唐代以前，"益坚信中医之奥妙原不在宋元以后"（《岳美中医论医话集》）。综观仲景医学的发展历史，我们能够基本看清整个中医药学的发展情况。对仲景医学的发展历史进行探索和追寻，不仅有助于全面而深刻地认识、理解仲景医学，也有助于认识和理解整个中医药学。比如中医药学的发生，医药起源于药，由药学而后医学，由质朴的医疗行为到抽象的医学理论，由简捷的方证对应到泛化的辨证论治，由"察证候不言病理，出方剂不言药性"到基于临床事实而不是基于分析解剖的推理和思辨……穷源溯流，我们便能看出哪些是进步和成就，哪些是问题和歧途。对仲景医学发展史进行研究，也有助于我们更好地学习和应用仲景医学。

讨论仲景医学发展历史还要注意仲景医学在国外的传播与发展。仲景医学传到日本后得到广泛的接受和应用，亦得到较多的发展，由此逐渐形成的日本古方派长期占据日本汉方医学的主要领地。日本依据张仲景方生产的中成药的种类大大多于中国，其应用自然也多。日本保存着的几个中国少见的《伤寒论》版本，在医学史、版本学、文献学等方面具有重要的价值。可以说仲景医学在国外的传播与发展以在日本最具特色，亦最有成绩。中医学在国外发展较好的另一个国家是韩国。在对待中医古代医经的态度上，韩国偏重《内经》，日本独尊《伤寒杂病论》。日本重视实用，喜欢方证对应这样简单明确的应用模式，韩国似乎更加重视医学哲学与基础医学理论。所以在介绍日本古方派的同时，也要讲述仲景医学在韩国的发展状况。

《金匮要略》是张仲景《伤寒杂病论》的重要组成部分。伤寒学派源远流长、长足发展，伤寒学派的学术活动日益活跃频繁，但《金匮要略》研究方面却略显冷清。在中医学术发展史上虽没有形成所谓金匮学派，但历史上也有不少医家在《金匮要略》研究上取得了显著成绩，所以对历代金匮学家代表人物及其学术思想也进行了阐述。

第一章　张仲景《伤寒杂病论》的产生

第一节　张仲景《伤寒杂病论》形成的时代背景

战国至三国是我国封建君主专制制度建立、巩固和发展时期。战国持续 250 余年，此时期中，各诸侯国相继摆脱了周王朝统治，建立起了自己的独立政权。其中后进的秦国通过变法改革，迅速强大起来，于公元前 221 年结束了割据局面，统一了全国，建立了中央集权的封建君主专制国家。后因统治的腐败和残暴，激起社会动乱，导致陈胜、吴广领导的农民起义，最终推翻了秦王朝，由两汉取而代之。

西汉初年，政治开明，经济发展，国家强盛，对外交流扩大。到西汉末年，朝政腐败，公元 8 年王莽篡权，改国号"新"。其结果更加重了社会危机，随即爆发了绿林、赤眉等农民起义。公元 25 年，王莽覆灭，刘秀即帝位，史称东汉。东汉前期，因采用开明的政治、经济方针政策，国家得到了发展，各方面都有所进步。然而，到东汉末年，因政治黑暗、民不聊生，随之爆发了黄巾军等农民起义，并导致各地方拥兵割据，形成了魏、蜀、吴三足鼎立，中国进入了三国时期。直至公元 265 年，西晋王朝建立，并于公元 280 年灭吴，中国才实现了短暂的统一。

先秦两汉时期，我国的科学文化发达，在各方面都取得了显著的成就。战国出现了"诸子蜂起，百家争鸣"的局面，诸子百家纷纷著书立说，对中国思想史、科技史、文化史都产生了深刻影响。秦代"焚书坑儒"、专尚法家，汉代"罢黜百家，独尊儒术"，这对中国以后的历史发展都产生了极大而深远的影响。

在生产技术上，发明了耕犁、耦犁，在水利上出现了都江堰工程，造纸上出现了蔡伦的技术改革，天文历法方面产生了浑天仪，地震预报方面发明了候风地动仪，数学方面有《周髀算经》《九章算术》《海岛算经》，农学方面以《氾胜之书》为代表，文学上有《离骚》和汉乐府诗，史学名著有《史记》《汉书》等。

在医药学方面，此时期产生了一大批医书，也涌现出了一批医学家。《黄帝内经》的产生，标志着中医学基础理论的初步奠定；《神农本草经》是我国药物学的第一次系统总结。扁鹊、华佗、淳于意等名医，在临床医学方面做出了重要贡献。如华佗发明了以酒服麻沸散的全身麻醉术，并成功施行了有关外科手术；淳于意的"诊籍"，是最早的医案。

总之，从战国到三国的政治、经济、思想、科技、文化环境，为医药学的发展提供了前所未有的条件。由此，中医学才出现了发展高潮，并完成了理、法、方、药学术体系的建构。

第二节　张仲景时代的医书

20 世纪 70 年代以后，从古汉墓相继出土了一批医书，这些医书在一定程度上反映了当时的医学发展水平。

一、基本简介

（一）马王堆汉墓医书

1972 年初至 1974 年初，在长沙东郊马王堆发掘了 3 座西汉古墓，在三号墓出土了一批帛书和竹木简。帛书共 20 余种，12 万字，内容包括哲学、历史、天文、地理、医药学等。其中古医书有 10 种，包括《足臂十一脉灸经》《阴阳十一脉灸经》甲本与乙本、《脉法》《阴阳脉死候》《五十二病方》《却谷食气》《导引图》《养生方》《杂疗方》《胎产书》；竹木简 200 支，全部是医书，包括《十问》《合阴阳》《天下至道谈》《杂禁方》4 种，其中《杂禁方》是木简，其他皆为竹简。这些医书的成书年代大约在战国至秦汉之际，是于汉文帝十二年（公元前 168 年）随葬的。

（二）江陵张家山汉墓医书

1983 年底至 1984 年初，在湖北江陵张家山 M247、M249、M285 3 座西汉前期墓葬中，相继发现了大批竹简。其中以 M247 出土的竹简最多，达 1 000 余支。竹简大部分贮藏在竹笥内，保存较完整，字迹清晰。其内容包括法律、历史、历法、算数、医学等。医学方面的著作有两种：《脉书》《引书》。墓葬年代为汉代吕后至文帝初年，这是继马王堆汉墓出土医书后，又一次重大的医学考古发现。

（三）武威汉墓医书

1972 年 11 月，在甘肃武威县旱滩坡发掘了一座东汉早期的古墓，经鉴定，墓主人可能是一位年长的医生，随葬品中包括医药简牍 92 支，其中木简 78 支，木牍 14 支，保存了较完整的医方 30 余首，还有鸠首杖、五铢钱等。初名《武威汉代医简》，但因简中有"治百病方"的字样，遂改名为《治百病方》。

二、内容分析

（一）马王堆汉墓医书

1.《足臂十一脉灸经》《阴阳十一脉灸经》　（以下分别简称为《足臂》《阴阳》）全书论述了 11 条经脉的循行走向及所主治疾病，是我国目前发现最早论述经脉学说的文献。从两部灸经的成书年代来看，《足臂》早于《阴阳》，也就是说前者更为古朴。

在《灵枢·经脉》里，较详尽地论述了 12 条经脉。将《灵枢·经脉》与《足臂》《阴阳》相比较，发现两者从内容到词句均有许多相似之处，说明它们之间存在着某种联系。其成书时间，两部灸经比《灵枢·经脉》都早，看来前者是后者的祖本，后者是对前者的继承和发展。主要依据：第一，两部灸经只记载了人体 11 条经脉，比《灵枢·经脉》少了 1 条手厥阴经，可以认为《灵枢》的 12 条经脉是在两部灸经所论 11

条经脉的基础上发展而来的；第二，灸经的循行走向多以向心性为主，彼此互不衔接，无规律可言，而《灵枢》所述的12条经脉循行走向很有规律；第三，灸经所叙经脉与脏腑之间并无必然联系，而《灵枢》所载12条经脉均与脏腑有密切联系，而且有规律可循；第四，灸经对经脉的命名尚不统一，如《足臂》称手太阳脉为臂泰阳脉，《阴阳》称手太阳脉为钜阳脉，而《灵枢》皆以手足三阴三阳命名，12条经脉的命名是统一的。

2.《五十二病方》 《五十二病方》现存1万余字，分为52题，每题都是治疗一类疾病的方法，少则有方1首，多则有方20余首。现存医方总数283首，用药247种。估计原书医方总数在300首以上，用药超过260种，有少部分亡佚。书中提到病名103个。

《五十二病方》真实地反映了西汉以前的医学水平。在临证方面，所论涉及内、外、妇、儿、五官各科，外科尤为突出，如书中记载了痔疮的手术方法，"巢塞直（脜）者，杀狗，取其脬，以穿籥，入直（脜）中，炊（吹）之，引出，徐以刀剝（劙）去其巢，治黄黔（芩）而娄（屡）傅之"。

3.《导引图》《却谷食气》 我国很早就有导引术，战国的《行气玉佩铭》是专论导引的，《庄子·刻意》也谈到导引，但未见到有导引图流传。马王堆汉墓出土的帛画《导引图》，是我国现存最早的医疗体操图。经复原后，彩图长100cm，高约50cm。图上描绘了44个不同性别、年龄的人在做各种导引动作。他们分4排，每排11人，人像高9~12cm。动作姿态大致分为三类：呼吸运动、四肢及躯干运动、持械运动。尤为可贵的是，有的图旁还标明了该导引可以防治的疾病名称。如"引聋"，即以导引防治耳聋；"引脾（髀）痛"，即以导引防治痹证或腹痛。而且，《导引图》中还有模仿一些动物动作的导引术式，如"信"（即鸟伸）、"沐猴讙"（即猕猴喧哗）。这是古代仿生学在医疗体育中的具体运用，对后世影响很大。

《却谷食气》是我国现存最早的气功导引专著。原书约500字，现今可辨认者270余字，主要记载了导引行气的方法和四时食气的宜忌。这些无论是对研究我国气功导引的源流和发展历史，还是对指导今人锻炼，都大有裨益。

4.《脉法》《阴阳脉死候》 《脉法》全书300余字，缺损严重，为师徒传授脉法之书，是迄今最早提出人体气与脉的关系，并确立治病当取有余而益不足等虚实补泻概念的古医籍。另外，书中提出的"圣人寒头而暖足"，不仅是治病的原则，也是养生保健的宝贵经验。

《阴阳脉死候》是最早的诊断专书，全书100余字。书中提出：三阳脉属天气，主外、主生，三阳病一般不是死症，其中只有折骨裂肤才有引起死亡的危险；三阴脉属地气，主内、主杀，其病有腐脏烂肠者，容易引起死亡。并记载了5种死候的具体症状和特征。相比较而言，《脉法》的侧重点是指导灸法和砭法。

5.《养生方》《杂疗方》《胎产书》 《养生方》原书估计有6 000余字，因残缺严重，现存3 000余字。所论内容包括两个方面：一是健身补益方，如"春日鸟卵一，毁。投蘖糗中，捖（丸）之，如大牛戒（虮）。食多之善"；一是补益性功能的药方，如"以瘨（颠）棘（颠棘即天冬）为酱（浆）方"，治"老不起"，即治疗男子阳痿。

《杂疗方》原书600余字，现残缺严重。根据现有文字分析，内容包括四方面：补益男女性功能法、产后埋葬胎衣法、补中益气方药、蜮和蛇等伤的防治。书中反映出古人讲究强身、抗衰老，强调预防意外损伤。

《胎产书》原书800余字，现残缺不全，是我国迄今发现最早的妇产科著作。其主要内容有养胎、埋胞、转胞、求子及产后处理等。书中所载胎教是医学史上最早的论述。

6. 竹木简医书　马王堆汉墓出土的竹木简书4 000余字，其成书年代可能为秦汉之际。四部简书中，《杂禁方》为祝由方，《十问》《合阴阳》《天下至道谈》主要论述了养生学和房中术问题，在性医学、优生学、养生学方面具有积极的意义，可为后世借鉴。

（二）江陵张家山汉墓医书

1.《脉书》　《脉书》2 028字，竹简63支。其内容大体与马王堆出土的《阴阳十一脉灸经》《脉法》《阴阳脉死候》三帛书相当。后三书的缺字，以《脉书》作校对，基本能够补足。如《脉法》原文缺164字，经对照《脉书》补足后，仅缺11字。

《脉书》论述了67种疾病的名称及简要症状，涉及内、外、妇、儿、五官科病证，有些病名如醉、浸、浇、殿等，是马王堆医书和《黄帝内经》未收载的。这是我国现存最早的疾病证候学专论。另外，书中所言："夫留（流）水不腐，户躯（枢）不蠹，以其动。动则实四支（肢）而虚五臧（脏），五臧虚则玉体利矣。"比《吕氏春秋》"流水不腐，户枢不蠹，动也；形气亦然"的文字更古老。

2.《引书》　《引书》3 235字，竹简113支。原简自名《引书》，题于书首竹简的背面，这是论述导引的专书。其内容分为三部分：第一，论述四季养生之道。第二，论述导引术式及其作用。书中载导引术110种，除去重复者为101种，其中述术式85种，用于治病的有50种，仅述功用者16种。第三，讨论了致病因素、防治方法以及养生理论。认为疾病发生的原因是"必于暑、湿、风、寒、雨、露、奏（腠）理启阖，饮食不和，起居不能与寒暑相应，故得病焉"；防治方法是"治八经之引，炊、呴（喣）、摩（呼）吸，吸天地之精气，实其阴，故能毋病"；养生则强调须与自然界相应。《引书》是迄今发现的最早的导引术专著，对研究气功的源流及其发展历史有十分重要的参考价值，同时也是研究养生学的珍贵的文献资料。

（三）武威汉墓医书

《治百病方》保存了比较完整的医方30余首，方中涉及药物100余种。它详细记载了病名、症状、药物剂量、制药方法、服药时间，以及不同的用药方式，还记载了针灸穴位、针灸禁忌，所论涉及内、外、妇、五官各科。该书具有以下特点：第一，体现了辨证论治思想。如对外感和内伤病进行区别，并且运用不同的治法。书中也有同病异治、异病同治，并根据疾病症状的不同调整用药分量。第二，药物学、方剂学均达到相当的水平。该书所载百种药中，69种见于《神农本草经》，11种见于《名医别录》，另20余种未见于以上两书，说明该书较《神农本草经》有所发展。书中以复方为主，每方少则二三味药，多的达15味以上，可见当时对中药在复方中的复杂性能已经有所掌握。另外，剂型多样，有汤、丸、膏、醴、滴、栓等，内服药以酒、米汁、豉汁、酢浆汁、含咽汁、淳醯为引子，以助药物充分发挥其药理作用。

显然，武威汉简的出土，不仅是我国考古学上的一个重要发现，它在一定程度上反映了张仲景所在汉朝的医药水平的真实情况，这些也是张仲景《伤寒杂病论》产生的基础。

第三节　中医基础理论体系的形成

战国到秦汉期间，在长期经验积累的基础上，除了张仲景《伤寒杂病论》以外，还产生了《黄帝内经》《黄帝八十一难经》《神农本草经》等经典医书，标志着中医基础理论体系已经完备。

一、《黄帝内经》

（一）《黄帝内经》的作者与成书

《黄帝内经》简称《内经》，是我国古代早期的一部医学总集。书名首见于《汉书·艺文志·方技略》，该志记载了医经七家，其中包括《黄帝内经》18卷、《黄帝外经》37卷。这七家中《黄帝外经》和其他五家均佚，《内经》是仅存者。在《内经》成书前，已有更古的医学文献存在于世，《内经》中所引用的古代医书多达20余种，如《上经》《下经》《揆度》《奇恒》《从容》《五色》等。可见，《内经》是在其他更古老的医学文献基础上撰成的。

《内经》为"言医之祖"，以问答体形式，托名黄帝与其臣子岐伯、雷公、鬼臾区、伯高等讨论医学问题。书名冠以黄帝，并不是说该书为黄帝所作。大约是战国至秦汉时期，许多医家进行搜集、整理、综合而成，其中甚至包括东汉乃至隋唐时期某些医家的修订和补充，是汇集古代众多医家经验和理论的医学总集。

《内经》包括《素问》《灵枢》两部分，原书各9卷，每卷9篇，各为81篇，合计162篇。《素问》在唐代只存8卷，其中第7卷的9篇佚。唐代王冰注解此书时，从其老师处得到一秘本，补充了"天元纪大论"等7篇，仍缺2篇。因此，现存的《素问》，虽有篇目为81篇，但其中的第72篇"刺法"，第73篇"本病"，只有篇名，没有具体内容。直到宋代，又补入2篇，附于该书之后，称为"素问遗篇"，显系后人伪托之作。《灵枢》一书，原来只剩残本，北宋元祐八年（1093年），高丽献来《黄帝针经》，哲宗随即下诏颁发天下。直到南宋时的史崧，才把"家藏旧本《灵枢》九卷"加以校正出版，这就是现存最早版本的《灵枢》。

（二）《黄帝内经》的基本内容与成就

《内经》较全面系统地阐述了中医学的基本问题。《素问》所论包括人的生理、心理、病理及疾病的诊断、治疗、预防等。具体理论有阴阳五行，脏腑经络，气、血、神、津液、精，病因病机，辨证原则，诊法治则及预防养生等。《灵枢》除了论述脏腑功能、病因、病机之外，还着重介绍了经络、腧穴、针具、刺法及治疗原则等。正是这些重要论述，构建起了中医学基本理论的体系，它为后世中医学的发展奠定了基础。其体现的基本精神和成就可以概括为以下几个方面：

1. 强调整体观念　这是《内经》在论述生命和疾病的各种问题时都贯彻的思想原则。应该指出的是，《内经》在强调整体观念时，其特点是不重视人体的内在结构性，而强调功能的联系性。《内经》的整体观内容主要有以下几个方面：

（1）人与天地自然是统一的。《内经》明确提出"人以天地之气生，四时之法成"，"天食人以五气，地食人以五味"。这是强调自然对人的制约性。类似的陈述在《内经》中是极为丰富的。正因为自然对人具有这样的制约性，所以当外界条件出现超出正常范围的变化时，就会使人得病。以这一整体观为前提，中医学才提出外感六淫的病因学说。

人不仅受自然的制约，也能适应自然。这方面《内经》也有相关的论述。如说："天暑衣厚则腠理开，故汗出……天寒则腠理闭，气湿不行。"《内经》还更进一步地提出了"提挈天地，把握阴阳"的思想。这就不仅是消极适应自然，而是积极地驾驭自然。正是基于人能适应自然的认识，《内经》才合理地导出"治未病"的预防思想。

（2）人体自身是统一的。《内经》指出人体自身是互相联系的整体，内部脏腑、体表毫毛、五官九窍等，通过经络互相协调地联系在一起。脏腑间有特定络属，脏腑在体内各有所主，在体表各有开窍。正因为有这种联系，所以局部可影响全身，体表能反映内脏。根据整体观的这一原则，《内经》才说"有诸内必形诸外"，"以表知里"。由此，才形成了中医学四诊合参的诊断学内容。

（3）人的心身是统一的。《内经》在形神关系方面有极为丰富的论述。一方面认为形体决定情志精神，如说"气和而生，津液相成，神乃自生"，"心藏神""肝藏魂""脾藏意""肺藏魄""肾藏志"。正因为形决定神，所以脏腑有病时就会出现精神情志的变化，如"肝气虚则恐，实则怒"，"心有余则笑不休，心不足则悲"。另一方面，精神情志也会反作用于脏腑功能，如"怒伤肝""喜伤心""思伤脾""忧伤肺""恐伤肾"。再者，因情志之间有规律的互相作用，所以调节情志的太过或不及，就可使人从病理状态恢复到生理状态，如"喜胜忧""悲胜怒"等。正是根据这一整体观原则，中医学才得出了七情病因学和情志疗法。这些内容在心理卫生学和精神治疗学等方面都有重要意义。

（4）人与社会是统一的。人不仅生活在自然环境中，也生活在社会环境中，因此，社会因素对人的健康和疾病发生有极重要的影响，《内经》对此是有认识的。如在《素问·疏五过论》和《素问·征四失论》中都提出了很符合实际的认识和见解。如说："凡未诊病者，必问尝贵后贱……名曰脱营。尝富后贫，名曰失精。""不适贫富贵贱之居……不别人之勇怯"，则"治之失也"。疾病的发生与社会条件是相关的，疗效也不纯粹是技术方面就能达到的。

2. 重视脏腑经络　脏腑学说是以研究人体五脏六腑的生理功能、病理变化及其相互关系为主要内容的。《内经》认为，五脏六腑是维系人生命的重要器官。《素问·五脏别论》说："五脏者，藏精气而不泻也，故满而不能实。""六腑者，传化物而不藏，故实而不能满也。"《素问·灵兰秘典论》还分别介绍了心、肝、脾、肺、肾、胃、胆、大肠、小肠等各自的不同作用，说明人的呼吸、循环、消化、排泄、生殖等各种功能无不与五脏六腑有关。《内经》还提倡对人体进行解剖。《灵枢·经水》说："八尺之士，皮肉在此，外可度量切循而得之，其死可解剖而视之，其脏之坚脆，腑之大小，谷之多少，脉之长短，血之清浊，气之多少……皆有大数。"说明古人确实是通过解剖来认识人体内脏形态的。而且，《内经》还认识到经脉在人体内是循环不已的。《素问·举痛论》说："经脉流行不止，环周不休。"这是最早涉及血液循环的记载。

经络学说是以研究人体经络系统的生理功能、病理变化及其与脏腑的相互关系为主要内容的。《灵枢·经脉》说："经脉者，所以能决死生，处百病，调虚实，不可不通。"对于十二经脉的名称、循行走向、络属脏腑及其所主疾病，《内经》均有明确的记载。对奇经八脉亦有所论述。与马王堆出土的《足臂十一脉灸经》及《阴阳十一脉灸经》相比，《内经》不仅由 11 条经脉发展为 12 条经脉，而且其循行走向很有规律，各经之间互相衔接，互为表里。由于每条阴经属于一脏，并与一腑相连络；每条阳经属于一腑，又连络一脏，这就使周身四肢和脏腑紧密地联系起来。每条经脉所主疾病，都和它的循行走向及所连属的脏腑直接相关。这样，在分析人的生理、病理和进行诊断治疗时，经络学说就具有了特殊重要的意义。

《内经》所论述的脏腑经络学说，构成了中医学基本理论的核心内容，也是其后中医辨证论治最重要的理论基础。

3. 运用阴阳五行学说　阴阳五行学说产生于殷周之际，最初为两种学说，到战国由阴阳家统一在一起，成为影响广泛而深远的哲学思想，为各门学科所用，以说明自然和社会的各种问题。在《内经》中，阴阳五行学说既是哲理，又是最基本的医理；既用以说明普遍问题，也用以说明具体问题。

如说："阴阳者，天地之道也，万物之纲纪，变化之父母，生杀之本始，神明之府也"（《素问·阴阳应象大论》）"阴阳者，数之可十，推之可百；数之可千，推之可万；万之大不可胜数，然其要一也。"（《素问·阴阳离合论》）这是世界观和方法论。

又说："人生有形，不离阴阳。"（《素问·宝命全形论》）"阴平阳秘，精神乃治；阴阳离决，精气乃绝。"（《素问·生气通天论》）这是对生理病理的最高概括。

在《素问·阴阳应象大论》中，还有极为丰富的以阴阳论述生理、病理、药理、诊断、治则的内容。如论阴阳的生理关系是"阳化气，阴成形"，"阴在内，阳之守也；阳在外，阴之使也"。病理关系则是"阴胜则阳病，阳胜则阴病"。"察色按脉，先别阴阳"，这是诊断的首要原则。而"阳病治阴，阴病治阳"，又是必须遵循的治疗大法。至于"阳为气，阴为味"，则是对药理的最基本说明。

五行学说在《内经》中也有丰富的论述，把五行的性质与相互关系赋予五脏，从而用以说明五脏的生理和病理，指导诊断和治疗。同时也以五味归属五行，说明药物功能。

应该怎样评价阴阳五行学说呢？我们认为，既要承认其合理性，也要指出其局限性，同时也要认识到其中唯心及形而上学的成分。

除以上三个主要方面的成就之外，《内经》对病因、病机、诊法、治则、预防、养生等内容也都有丰富的阐述。这些内容对中医学在后世的发展产生了极为深远的影响。

总之，《内经》全面地总结了秦汉以前的医学成就，并为后世中医学的发展提供了理论指导。在脏象学、经络学、病因病机学、生理病理学、养生和预防医学、诊断治疗原则等方面，都为中医学奠定了理论基础。可以说，《内经》的问世，标志着中医学进入系统的理论总结新阶段。《内经》的影响是深远的，历代著名的医家在理论和实践方面的建树，无一不承接了《内经》的学术思想。

二、《黄帝八十一难经》

（一）《黄帝八十一难经》的作者与成书

《黄帝八十一难经》，简称《难经》或《八十一难》。该书的作者与成书年代，一向说法不一。《难经》书名最早见于东汉张仲景的《伤寒论》自序。书中提到，"撰用《素问》《九卷》《八十一难》"。关于本书的作者，有人认为是秦越人，如唐代杨玄操在《难经集注·序》中说："《黄帝八十一难经》者，斯乃渤海秦越人所作也。"但经查考《史记·扁鹊仓公列传》和《汉书·艺文志》，均无有关此事的记载。而《四库全书总目提要》说："《难经》八十一篇，《汉书·艺文志》不载，隋唐史始载《难经》二卷，秦越人著，吴太医令吕广尝注之，则其文当出于三国前。"究竟《难经》为何时何人所作，迄今无定论。研究者多认为，《难经》成书于西汉末期至东汉之间。至于作者为秦越人的说法，有待进一步考证。

（二）《黄帝八十一难经》的主要内容与成就

《难经》以问答形式阐释《内经》精义，"举黄帝岐伯之要旨而推明之"，讨论了81个理趣深远的医学问题，故称"八十一难"。主要内容包括脉诊、脏腑、经络、腧穴、针刺及一部分疾病。其中，一至二十二难为脉学，二十三至二十九难为经络，三十至四十七难为脏腑，四十八至六十一难为疾病，六十二至六十八难为腧穴，六十九至八十一难为针法。

《难经》在脉诊部分，首创"独取寸口"的诊脉法。它认为，"寸口者，脉之大会"，确立了手腕（寸口）寸、关、尺三部，每部又分浮、中、沉为九候的"三部九候"诊脉法。经络部分，系统地论述了奇经八脉的循行、功能、病证，弥补了《内经》在这方面的不足。脏腑部分，首开后世命门学说之先河，《难经·三十六难》曰："肾两者，非皆肾也，其左者为肾，右者为命门。命门者，精神之所舍，原气之所系也。男子以藏精，女子以系胞。"在疾病部分，把伤寒分为中风、伤寒、湿温、热病、温病5种；提出积聚分属脏腑，认为五脏生积，六腑生聚。在针灸治疗部分，提出了"虚者补其母，实者泻其子"的原则。

总之，《难经》在中医基本理论和临床方面丰富了中医学的内容，正如徐大椿在《医学源流论》中所言："其中有自出机杼，发挥妙道，未尝见于《内经》而实能显《内经》之奥义，补《内经》之所未发，此盖别有师承，足与《内经》并垂千古。"

三、《神农本草经》

（一）《神农本草经》的作者与成书

《神农本草经》，简称《本草经》或《本经》，是我国现存最早的药物学专书。首载于梁代阮孝绪的《七录》。《隋书·经籍志》也提到《神农本草经》有5卷、4卷本。但两书均未交代该书的作者与成书年代，关于这个问题一直有所争议。该书为何人何时所作呢？梁代陶弘景《本草经集注》指出："旧说神农本经，余以为信然……今之所存，有此四卷，是其本经，所出郡县，乃后汉时制，疑仲景、元化等记。"北齐颜之推提出此书系神农氏所作，只是经过后人的增删整理，掺杂了新内容，才乱了它的原貌。晋代皇甫谧则认为是岐伯或伊尹所撰。上述说法均因文献证据不足，而尚待考。该书的成书年代，有战国说、秦汉说、东汉说。我们从《神农本草经》的具体内容分析，其所记采药时月都是以寅月为岁首的。秦和汉初实行的是颛顼历，当时是以亥月为岁首的，直至汉武帝太初元年改历以后才改成以寅月为岁首。正如陶弘景所述："本草时月，皆在建寅岁首，则从汉太初后所记也。"另外，晋人嵇康、皇甫谧等皆引用或提到过此书的内容，说明本书在西晋以前就有流传。书中又多重视养生，服石、炼丹，还有神仙不死之类的说教，与东汉时期的社会风气颇相吻合。综合有关资料，我们认为，《神农本草经》并非出自一人一时，大约是秦汉以来许多医药学家不断搜集药物学资料，直至东汉时期才最后加工整理成书的。书名冠以神农，第一是因为古代有"神农尝百草"发现药物的传说，第二是受当时一种尊古之风的影响。正如《淮南子·修务训》所说："世俗之人，多尊古而贱今，故为道者，必托之神农、黄帝而后能人说。"

《神农本草经》的原著已于唐代初年失传，现今流传的本子，是后人从《证类本草》及《本草纲目》等书中辑录出来的。流行版本较多，其中以孙星衍、孙冯翼叔侄合辑本较完善。

（二）《神农本草经》的内容与成就

《神农本草经》3卷，也有4卷本（"序录"单算1卷）。其内容十分丰富，反映了我国东汉以前药物学的经验与成就。

1. 创药物的三品分类法　《神农本草经》收载药物365种，其中植物药252种，动物药67种，矿物药46种。之所以收药365种，是为了"法三百六十五度，一度应一日，以成一岁"（孙星衍辑本《神农本草经·卷三》）。

将药物按性能功效的不同分为上、中、下三品。"上药一百二十种为君，主养命以应天，无毒，多服久服不伤人，欲轻身益气不老延年者，本上经。中药一百二十种为臣，主养性以应人，无毒有毒，斟酌其宜，欲遏病补虚羸者，本中经。下药一百二十五种为佐使，主治病以应地，多毒，不可久服，欲除寒热邪气破积聚愈疾者，本下经"（森立之辑《神农本草经·序录》）。这种药物分类方法是中国药物学最早、最原始的药物分类方法。它对指导临床应用有一定的意义。但三品分类法又有一定的缺陷，如分类过于笼统；在同一品中，动、植、矿物混在一起，往往草、木不辨，虫、石不分；上、中、下三品的界限不清，划分标准难以掌握。如瓜蒂是催吐药，应列入下品，却列在上品；龙眼是补养药，应定为上品，却列于中品；等等。

2. 概括地记述了中药学的基本理论

（1）论述了方剂君臣佐使的组方原则。《神农本草经·序录》云："药有君臣佐使，以相宜摄合和，宜用一君二臣三佐五使，又可一君二臣九佐使也。"这就告诉我们，任何一个方剂，并非药物随意堆砌，而是有一定的组方规律。方中既有君药、臣药，还有协助君、臣药起作用或在整个方子中起调和、控制或引导作用的佐使药。虽然书中所提君臣佐使各药的味数未免有些机械，但作为总的组方原则，却一直为后世医学家所遵循。

（2）提出了药物七情和合的理论。该书《序录》指出："药有阴阳配合，子母兄弟，根茎花实，草石骨肉，有单行者，有相须者，有相使者，有相畏者，有相恶者，有相反者，有相杀者，凡此七情，合和时（一作视）之，当用相须相使者良。若有毒宜制，可用相畏相杀者，不尔，勿合用也。"也就是说，并不是所有药物都可以配合使用。有的药物合用后，能相互加强作用；有的能抑制另一种药物的毒性，适宜于配合使用；而有的药物合用后，会产生剧烈的副作用，则不应同用。《神农本草经·诸药制使》对近200种药物的配伍宜忌进行了说明，如"丹砂恶磁石，畏咸水"等。

（3）阐述了药物的性味及采集加工炮制方法。《序录》写道："药有酸咸甘苦辛五味，又有寒热温凉四气，及有毒无毒，阴干暴干，采造时月，生熟，土地所出，真伪陈新，并各有法。"这就是说，医者既要了解药物四气五味及有毒无毒等情况，选择适宜的采集时间，掌握药物的生熟程度，还要了解地理环境对药物的影响。收藏药物时，有的宜阴干，有的宜晒干。还要对药物的真伪新陈及质量优劣善于鉴别。另外，关于药物制剂，该书指出："药性有宜丸者，宜散者，宜水煮者，宜膏煎者，亦有一物兼宜者，亦有不可入汤酒者，并随药性，不得违越。"

3. 记载了临床用药原则和服药方法 在临床用药的指导思想上，《神农本草经》主张："凡欲治病，先察其源，先候病机，五脏未虚，六腑未竭，血脉未乱，精神未散，食药必活。若病已成，可得半愈。病势已过，命将难全。"并指出药物并非万能，贵在可治之时尽早防治。其临床用药原则，《序录》指出："疗寒以热药，疗热以寒药，饮食不消以吐下药，鬼疰蛊毒以毒药，痈肿疮瘤以疮药，风湿以风湿药，各随其所宜。"在用药方法上，《序录》提出："病在四肢血脉者，宜空腹而在旦；病在骨髓者，宜饱满而在夜。"这些原则和方法，多为后世医药学家所借鉴。

4. 论述了药物的功效和主治 《神农本草经》所记药物的功效基本是正确的，特别是有关植物药的记载，如人参"主补五脏，安精神，定魂魄，止惊悸，除邪气，明目，开心益智，久服轻身延年"；菊华（花）"主诸风，头眩肿痛，目欲脱，泪出，皮肤死肌，恶风湿痹，久服利血气"。这些认识，在长期临床实践中得到反复的检验，证明是正确的，其中许多药物的药理作用已为现代科学研究所证实，如人参补益、麻黄定喘、黄连止痢、黄芩清热等，至今仍广为应用。并且，该书所载主治病证有170多种，包括内、外、妇、五官（眼、喉、耳、齿）等各科的疾病。如该书《序录》所载："夫大病之主，有中风、伤寒、寒热、温疟、中恶、霍乱、大腹水肿、肠澼下利、大小便不通……"足见其记载主治病证之广泛。

总之，《神农本草经》是集东汉以前药物学大成之作，它系统地总结了秦汉以来医家和民间的用药经验，不仅为我国古代药物学奠定了基础，对后世药物学的发展也有着重要影响。魏晋以后历代诸家本草学，都是在该书已有成就的基础上发展起来的。书中所载药物大多临床有效，其所述药物学理论、药物功效主治及用药原则方法，至今仍有相当一部分内容是值得继承和发扬的。

第二章 辨证论治原则的确立——张仲景《伤寒杂病论》

第一节 张仲景《伤寒杂病论》的形成

张仲景（约150—219），名机，南郡涅阳（今河南省邓州市穰东镇，一说今南阳市）人。年轻时曾跟从同郡张伯祖学医，经过多年的钻研，医术远超其师，成为汉代著名的临证医学家。据高保衡、林亿在《校正伤寒论·序》中说："张仲景，《汉书》无传，见《名医录》云：南阳人，名机，仲景乃其字也。举孝廉，官至长沙太守。"说明张仲景曾做过长沙太守。关于他是否做过长沙太守，学术界一向说法不一。由于《后汉书》和《三国志》无传，因而缺乏史料根据。晋代医家王叔和与皇甫谧在论述张仲景时未提到他做过长沙太守的事。但宋代以后的许多文献，如南宋张杲《医说》、南宋周守忠《历代名医蒙求》、明代李濂《医史》及《南阳府志》《长沙府志》《襄阳府志》《邓州府志》等都说张仲景做过长沙太守。传说张仲景做长沙太守时，每逢旧历每月的初一、十五两日，便停止办公事，在大堂上置案给人看病。后世尊称他为张长沙，他的医方也被称为"长沙方"。1981年南阳医圣祠发现了张仲景的墓碑和碑座，碑的正面刻有"汉长沙太守医圣张仲景墓"等字，碑座刻着"咸和五年"，"咸和"是东晋成帝司马衍的年号，咸和五年即公元330年，有人认为碑刻的年代基本可靠，便肯定张仲景曾经做过长沙太守。但学术界对此还在争论中。

张仲景生活在东汉末年，其时政治极端黑暗，官府横征暴敛，豪族地主疯狂兼并土地，人们生活在水深火热之中。各地纷纷暴发农民起义，统治者派兵镇压，战火绵延，天灾频仍，疾病流行，死亡枕藉。曹操在他的《蒿里行》一诗中曾经描写过这种惨状："铠甲生虮虱，万姓以死亡。白骨露于野，千里无鸡鸣。生民百遗一，念之断人肠。"据张仲景在《伤寒杂病论·自序》中记载，他的家族原有二百多口人，自建安元年（196年）以来，不到10年的时间，即有2/3的人生病死去，其中7/10的人死于伤寒病。由于统治者不重视医学，社会上迷信巫祝，因此医学得不到应有的发展。一般医生墨守成规，他们"各承家技，终始顺旧"，而那些庸医们不但技术低劣，而且医疗作风马虎草率，常常是"按寸不及尺，握手不及足"，"相对斯须，便处汤药"，结果使许多患者枉送了性命。"感往昔之沦丧，伤横夭之莫救"的张仲景立志发愤钻研医学。他"勤求古训，博采众方"，刻苦攻读《素问》《灵枢》《八十一难》《阴阳大论》《胎胪药录》等古代医学文献，并结合当时医家及自己长期积累的医疗经验，撰成《伤寒杂病论》。

《伤寒杂病论》问世以后，由于战乱兵燹，原著不久即散佚。其中有关伤寒的内容，经晋代王叔和搜集整理成《伤寒论》，一直流传至今。杂病部分一度失传，直到北宋时，翰林学士王洙才从翰林院的"蠹简"中找到一部《金匮玉函要方》，这实际上是《伤寒杂病论》的节略本。此书分为3卷，上卷论伤寒，中卷论杂病，下卷记载方剂及妇科的理论和处方。林亿等人在校订此书时，考虑到《伤寒论》已有传本，于是删去上卷，而只保存中、下卷杂病和治疗妇人病的部分。又把下卷的方剂分别列在各科证候之下，编为上、中、下3卷。此外，还搜集各家方书中转载仲景治杂病的医方及后世一些医家的良方，分类附在每篇之末。因为是节略本，所以书名叫《金匮要略方论》，简称《金匮要略》。

第二节　《伤寒杂病论》的主要成就

一、提出了辨证论治范例

张仲景继承了《内经》等古代医籍的基本理论，结合当时的丰富经验，以六经论伤寒，以脏腑论杂病，提出了包括理、法、方、药在内的辨证论治原则，使中医学的基础理论与临证实践紧密结合起来。

1.《伤寒论》以六经论伤寒　《伤寒论》10卷，397条。张仲景十分重视对《内经》的研究，所用六经辨证，直接渊源于《内经》。《素问·热论》说："今夫热病者，皆伤寒之类也……人之伤于寒也，则为病热。"而且，《内经》对于外感发热病提出了六经传变的理论。《素问·热论》言："伤寒一日，巨阳受之，故头项痛，腰脊强。二日阳明受之，阳明主肉，其脉挟鼻络于目，故身热目痛而鼻干，不得卧也。三日少阳受之，少阳主胆，其脉循胁络于耳，故胸胁痛而耳聋。三阳经络皆受其病，而未入于脏者，故可汗而已。"三阳经传尽，又传入三阴经，"四日太阴受之……五日少阴受之……六日厥阴受之"。

张仲景在《素问·热论》的基础上，考察了整个外感病的发展变化过程。根据病邪侵害经络、脏腑的盛衰程度，病人正气的强弱，以及有无宿疾等条件，寻找发病的规律，并提出了自己的见解。这概括起来即是以六经论伤寒。张仲景参照《素问·热论》六经传变的原则，把外感热病发展过程中各个阶段所呈现的各种综合症状概括为六个类型，即太阳病、阳明病、少阳病、太阴病、少阴病、厥阴病，并以此作为辨证论治的纲领。由于六经包括手六经和足六经，也就是十二经，十二经又络属各个脏腑，因而把疾病的发生、发展、传变与整个脏腑经络联系起来，所以六经辨证，其实质是整个脏腑经络学说在临床上的具体运用。也就是说，《伤寒论》的六经，概括了脏腑、经络、气血的生理功能和病理变化，并根据人体抗病力的强弱、病因的属性、病势的进退缓急等因素，将外感病演化过程中出现的各种证候进行分析、综合、归纳，从而讨论病变的部位、证候特点、损及脏腑、寒热趋向、邪正消长以及立法处方等问题。

《伤寒论》除了介绍各经病证的特点和相应的治法之外，还说明了各经病证的传变、合病、并病，以及因处治不当而引起的变证、坏证及其补救方法等。通过六经证候的归纳，可以分清主次，认识证候的属性及其变化，从而在治疗上可以掌握原则性和灵活性。正如《伤寒论》第16条所说："观其脉证，知犯何逆，随证治之。"这是张仲景对辨证论治原则所做的最扼要的概括。

2.《金匮要略》以脏腑论杂病　《金匮要略》6卷、25篇，以脏腑辨证论述内科杂病为主（占全书的2/3以上），如痉、湿、百合、狐惑、疟疾、中风、历节、虚劳、肺痿、奔豚等30多种病证，兼及外科的疮痈、肠痈、浸淫疮和妇科脏躁、经闭、妊娠病、产后病和其他杂病，还有急救及食禁等方面内容。

张仲景对杂病的论治，以整体观念为指导思想，以脏腑经络学说为基础，主张根据脏腑经络病机进行辨证，开后世脏腑辨证之先河。他对病因、病机及诊断、治疗的论述十分精湛。特别是在病因方面，提出了一个比较完整的病因学说，指出："千般疢难，不越三条：一者经络受邪，入脏腑，为内所因也；二者，四肢九窍，血脉相传，壅塞不通，为外皮肤所中也；三者，房室、金刃、虫兽所伤。以凡详之，病由都尽。"这是最早把病因分为三类的论述。后来南宋陈言的三因学说，就是在此基础上进一步发展起来的。

张仲景对外感热病与杂病的认识和临证治疗方法，被后世概括为辨证论治体系，为后世临证医学的发展奠定了基础。

二、对方剂学的贡献

《伤寒论》载方113首（实为112首，因其中的禹余粮丸有方无药），《金匮要略》载方262首，除去重复者，两书实际收方269首，使用药物达214种，基本上概括了临床各科的常用方剂，被誉为"方书之祖"。其方剂学成就主要表现在以下几方面：

1. 提出了较严谨的方剂组方原则　张仲景的《伤寒杂病论》，对方剂组成以及方中药物的加减化裁，均提出了较严格的要求，充分体现了君、臣、佐、使相配合的组方原则。根据病情变化和兼证的不同，处方又有所加减化裁。由此可知，张仲景的组方原则严格而灵活。

2. 创制了多种方剂的剂型　在《伤寒杂病论》中，所用方剂剂型种类超过以往医学文献及简牍所载的医方内容。该书所载方剂剂型有汤剂、丸剂、散剂、酒剂、洗剂、浴剂、熏剂、滴耳剂、灌鼻剂、软膏剂、肛门栓剂、阴道栓剂等不同类型。这些剂型至今仍广泛应用于中医临证各科，用以治疗各类疾病。

3. 记载了大量有效的方剂　《伤寒杂病论》中所载方剂，大多切合临床实际。如治疗阳明热盛及暑温的白虎汤，治疗黄疸的茵陈五苓散，治疗痢疾的白头翁汤，治疗胸痹心痛彻背的瓜蒌薤白半夏汤，治疗虚劳和虚烦不眠的酸枣仁汤，治疗妇人经漏的芎归胶艾汤，等等，都是直至今天仍在普遍应用的行之有效的方剂。

综上所述，《伤寒杂病论》不仅为诊疗外感病提出了辨证的纲领和治疗方法，也为中医临床各科提供了辨证和治疗的一般示范。它成书之后，一直指导着后世医家的临床实践。历代许多有成就的医学家，无不推崇张仲景的著作，重视对《伤寒杂病论》的研究。从唐宋以后，此书的影响远及国外，足证其学术价值之高。

《伤寒杂病论》虽有许多学术成就值得继承和发扬，但该书毕竟距今已有1800余年，受当时历史条件和科学水平的限制，不可避免地存在某些局限性，并非言言金石，字字珠玑，不许改易一字。况且，由于年代久远，辗转传抄，错误也是存在的。这些有待于我们学习与研究时认真加以分析。

第三节　理、法、方、药体系的形成

张仲景的《伤寒杂病论》，与《内经》《难经》《神农本草经》在中医学上合称"四大经典"。《伤寒杂病论》问世后，中医学从基础理论到临床实践指导已经完备，中医理、法、方、药辨证论治体系形成，辨证论治就是理、法、方、药体系的实践展示。

一、理、法、方、药体系的内容和特点

"四大经典"所建构的中医学理、法、方、药体系的主要内容有如下几方面：

（一）基本理论

《内经》和《难经》总结提出的中医学基本理论有阴阳五行学说，脏腑经络学说，病因病机学说，气、血、津、液、精、神学说。这些基本理论内容构成了中医学的生理学、病因学和病理学，用以说明各种生命和疾病问题。

（二）诊治法则

诊治法则构成了中医学体系中"法"的主要内容。在《内经》和《难经》中，对中医学的诊法和治法都做了最基本的论述。

诊法中包括诊查法和辨证法。诊查法中《内经》已有完整的望、闻、问、切内容，望诊中有观神色、望面部、察目、辨经络、望形态、望舌的论述；闻诊中有闻声音、气息的论述；问诊强调了起病情况、生活起居、精神状况、患者好恶等。切诊中已有切脉和按胸腹、诊尺肤的论述。而《难经》中对脉诊论述更为全面详细。

对于治法，《内经》和《难经》中提出了养生预防法则，强调了因时因地因人制宜，论述了治标与治本、正治和反治等原则性内容，并对针刺疗法提出了各种补泻方法。《伤寒杂病论》中已完整体现了汗、吐、下、和、温、清、消、补八法。

（三）方剂配制

使用组合方剂治病是中医的特色。对于如何配制方剂，《内经》和《神农本草经》中都提出了君、臣、佐、使的配伍法则。《内经》更进一步提出了大、小、缓、急、奇、偶、重"七方"概念，并对"七方"的不同配制方法做了具体论述。

方剂在中医历史上起源甚早，《五十二病方》中已有283个方剂。但是方剂到了"四大经典"均问世时才真正形成了规范。《伤寒杂病论》中的方剂比起以往的方剂，配伍精到，法则鲜明，说明此时期方剂学才真正成熟，所以被誉为"方书之祖"是恰当的，书中之方不仅疗效显著，且意蕴深刻，是后世制方的典范。

（四）药物规范

对中药的论述，《内经》和《神农本草经》中已有系统完整的内容。比如药物的四气五味、功能、主治、采集、用法、用量、七情和合等基本规范，在《内经》和《神农本草经》中都系统论述到了。

"四大经典"建构的理、法、方、药体系在后世千百年中被广泛应用于各科临证实践过程中，通过各科实践，这一体系不断丰富和完善起来。

二、辨证论治原则的基本精神

首先，辨证论治既强调从客观的临床表现出发，这坚持了唯物论原则；同时也强调从临床表现的联系出发，这又坚持了辨证法的精神。从辨证论治的本质要求看，单一的临床症状或体征，无法确定其性质，所以便无法施治。只有把各种症状、体征联系起来，才能反映出规律，也才能为施治提供依据。因为事物不是孤立存在的，总是互相联系的，所以从事物联系出发，才能把握住事物的本质。同时，辨证论治还强调因人因时因地制宜，认为不同的人虽患同一种病，但是病情表现不会完全相同；同一个人在不同时间和地点患同一种病，病情表现也会出现差异；而不同的人所患不同的病，在某一阶段又会出现某种共同表现；等等。对此，辨证论治强调从证候的异同给予不同或相同的治疗。

其次，辨证论治也主张定性与定位结合。"四大经典"提出了辨证论治原则，在这一原则基础上，后世又发展完善了各种辨证方法。这些不同的辨证方法不是孤立的，而是互相补充的。其中八纲辨证是定性的辨证方法，而脏腑辨证、六经辨证、卫气营血辨证、气血津液辨证、三焦辨证等则是不同的定位辨证。只有定性辨证与定位辨证相结合，才能保证诊断的方向正确和具体针对性准确。这体现了原则性与针对性的统一。

再次，辨证论治虽然强调证候类型性质的确定性，但是并不排斥某一证候之下症状和体征的多样性。所以虽然为同一证候类型，但是组合这一证候类型的个别症状和体征可以互不相同。正因如此，针对同一证候类型的方剂数量可以是很多的。即使同一方剂，其不同的加减化裁也变化多端。这说明辨证论治这一中医临床学原则不是刻板的教条，而是可以灵活应变的，其适应范围是极为广泛的。

综合上述可以看出，辨证论治是有效治病的规范，其中有极为宝贵的科学内涵，同时又以其独特性表现了中华民族智慧的鲜明特质。

第三章　仲景医学流派发展

第一节　伤寒学派的形成和发展

《伤寒杂病论》最迟至公元 219 年成书。适逢三国鼎立，军阀混战，社会极为动荡不安，该书随之湮没散佚。时隔不久至晋，由高平王叔和氏，搜采旧论，复辑成轶。在晋以后中医学术发展的不同历史时期，都有许多著名医家致力于《伤寒论》的研究，并取得显著成果。在中医各家学说领域里，将历史上不同时期以研究阐发《伤寒论》辨证论治、理法方药为主要课题而卓有成就的医家统称为伤寒学派。该派始于晋唐，盛于明清。其学术研究历千余年而不衰，对中医理论和临床医学的发展，特别是对外感热病的辨证论治体系的发展，有着深远的影响。

伤寒学派诸家之所以把《伤寒论》作为其学术研究的主要对象，主要是因为《伤寒论》将医学理论和临床经验有机地结合起来，融理、法、方、药为一体，从而确立了临床医学辨证论治的基本体系，为临床医学的发展奠定了基础。当时名医华佗就曾赞誉："此真活人书也。"由于东汉末年战乱频仍，该书曾一度散佚，未能广泛流传。直到晋太医令王叔和通过搜集整理，将其书中伤寒部分的内容重加编次，名曰《伤寒论》，成为流传后世的唯一传本。后世医家所借以研究的正是经过王叔和重编的《伤寒论》，由此导致后世医家在《伤寒论》条文真伪问题上长期争论不休。

总之，伤寒学派诸家以研究张仲景的《伤寒论》为指归，各自从不同的角度用不同的方法进行研究和发挥，形成了阵容强大的伤寒学派。根据其不同时期的学术研究特点，一般习惯分为宋金以前伤寒八家和明清时期伤寒三派。兹分晋唐、宋金、明清三阶段论述。

一、晋唐时期的搜集、整理阶段

此期以晋太医令王叔和为代表，对已经散失了的《伤寒论》条文方证进行广泛的搜集、整理与编次。他自称："今搜采仲景旧论，录其证候、诊脉、声色，对病真方有神验者，拟防世急也。"表明他是从脉、证、方、治入手，按照仲景辨证论治精神进行整理、编次的，因而是比较成功的。与他同时代的皇甫谧对其做了肯定的评价，说："近代太医令王叔和撰次仲景选论甚精，指事施用。"但王叔和撰次的《伤寒论》并未得到广泛流传，以致唐代孙思邈直到晚年著《千金翼方》时，才见到《伤寒论》。孙氏感慨于"伤寒热病，自古有之，名贤睿哲，多所防御，至于仲景，特有神功，寻思旨趣，莫测其致，所以医人未能钻仰"，于是采用"方证同条，比类相附"的研究方法，将《伤寒论》条文分别按方证比附归类，单独写成两卷，收录于《千金翼方》之中，竟成为唐代仅有的《伤寒论》研究性著作。孙氏以方名证、归类比较的研究方法，实为后世从方证角度探索《伤寒论》的先导。另外，孙氏认为仲景治法大意"不过三种：一则桂枝，二则麻黄，三则青龙，此之三方，凡疗伤寒，不出之也"。至明代方有执、喻昌等，将之发挥为"三纲鼎立"之说，可见其影响之深远。王叔和撰次的《伤寒论》原书版本，目前已不可复见，而宋代成无己《注解伤寒论》与明代赵开美复刻宋本《伤寒论》，则基本保留了王叔和撰改的原貌。王叔和与张仲景几乎前后同时代，他对已散失不全的《伤寒杂病论》进行搜集整理和重新编次，使《伤寒论》得以保存并流传后世。其中所增诸篇内容反映了王叔和研究《伤寒论》的成果。他在"伤寒例"中对一些理论问题进行了探讨，如寒毒发病，引《内经》以例伤寒三阴三阳，重申风伤卫、寒伤营等，皆为首倡，从而对后世学术研究起到了导向作用，产生了深远影响。

（一）王叔和对伤寒学派发展的贡献

有关王叔和编次整理仲景著作的记载，首见于皇甫谧《针灸甲乙经》［成书于魏甘露三年（258年）］序。文曰："仲景论广伊尹《汤液》为十数卷，用之多验。近代太医令王叔和撰次仲景遗论甚精，皆可施用。"若再溯其源，则可追之于"伤寒例"，曰："今搜采仲景旧论，录其证候、诊脉、声色，对病真方有神验者，拟防世急也。"而此论之前提，必以王叔和撰写"伤寒例"为据。从正史资料考证，仲景著作首见于《隋书·经籍志》，曰"张仲景方十五卷"，未注撰集者。至后晋《旧唐书·经籍志》［成书于后晋开运二年（945年）］，才明确指出"张仲景药方十五卷，王叔和撰"。由此可以推论，从魏甘露三年至后晋开运二年，历经约700年漫长时光，王叔和整理仲景著作之事迹，方得史学家确认。对王叔和整理仲景著作的方式，大致有两种不同观点：一是仲景原著湮没散乱，叔和广收博采，重新编次整理；一是仲景并未有著作传世，叔和依赖所搜集的相关资料，为其著书立说，乃仲景之心法，假叔和之笔墨而传世是也。多数研究者认为，前者更接近事实之真相。

另有研究者认为，汉末至魏晋时期，曾有两种不同版本的仲景著作流传：一是仲景论广伊尹《汤液》的《伤寒杂病论》，一是叔和编纂的《张仲景方论》。其立论的主要依据是《针灸甲乙经》"皆可施用"一语，将"皆"字理解为"两部书"之意。设事实果如是说，则叔和整理仲景著作，当是别采旧论，另编新著，其内容虽含《伤寒杂病论》，但并非重辑仲景《伤寒杂病论》原著。从史学研究角度而论，此说虽可聊备一格，然有"孤证"之嫌。若将"皆"字理解为叔和所采之仲景全部旧论，未尝不可。且《针灸甲乙经》别本所记，云"指事"施用，并非"皆可"也。如是，则前说自无立论之据。值得注意的是，首先记载叔和整理仲景著作事迹的资料是《针灸甲乙经》序，而不同版本的《针灸甲乙经》，文字略有所异。一者如前所引，一者曰："仲景论广伊尹《汤液》为数十卷，用之多验。近代太医令王叔和撰次仲景选论甚精，指事施用。"所异之处，主要涉及两个问题：其一，仲景著作卷数。前者"十数卷"与《伤寒杂病论》自序相合，后者"数十卷"与晋代张湛《养生要集》所言相符。其二，叔和撰次仲景"遗论"与"选论"之别。前者"遗论"乃叔和为仲景著书立说的证据之一，后者"选论"是叔和重新编次整理仲景原著的依据之一。研究结果表明，仲景著作成书后有可能被广泛传抄，叔和与仲景在活动时空上相当接近且可能有重叠，其间较少战火阻隔，况有仲景弟子或传人可为中介，叔和作为一代名医，且官居太医令要职，如此便利条件，使其有很大可能获得保存相对完好的仲景原著。

据钱超尘教授考证，王叔和撰次仲景遗著的时间在魏明帝青龙三年（235 年）以前一段时间，即公元 220 年（魏文帝黄初元年）至 235 年（魏明帝青龙三年）之间。立论依据有三：其一，皇甫谧《针灸甲乙经》序（成书于 258 年）；其二，南朝阮孝绪《七录》（约成书于 536 年）；其三，魏文帝、明帝时期社会客观条件。有关王叔和编次仲景著作的情况，目前较为公认的观点是，王叔和将仲景《伤寒杂病论》中有关伤寒的部分，单独编次传世；其杂病内容，由后世整理成《金匮要略》而得以流传。宋《太平御览》所引高湛之语，是后世考证王叔和整理仲景著作的重要依据。高湛即张湛，晋人，与王叔和相距数十年，著《养生要集》十卷。曰："王叔和，性沉静，好著述，考核遗文，采撩群论，撰成《脉经》十卷，编次《张仲景方论》，编为三十六卷，大行于世。"其立论之根据虽不可妄测，但有《张仲景方》十五卷行于世。又考《脉经》，源自仲景之内容竟占全书 2/5 篇幅，包括伤寒、杂病、妇产科、儿科、诊断（脉学）等，相当数量的条文乃现行《伤寒论》和《金匮要略》版本所无。据此而论，则王叔和所编仲景著作，内容宏富，包括伤寒、杂病、脉学、妇人病、儿科等，实是对仲景学术理论及经验的全面继承和总结，非特为伤寒撰次也。该书问世以后，见于史志者，名之曰《张仲景方》或《张仲景药方》，首见于《隋书·经籍志》。最早见于医籍者，则为《肘后备急方》所言之《张仲景诸要方》或《张仲景诸药方》。据考证，该书编排体例大略为：伤寒部分居前，杂病部分居次，殿之以伤寒与杂病方。这种前论后方编次方法，作为《伤寒杂病论》主体编排形式，一直延续至唐。

（二）孙思邈对伤寒学派发展的影响

孙思邈，唐代著名医学家，创用了"方证同条，比类相附"的研究方法，以揭示伤寒六经辨治的规律。这种研究方法开后世按方类证研究之先河，也为其他多种分类研究方法提供了借鉴。孙氏研究伤寒的另一重要观点是他特别推崇太阳病桂枝、麻黄、青龙三法的运用，这一观点对后世医家产生了深远影响，明代方有执、喻昌宗其说而发挥为"三纲鼎立"之说，成为伤寒错简重订派的主要观点之一。

二、宋金时期的研究、发挥阶段

至宋代，《伤寒论》越来越受到医家的青睐，出现了庞安时的《伤寒总病论》、朱肱的《南阳活人书》、许叔微的《伤寒发微论》《伤寒九十论》《伤寒百问歌》等。宋代 319 年间有关《伤寒论》的研究著作共有 86 种，而宋以前的 741 年间，有关著作只有 15 种。单从数量上不难看出，宋代的伤寒学研究已经进入了一个热潮。尤为突出的还是在研究的质量上，宋代医家大多数已不像他们的前辈一样把《伤寒论》作为一种方书来对待，而是把它作为治疗外感热病的专书，并试图以此为基础，构筑外感热病的诊疗体系，从理论和实践上研究和补充发展了《伤寒论》。

《伤寒论》一书，从成书到北宋初年，历经 700 余年，仅靠手写传抄，又数经兵燹战乱，能流传下来已属不易。此前连唐代大医家孙思邈也很难见到《伤寒论》一书，而慨叹"江南诸师，秘仲景要方不传"（《千金要方》卷九）。五代十国时流传至宋的一部重要《伤寒论》版本——高继冲献本，就是在这种背景下呈给北宋朝廷的。在大规模藏书基础上，北宋政府主持了对古籍的整理工作，首先是编纂大部头的类书和丛书。太平兴国七年（982年），王怀隐、王祐等根据民间献书，整理出《太平圣惠方》100卷（该书的伤寒部分被称为"淳化本"《伤寒论》）。除整理编纂外，北宋也对古籍进行了大规模的校勘、整理工作。宋仁宗决定在编修院置校正医书局，命韩琦为提举，崇文院检讨掌禹锡，秘阁校理林亿、张洞，馆阁校勘苏颂、太子中舍陈检校正医书，除韩琦外，范缜、钱象先都以国家要臣兼任校正医书局负责人，由此可见政府对于医书校勘的重视。校正医书局校勘的书籍有《神农本草经》《图经本草》《外台秘要》《素问》《伤寒论》《金匮要略》《金匮玉函经》《千金要方》《千金翼方》《脉经》《甲乙经》等。《伤寒论》的校勘，是校正医书局的一项杰出成就。

据钱超尘考证，至林亿等校《伤寒论》时，可以见到5种不同版本：①荆南国末主高继冲编录进献本；②《太平圣惠方》所收淳化本；③唐传本；④《伤寒论》十卷本；⑤《金匮玉函经》八卷本（钱超尘. 北宋校定《伤寒论》所据底本考. 医古文知识，1990（3）：23-27）。林亿等就是在这样众多版本基础上参考《金匮玉函经》《千金要方》《千金翼方》《外台秘要》《脉经》等书对《伤寒论》进行了校勘。整理中，林亿等对原书明显重复的内容做了修正。《伤寒论》林亿序称："今先校定《张仲景伤寒论》十卷，总二十二篇，证外合三百九十七法，除复定有一百一十二方。"其中讹谬错误也被林亿等一一指出，如第141条"寒实结胸，无热证者，与三物小陷胸汤，自散亦可服"下校勘曰："一云与三物小白散。"219条"口不仁，面垢"句后注："又作枯，一云向经。"《伤寒论》在治平二年（1065年）二月校讫进呈，《伤寒论》的别本《金匮玉函经》在治平三年正月校讫进呈，《金匮要略》亦在治平三年校勘完成。

而金人成无己却走上了另一条研究《伤寒论》的道路。他用毕生精力研究琢磨《伤寒论》，完成了划时代的著作《注解伤寒论》共10卷，开了注释《伤寒论》的先河，使伤寒学的研究走上了力究原书原义的"纯伤寒学"道路，对后世的影响超过了以朱肱等为首的"通俗伤寒学"。

三、明清时期的发展、兴盛阶段

宋金以前伤寒诸家研究伤寒主要是对《伤寒论》原著进行搜集、整理、注释、阐发，各擅其长而无争鸣。自明代方有执倡言错简，实施重订，方开启后世伤寒学术争鸣之端。

明清时期，伤寒论学派内部围绕着《伤寒论》的编次注释、研究方法、六经本质等问题展开了热烈的大讨论，由此形成了新的不同的派系。通过广泛的学术争鸣，大大促进了《伤寒论》理论和实践的发展。这次学术争鸣肇端于方有执的错简重订之说。方氏认为王叔和编次的《伤寒论》"颠倒错乱殊甚"，必须"重修考订"。他采取整移改削的方法，将《伤寒论》大加修订，著成《伤寒论条辨》。而喻昌对方氏的考订大加赞赏，他在《尚论张仲景伤寒论重编三百九十八法》中说，方氏"改叔和之旧……卓识超越前人"。在方有执、喻昌的影响下，伤寒学派一时掀起了错简重订之风。如张璐著《伤寒缵论》，认为注伤寒诸家多有分歧，唯方、喻之书，可使分歧"渐归一贯"。而后，又有一些著名医家如程郊倩著《伤寒论后条辨》、章虚谷著《伤寒本旨》、周扬俊著《伤寒论三注》、黄坤载著《伤寒悬解》等，都以错简立说，责王叔和之非，议成无己之误，形成了错简重订学派。

与之相反的是，另有一些医家如张遂辰、张志聪、张锡驹、陈修园等，却对王叔和的编次持赞成态度，他们认为王叔和之编次仍为长沙之旧，没必要改弦更张。而成无己的注释，亦无曲解仲景之说，相反，成氏引经释义，以经解经，实为诸家所不胜。这些医家，被称为维护旧论派。其中以陈修园影响最大，他在《伤寒论浅注》中说："叔和编次《伤寒论》，有功千古，增入诸篇，不书其名，王安道惜之。然自'辨太阳病脉证篇'至'劳复'止，皆仲景原文，其章书起止照应，王肯堂犹如神龙出没，首尾相应，鳞甲森然。兹不敢增减一字，移换一节。"对王叔和编次《伤寒论》的学术价值进行了高度评价。维护旧论派中也不乏近世学者，如著名中医学家曹颖甫著《伤寒发微》，其门人在《伤寒发微·沈石顽序》中说："历代之注伤寒者，不下百数十家，大率皆妄易次序，颠倒经义……而吾师此书，以经解经，独得仲景之奥，更足以光大仲景之学。"西安黄竹斋著《伤寒论集注》，其编次注释在博采众家所长的同时，在学术上倾向于王叔和、成无己，可谓近代维护旧论之代表。

介于上述两派之间的另一派学者，认为《伤寒论》的精神实质是辨证论治，无论是仲景旧论，还是叔和纂集，只要有利于辨证论治的运用，其错简与真伪并不是主要的问题，称为辨证论治派。如柯琴、尤怡、沈金鳌、钱璜等，他们认为《伤寒论》的精神实质是辨证论治，不管是仲景旧论，还是叔和撰次，只要有利于辨证论治的运用，就应当认真掌握学习，至于其错简和真伪并不是主要问题。同时，他们受孙思邈"方证同条，比类相附"的启发，运用归类编次的研究方法，或按方类证，或按法类证，或按症类证，或按因类证，或分经审证，从不同角度充分揭示了《伤寒论》的辨证论治规律，大大丰富和发展了仲景学说。

新中国成立后，仲景学说迎来了一个新的发展时期，各种伤寒著作和学术论文不断涌现，从病因病机、方证脉理、治疗方法以及方法论、认识论等对《伤寒论》进行了全面而深入的探讨，同时，对《伤寒论》的方药进行了大量的临床观察和实验研究，探讨其作用机制，研究规模空前，研究方法先进，极大地丰富和促进了仲景学说的发展，提高了人们对《伤寒论》理、法、方、药科学性的认识，展现了伤寒学说理论的可靠性、临床的实用性和强大的生命力。

第二节 伤寒学派代表医家及其学术思想

一、错简重订派

明清时期，有些医家认为张仲景《伤寒论》年代久远，虽经王叔和编次，仍存在着错简，需加以考订，以不失仲景原意。此论由方有执倡之，喻昌从之，程郊倩、章虚谷、周扬俊、黄坤载、吴谦等和之，从而形成了错简重订的伤寒学术流派。代表医家有：

（一）方有执

方有执，字中行，明代安徽歙县人。他"涉苦万端"，潜心研究《伤寒论》数十年，认为因《伤寒论》年代久远，早已失仲景之旧，虽经王叔和编次，然后人多有更易，"愚自受读以来，沉潜涵泳，反复绅绎，窃怪简篇条册，颠倒错乱殊甚。盖编始虽由于叔和，而源流已远，中间时异世殊，不无蠹残人弊，今非古是，物固然也。而注家则置弗理会，但徒依文顺释，譬如童蒙受教于师，唯解随声传诵，一毫意义，懵不关心，至历扞格聱牙，则又掇拾假借以牵合，即其负前修以误后进，则其祸斯时与害往日者，不待言也"。因此主张"心仲景之心，志仲景之志以求之"，还其仲景书之本来面目。于是，他对《伤寒论》进行认真的梳理，条分缕析，潜心考据，"不惮险遥，多方博访，广益见闻，虑积久长，晚忽豁悟，乃出所旧得，重考修辑"。至晚年写成《伤寒论条辨》8卷，此书"属草于万历壬午，成于去岁己丑"，"凡若千万言，移整若干条，考订若干字"。并对其书名解释道："曰伤寒论者，仲景之遗书也；条辨者，正叔和故方位而条还之之谓也。"一石激起千层浪，方氏对《伤寒论》的考订编次，引起了后世的极大反响，赞成者有之，反对者有之，折中者亦有之，拉开了伤寒学派间争鸣的序幕。

根据方氏的考据，论中第三篇"伤寒例"为后人所加，"岂仲景之言，其为后人之伪，明亦甚矣"，竟删之。对《伤寒论》六经诸篇，则大加改订，将太阳病分成"卫中风""营伤寒""营卫俱中伤风寒"三篇，为第一、二、三卷；阳明与少阳二篇合为第四卷；三阴篇为第五卷；认为论中有关温病、风温、杂病的条文"皆旧本错杂乱出"，于是将其集中在一处，与霍乱、阴阳易、瘥后劳复诸篇，合为第六卷；关于"辨痉湿暍病证"一篇，方氏认为"此篇相传谓为叔和述仲景《金匮》之文，虽远不可考，观其揭首之词，信有之也。然既曰以为与伤寒相似而致辨焉，则亦述所言，附以己意，以为赞经之辞，譬则翼焉，传类也"。虽有仲景一些内容，但不该列于篇首，与"辨痉湿暍病证"一篇合为第七卷；又认为"可与不可与"诸篇亦为王叔和所编，乃将之移于篇末，合为第八卷。方氏之举，自以为恢复了张仲景《伤寒论》的原貌，但究竟是否原著顺序，实难稽考。不过，方氏以此来研究《伤寒论》，确实增强了《伤寒论》条文的系统性、条理性，使人们更容易掌握《伤寒论》的内在规律，故不失为研究《伤寒论》方法之一种。

方氏研究伤寒的另外一个成果是"风寒中伤营卫说"。他对《伤寒论》太阳篇大加改订，分为"卫中风""营伤寒""营卫俱中伤风寒"三篇。虽然"风寒中伤营卫说"是王叔和倡于前，又有成无己述于后，但都未能从整个太阳篇系统地总结。方氏把风寒伤营卫作为整个太阳病发病的共同病理基础，深刻地揭示了太阳病发病、传变与转归的规律，因此对仲景伤寒学说确是一种发挥。他在《伤寒论条辨》中说："太阳一经，风寒所始，营卫二道，各自中伤。风则中卫，故以卫中风而病者为上篇……寒则伤营，故于营伤于寒而病者为中篇……若风寒俱有而中伤，则营卫皆受而俱病，故以营卫俱中伤风寒而病者为下篇。"并认为营卫俱中伤风寒必用青龙"发两难发之汗"。据此，方氏将太阳中风的桂枝汤证及其变证一类条文汇于太阳病上篇，共60条，20

方；将太阳伤寒的麻黄汤证及其变证一类条文汇于太阳病中篇，共57条，32方；而将青龙汤证及其有关的变证、坏证汇于太阳病下篇，共38条，18方。我们从方氏这种"重考修辑"研究《伤寒论》的方法中，可以窥探出他对《伤寒论》的学术见解，即：感受的邪气不同，其太阳病的发病类型也相异，当然其传变、转归也就不一致，揭示了外感邪气的致病特点。在这种前提下，将太阳病概括为"卫中风""营伤寒""营卫俱中伤风寒"三类，可谓高屋建瓴，提纲挈领，反映了他对伤寒发病、传变、转归理论与实践的深刻认识。因此，《尚论张仲景伤寒论重编三百九十八法》中说："夫足太阳膀胱，病主表也，而表有营卫之不同，病有风寒之各异，风则伤卫，寒则伤营，风寒兼受，则营卫两伤，三者之病，各分疆界，仲景立桂枝汤、麻黄汤、大青龙汤，鼎足大纲三法，分治三证。"由此产生了伤寒学术上著名的"三纲鼎立"之说。

（二）喻昌

喻昌，字嘉言，晚号西昌老人，江西新建（今南昌）人，为清初三大名医（喻昌、张璐、吴谦）之一。著《尚论张仲景伤寒论重编三百九十八法》，简称《尚论篇》。

喻氏治学，注重实际，喜创新说，具有一定的革新精神。他对于《伤寒论》深有造诣，认为仲景《伤寒论》一书，为众法之宗，群方之和，经王叔和编次后，已失仲景著作的本来面目，出现了"纲领倒置，先后差错"的现象，"人但知叔和而明，孰知其因叔和而坠也哉"。为此，他主张重新订正《伤寒论》，大倡纲目之说：以冬伤于寒、春伤于温、夏秋伤于暑为主病之大纲；四序之中，又以冬月伤寒为大纲；伤寒六经之中，以太阳为大纲；太阳经中又以风伤卫、寒伤营、风寒两伤营卫为大纲。并削去了认为是王叔和所加的"伤寒例""辨脉""平脉""可与不可"诸篇，仍以六经各自为篇。另立合病、并病、坏病、痰病四类附于三阳经末，以过经不解、瘥后劳复病、阴阳易病三类附于三阴经末。

诸家之中，喻氏最为推崇方有执，对方氏的考订大加赞赏，认为其"改叔和之旧，以风寒伤营卫者分属，卓识超越前人"《尚论篇·卷首》。并将风寒中伤营卫之论概括为"三纲鼎立"学说，是错简重订派之中坚力量。

与方氏显著不同处在于，喻氏重视"法"，每篇、每条均注明"法"是其所创。所谓"法"，相当于条文下之提要性质。如《伤寒论》第1条："太阳之为病，脉浮，头项强痛而恶寒。"喻氏在条文之前书"太阳经受病之初有定脉定证一证"14字，此即喻氏所称的"法"。全书共制定了358法。

喻氏除了《尚论篇》之外，主要著作还有《寓意草》《医门法律》。三部书集中体现了喻氏的学术思想，其在当时社会上有较高的声望和较大的影响。

（三）张璐

张璐，字路玉，晚号石顽老人，江苏苏州人，为清初三大名医之一。著有《伤寒缵论》《伤寒绪论》等书。《四库全书提要》评其曰："采喻昌《尚论》及各家之注为之发明而参以己意，是曰缵论。又以原书残失极多，证治不备，博采前人之证以补之，是曰绪论。"

张氏研究《伤寒论》30余年，最推崇喻昌和方有执，是错简重订派的重要医家。曰："余自幼迄今，遍读伤寒书，见诸家之多歧而不一……后得《尚论》《条辨》内外诸篇，又复广求秘本反复详玩……初犹扞格难通，久之忽有燎悟，始觉向之所谓多歧者，渐归一贯。"所以在《伤寒论》编次上，张氏基本沿袭喻昌，所不同的是删除了汗、吐、下"可不可"诸篇，将"脉法""伤寒例"移至书末，同时增设了"察色""辨舌"两篇，给《伤寒论》补进了望诊的内容，这无疑是对《伤寒论》的一大贡献。此外，还增补了论中100个症状的鉴别分析，从证的角度进行了分析、归纳。

张氏虽学宗方、喻二氏错简论和三纲鼎立学说，但在一些具体问题上，又与两家看法有别。如认为"喻昌混收瘟病条例于伤寒中为非是"。又说"喻氏《尚论》以风伤卫气为阳，寒伤营血为阴，亦属偏见"，他认为"寒伤营、风伤卫、风寒两伤营卫是大关钥"。

《伤寒缵论》《伤寒绪论》二书在《伤寒论》的编次、注释上，虽多是折中诸家之说，也难免有谬误之处，但其能从条文编次、症状、色、舌等方面去探讨《伤寒论》，并补前贤所未备，且语言朴实无华、通俗易懂，为后世研究《伤寒论》打开了新的思路，仍不失为一部有价值的伤寒参考书。

（四）程郊倩

程应旄，字郊倩，清初安徽新安人。著有《伤寒论后条辨》，该书以方有执《伤寒论条辨》为基础，并收录了喻昌《尚论篇》，以发挥方、喻二家未尽之说。

明清时期，在方、喻影响下，错简重订之风大扇，和者竞起。程氏学宗方、喻，批王（叔和）赞成（无己），是错简重订派的代表人物之一。他对王叔和批驳得尤为激烈，专设"王叔和序例贬伪"一节，论点是："序例"是王氏所加，并非仲景原文。自混入仲景著作中，一者，混淆了热论六经和伤寒六经之别。程氏认为"《素问》之六经，是因热病而源及六经；仲景之六经，是设六经以盖尽众病"。二者，王叔和不识仲景心法，将《伤寒论》误作时病书。程氏认为，《伤寒论》为方法俱备之全书，既可以治伤寒，也可以治温热病，同时以其辨证论治的大法，能统赅百病。

程氏推崇方、喻二家的三纲学说，但并不囿于三纲学说的编次，而重点在于运用三纲学说注释原文。如大青龙汤证，方、喻只以风寒两伤论病因、营卫两感论病机，程氏并不满足于此，他认为该证成因有二：一是寒邪郁而化热，形成外寒内热之证，所谓"阴寒在表，郁住阳热之气"；一是寒温二邪合而侵入人体，寒邪闭于外，温邪盛于内，所谓"唯二气寒温交错，则阴外闭而阳内郁"。

程氏对完善三纲学说是有贡献的，但行文枝蔓，离题之言太多，正如汪琥所云："闲话太多，举引经史百家之言，及歌曲笑谈，无所不至，绝无紧要，何异痴人说梦！"

（五）周扬俊

周扬俊，字禹载，清代江苏苏州人，著名的温病派大家叶天士，就是他的学生。周氏潜心于仲景学说，熟读《伤寒论》。读方有执的《伤寒论条辨》和喻昌的《尚论篇》后，赞佩有余，感者若干条，"合为三注"，遂撰成《伤寒论三注》一书。

在六经病的编次上，周氏基本仿效方、喻二家。在太阳病篇，一如方、喻，按风伤卫、寒伤营、营卫俱伤三纲分为上、中、下三篇。所不同者，周氏把"病有发热恶寒者，发于阳也；无热恶寒者，发于阴也……"列为首条，并将此条作为六经辨证的总纲。此外，他强调伤寒病证应以风寒为重点，故将原文编次做了不少更动，把春温、夏热、火劫、并病等统统编于集后。

周氏思想体系，虽宗方、喻二家，但又能突破其藩篱而独辟蹊径。这不仅反映在条文编次上，而且在条文注释上也是如此，如少阴篇："少阴病，始得之，反发热，脉沉者，麻黄细辛附子汤主之。"方注："发热，邪在表也；脉沉，少阴位北而居里也；以其居里，邪在表而发热，故曰反也。以邪在表，不在里，故用麻黄以发之；以其本阴而标寒，故以附子以温之；细辛辛温，通于少阴，用之以佐主治者，以其传经而向导也。"喻注："脉沉为里，证在少阴，不当复有外热，若发热者，乃是太阳之表邪，即当行表散之法者也，但三阴之表证与三阳迥异，必以温经为表，而少阴尤为紧要，故麻黄与附子合用，俾太阳之外邪出而少阴之真阳不出，才是少阴表法之证也。"周注："少阴中寒，原中经耳，未尝中脏也，虽经证即为里证，故少阴治法从无发表之理，只用附子温经，使正气回邪气退，此大法也。然少阴与太阳相表里，故言少阴表证，即太阳也，何仲景不于两感好立此方耶？殊不知两感当见两感之证。"

以上诸家均从表里立论，不同之处，方氏侧重于标本，喻氏重在邪正，而周氏寓意于常变，三家合璧，实能阐发伤寒之奥秘，使后学者能明其要旨。

（六）沈明宗

沈明宗，字目南，号秋湄，又名明生，清代康熙、乾隆间名医，浙江嘉兴人。为清初石临初先生之高徒。通禅学，尤精医，对仲景之学有深入的研究。擅治时病，从实践中体会燥邪当分温、凉，故其治病恒多验。治伤寒学，推崇方有执、喻昌等。著《伤寒六经辨证治法》8卷。

沈氏学宗方有执《伤寒论条辨》、喻昌《尚论篇》，曰："仲景之书，乃医方之祖，今人置之不读，反宗后世方书，讹谈医事，罔识伤寒之真，所以重编注释，征为医者之鉴也……因王叔和编次不明……即成无己顺文注释，欠表明白，唯明代方有执《条辨》、喻昌《尚论篇》堪破叔和之谬，后学识有所赖。"所以在编次上与《尚论篇》大同小异，亦以风伤卫、寒伤营、风寒两伤营卫为纲论述太阳病；以太阳阳明、正阳阳明、少阳阳明阐发阳明病；置合病、并病、坏病于三阳经之后，以明邪在三阳之出入进退。且于各卷、篇之首，简明扼要地阐明本卷、篇之大意要旨。每篇之中，均取其脉证正治之法置于前，以误治变证、救逆之法归于后。所不同的只是在某些条文的顺序排列上，如"过经不解"病诸条，喻昌放在六经病后，而沈氏则置于三阳经病之后。

沈氏是三纲学说的忠实继承和发扬者，他不仅在太阳篇运用风伤卫、寒伤营、风寒两伤营卫立论，而且于其他诸篇亦贯穿着此精神。他在自序中说："张仲景继阐风伤卫、寒伤营为《伤寒论》，而括燥湿于寒伤营，春夏温热赅于风伤卫，乃以寒热阴阳生成之理，难容少间。"沈氏以此思想贯穿于全书，而形成自身特点。

（七）吴谦

吴谦，字六吉，安徽歙县人。清乾隆时名医，官至太医院判，供奉内廷。曾奉敕主编《医宗金鉴》，全书90卷，内容可分为13部分，其中第一部分"订正仲景全书"为吴氏亲自编撰，于清代影响深远，曾用作太医院教本。

吴氏认为"《伤寒论》《金匮要略》法律本自井然，但系千载遗书，错误颇多，虽经历注家编次诠解，然各抒己见，位置无常，难以为法，兹集《伤寒》分经，仍依方有执《条辨》而次序先后更为变通"。由此可见，在《伤寒论》研究上，吴氏推崇方、喻错简重订学说，属于错简重订派。

吴氏这里所提的"变通"，指的就是"改、补、删、移"四字。"改"就是改正原文。如《伤寒论》"伤寒脉浮滑，此表有热，里有寒，白虎汤主之"，吴氏将"里有寒"之"寒"字改为"热"字。"补"就是在原文中补字。如"发汗已，脉浮数，烦渴者，五苓散主之"，吴氏在"脉浮数"之后，补上"小便不利"四字。"删"就是删掉原文多余的字。如"寒湿结胸无热证者，与三物小陷胸汤，白散亦可服"，吴氏删去"小陷胸汤""亦可服"7字。"移"就是将原文打散原编次序，按自己的意见安排。然而吴氏的"改、补、删、移"不是直解在原文上改动，而是另立正误存疑篇，将改动的原文集中在一处，注明原文怎样，改后又怎样，并申述其改正之理由，较之方、喻辈为严谨。

吴氏在《伤寒论》注释上，"博采诸家注释，采其精粹"。他引用了张璐、喻昌、张志聪、张锡驹、柯琴、尤怡等20余家之注文，并亲自订正错讹，颇多中肯。

二、维护旧论派

维护旧论派是又一个重要的伤寒学术流派，这一学派的学术观点是"尊王（叔和）赞成（无己）"。认为王叔和完整地保存了张仲景的《伤寒论》，而并没有改动；成无己注解《伤寒论》，引经析义，以经解经，实为诸家所不胜。因此认为对现存的《伤寒论》三阴三阳篇的排列顺序及其字句章法不可妄加改动，并批驳错简重订派对《伤寒论》章句的肆意篡改。这一学派的主要代表医家有张遂辰、张志聪、张锡驹、陈修园等。

（一）张遂辰

张遂辰，字卿子，又号西农，浙江仁和县人，是明清时期的著名医家。著有《张卿子伤寒论》。

张氏研究《伤寒论》颇有造诣，是"尊王赞成"，维护旧论的杰出代表医家。他认为王叔和编次《伤寒论》，不仅没有窜乱仲景之书，而且把仲景之学完整地流传下来，实为伤寒学之大功臣。因此，在《伤寒论》编次上，基本按照王叔和的编次。在注释上，张氏极为推崇成无己，他认为成氏不仅没有曲解仲景之说，而且引经析义，实为诸家之所不胜，"仲景之说，精入无伦，非善本读未免滞于语下。诸家论述，各有发明，而聊摄成氏引经析义，尤称详洽，虽低语附会，间或时有，然诸家莫能胜之，初学不能舍此索途也。悉依旧本，不敢不取"。故其所注《伤寒论》自"辨脉""平脉""伤寒例"以至"六经论治""霍乱""阴阳易""汗吐下可与不可"诸篇次第，依成氏《注解伤寒论》之旧，对于成氏的注释，亦毫未变动，仅是在成注之后，有选择地增列历代诸家之说加以补充，间附他自己的评论，这样显得比较客观，亦比较周到。

在注解《伤寒论》上，张氏是述多作少，但其所作，多属心得之言，如"辨太阳病脉证并治第六"中"太阳病，发热恶寒，热多寒少，脉微弱者，此无阳也。不可发汗，宜桂枝二越婢一汤方"，张遂辰注曰："无阳二字宜审，谓脾气不发越耳。又云：寒少故桂枝少，热多故石膏多。"这里张氏提出了自己的独特见解，卓识自非一般。

张氏治学严谨，注释虽宗成无己，但非一般盲从。如"辨痉湿暍脉证第四"中"风湿相搏，一身尽疼痛……"条，成氏注曰："风湿相搏，则风在外，而湿在内。汗大出者，其气暴，暴则外邪出，而里邪不能出，故风去而湿在。"而张注曰："风湿相搏，法当汗出解，正如前条麻黄加术，使微微蒸发，表里气和，风湿俱去，若成注似以表言风，以里言湿则不可。"其义较成氏为平正。

（二）张志聪

张志聪，字隐庵，浙江钱塘人，清代著名医家。曾师事于张遂辰，一生勤研医学经典，并在侣山堂集同学及门人弟子数十人讲论医学、考证经典、辨其是非，其学术活动颇极一时之盛。张氏对《内经》《伤寒论》钻研颇久，领悟极深。著有《伤寒论宗印》《伤寒论集注》等。

在《伤寒论》研究上，张氏受其师影响极大，是"尊王赞成"，维护旧论的杰出代表医家。他认为《伤寒论》原书的六经编次，条理贯通，没有错简，"本经章句，向循条则，自为节目，细玩章法，联贯井然，实有次第，信非断简残编，叔和之所编次也"。于是著《伤寒论宗印》以明其理。此后，为阐发幽微，论其精义，又著《伤寒论集注》，仍沿用王叔和原本，略改其编次，首列六经病，次列霍乱、劳复、痉、湿、暍等，删除王氏"伤寒例"，而将"辨脉""平脉"两篇移至书后。对于伤寒六经398条，则汇节分章，或数条或十余条为一章。其目的是为了"拈其总纲，明其大旨，所以分章也，章义即明，然后节解句释，阐幽发微，并无晦滞不明之弊"。为说明王叔和整理之《伤寒论》并非断残错简提出了有力证据。

张氏注释《伤寒论》的核心理论是标本中气学说，着重从气化角度来解释六经的实质以及六经诸证的病因、病机。他认为六经属性为厥阴风木、少阴君火、少阳相火、太阴湿土、阳明燥土、太阳寒水。邪气感人，初为天之六气与人体的风、寒、热、湿、燥、火六气相感而为气化之病，继入经络而为病。认为《伤寒论》中三阴三阳病，多半是指气化为病，而不是经络本身病。此正与朱肱以经络释六经的观点有所不同。后来，张锡驹进一步提出了"六经相传即为气传"，赞同并发展了张志聪这一学说。

在注释中，张氏常能独抒己见，对前人不妥之处能予以驳正。如对成无己"风伤卫，寒伤营，风寒俱伤营卫"及"伤寒忌寒，中风恶风"等语就大持异议，并提出了自己的见解。他说："成无己注解本论，谓风则伤卫，寒则伤营，凡遇风寒，俱执是解。不知此二语，乃辨脉篇中论神机出入。"这种认识与临床相符，确实颇有见地。

（三）张锡驹

张锡驹，字令韶，清代钱塘（浙江杭州）人。曾师事名医张志聪，二人又同时学医于张遂辰，有"钱塘二张"之称，于清代颇负盛名。著有《伤寒论直解》《胃气论》。

由于师承影响，张氏在治学《伤寒论》上，坚持王叔和编次的旧论，是维护旧论派的中坚力量。他认为《伤寒论》"章节井井，前后照应，血脉贯通，无有遗漏，是医中诸书之语孟也"（《伤寒论直解·自序》），根本不存在有错简。因此，《伤寒论直解》一书，六经编次，全依旧论，不做只字之变，只是削去"伤寒例"，章节基本如张志聪，尤对张志聪"汇节分章"之法极为推崇。

该书体现了张氏的主要学术观点。第一，他认为《伤寒论》不仅为治伤寒的专书，而且是治百病的全书。"书虽论伤寒，而脏腑经络，营卫气血，阴阳水火，寒热虚实之理，靡不具备，神而明之，千般疾难，如指诸掌，故古人云：能医伤寒，即能医杂证，信非诬也。"第二，他强调治伤寒的关键，首在弄清传经的道理。"传经乃伤寒之大关键，传经不明，虽读是书无益也。""传经之法，一曰太阳，二曰阳明，六气以法相传，周而复始，一定不移，见气传而非病传也。本太阳病不解，或入于阴，或入于阳，不拘时日，无分次第，随其证而治之，此传经之大关键也。"（《伤寒论直解·太阳病篇》）

（四）陈修园

陈念祖，字修园，号慎修，福建长乐人。陈氏天资聪颖，好读书。有感于时医专尚唐宋以后各家方书，而于古圣先贤相传之《内经》《难经》《本草》《伤寒》诸典籍，则弃而不习，不以为然，因此偾事者，比比皆是。于是潜心研究古典，尤重仲景之学，凡数十年而不倦，是一位崇古遵经而又为普及中医做出重大贡献的医家。主要著作有《伤寒论浅注》等。

诸家之中，陈氏最崇奉"钱塘二张"（张志聪、张锡驹）之说，并深受其影响。他著的《伤寒论浅注》，不仅在章节上参照了"二张"，在原文的注释中大量引"二张"的注文，对于"二张"之三阴三阳六经气化理论更是推崇，所以，可以认为其《伤寒论浅注》是"二张"学术的继续。《伤寒论》条文编次，是历代医家争论的热点，而以陈氏为中坚的维护旧论派，坚持王叔和编次的旧论，未增减一字，移换一节。曰"叔和编次《伤寒论》，有功千古，增入诸篇，不书其名，王安道惜之，然自'辨太阳病脉证篇'至'劳复'止，皆仲景原文，其章节起止照应，王肯堂谓如神龙出没，首尾相应，鳞甲森然……"，认为旧论原文连贯井然，实有次第。

陈氏一生孜孜不倦地从事医学知识普及工作，于古代典籍沉潜涵泳，炉火纯青，发明甚多。其于伤寒之成就，与柯琴和尤怡相比在伯仲之间。

三、辨证论治派

该学派认为，《伤寒论》年代久远，错简与否，实难考据，与其在此问题上进行无谓的争论，还不如坐下来研究些实际的问题。《伤寒论》的内容实质是辨证论治，不管是仲景旧论，还是叔和纂集，只要有利于辨证论治的临床运用，就是值得研究的范围。因此这一学派比较结合实际，思想也比较活跃，分别从方、法、因、症、经等多个角度对《伤寒论》进行深入的研究，充分揭示了《伤寒论》辨证论治的精神实质。这一学派由于研究方法不同，又分几个支系：按方类证者，有柯琴、徐大椿；按法类证者，有吴人驹、尤怡、钱潢；按症类证者，有刘纯、王肯堂、秦之桢、沈金鳌；分经审证者，有陈修园、包诚等。

（一）按方类证

1. 柯琴　柯琴，字韵伯，号似峰，清代浙江慈溪（今余姚）人。生平致力于《内经》《伤寒论》的研究，颇有贡献，著《伤寒论注》《伤寒论翼》《伤寒附翼》，合称《伤寒来苏集》。温病学家叶天士曾为《伤寒附翼》作序，赞誉其"独开生面"，"透彻详明"。

柯氏是仲景学说继承与发扬的楷模，从《伤寒论》的编次方法到证、治、方、药及适用范围都进行了全面的探讨。在编次上，既不赞成维护旧论派对仲景原文不敢增减一字、移换一节的主张，又反对方、喻等人的"三纲鼎立"之说。"伤寒一书，自经王叔和编次后，仲景原篇已不可复见，虽章次混淆，犹得寻仲景面目，自方、喻辈各为更定，使距仲景原旨更远。"他认为《伤寒论》的精神实质是辨证论治，不管是仲景旧论或叔和纂集，只要符合辨证论治精神，其真伪就不是主要的。因而他主张"以方名证，证从经分"，对伤寒条文方证进行重新编次，"虽非仲景编次，或不失仲景心法耳"。如在太阳病里汇列了桂枝汤证、麻黄汤证、葛根汤证等11类。

在学术思想上，柯氏遵仲景理法，认为仲景之六经为百病立法，从而扩大了《伤寒论》的应用范围。此外，对六经概念也提出了自己的独特见解，认为六经为六个地面分区，为后世对六经的研究开辟了新的途径。

此外，柯氏在伤寒方剂学上，首创制方大法，将六经理论与方法、病机有机结合，以解释方义，类比分析，组成了仲景方剂学说体系。并明确反对"因经定方"，实乃难能可贵。故名医叶天士称赞说："有如是注疏，实阐先圣不传之秘，堪为后学指南。"（《伤寒论翼·冯纶序》）。

柯氏不拘于仲景旧论的烦琐考订，着重辨证论治精神的阐发，这种独树一帜的创新精神对后世影响很大。后世医家在其按方类证思维方法的启发下，有"按因类证"编次的，有"分经审证"编次的，等等，都以各自的特点，从不同角度更深刻地揭示了仲景辨证论治规律。柯氏理所当然地成为伤寒学派中以强调辨证论治为特点的一大流派的代表人物。

2. 徐大椿 徐大椿，原名大业，字灵胎，晚号洄溪老人，清代江苏吴县人。徐大椿是我国医学史上一位学识渊博、成就卓著的医学家。他上追灵素根源，下沿汉唐支派，博极群书，注重实践，在理论和临床上均有不少独到见解。

徐大椿治学严谨，主张研究医学应该从源到流，首先熟读《内经》《神农本草经》《伤寒论》《金匮要略》等古典著作，继而博览《千金方》《外台秘要》以下各书，不落窠臼，取长补短，以广见识，并多临证，务使理论联系实际，只有这样才不致因偏见而误入歧途。所以他说："凡读书议论，必审其所以然之故，而更精思历试，方不为邪说所误。"徐氏以研究医学为己任，专攻活人之术，锲而不舍，50年中，批阅之书千余卷，泛览之书万余卷，每过几时，必悔从前疏漏，盖学以年进也。他著述甚富，先后撰有《难经经释》《伤寒类方》《兰台轨范》《医学源流论》等书。其医论言简意赅，见解独到，影响深远。临床上精于内、外，娴熟妇、儿、针灸乃至骨伤、兽医等科，无不运用自如。

徐氏治学《伤寒论》的独到观点是：打破六经界限，以方来统证。他根据《伤寒论·伤寒例》"今搜仲景旧论，录其证候、诊脉、声色，对病真方有神验者，拟防世急"之句，分析《伤寒论》当时已无成书，乃王叔和之所搜集者，虽分六经而语无诠次，阳经中多阴经治法，阴经中多阳经治法，参错不一。后人各生议论，每成一书，必前后更易数条，互相异议，各是其说，愈更愈乱，终无定论。于是徐大椿断定《伤寒论》"非仲景依经立方之书，乃救误之书"，仲景著书"亦不过随证立方，本无一定之次序"。所以徐氏"不类经而类方"。认为这样有利于辨证论治，"与仲景之意，无不吻合"。于是他把全论 112 方分为桂枝汤、麻黄汤、葛根汤、柴胡汤、栀子汤、承气汤、泻心汤、白虎汤、五苓散、四逆汤、理中汤、杂方共 12 类。除杂方外，其余 11 方都是各类的主方。主方之下，列述该方有关证治条文。如柴胡汤类，先列论中柴胡证所有条文，再列其类方：大柴胡汤、柴胡桂枝汤、柴胡加龙骨牡蛎汤、柴胡桂枝干姜汤、柴胡加芒硝汤方，后附方的主证条文。所列主方、类方下间加评注，颇多卓见。徐氏按方类证治伤寒，《四库全书提要》评曰："虽于古人著书本意未必果符，而于聚讼纷呶之中亦芟除葛藤之一术也"。

（二）按法类证

1. 吴人驹　吴人驹，字灵犀，号飞白老人，清代安徽歙县人。年二十七始究医艺，初受业于同邑世医余子敬，继游学四十多载，后积多年之学识，撰成《医宗承启》6卷。

吴氏研究伤寒，首创按法类证，他置六经分证于不顾，将《伤寒论》原文按照发表、利渗、涌吐、攻下、和解、救内、清热、温里八法展开解读。

他认为《伤寒论》并非仲景原定编次，而是后人整理，六经分证也是后人所附加，若按六经分证，某些方法反而局限于一经，而不利于辨证论治。吴氏按法类证的学术思想，实脱前人之窠臼，对后人研究《伤寒论》确有很大的启发。

2. 尤怡　尤怡，字在京，一作在泾，号拙吾，晚号饲鹤山人，清代江苏苏州人。年幼家贫而笃学，工诗善书，少即学医于马俶，博涉医籍，私淑喻昌，兼采各家，潜心于《灵枢》《素问》，尤其对仲景之学，精研覃思，深得其秘。其学验俱富，连目空时人的徐大椿亦为之称道。著有《伤寒贯珠集》《金匮要略心典》。

尤氏治伤寒学，突出治法，是按法类证的杰出代表。他认为："振裘者必挈其领，整网者必提其纲，不知出此，而徒事区别，纵极清楚，亦何适于用哉？"故于太阳、阳明、少阳、太阴、少阴、厥阴六经，每经皆分列纲目。这里的"纲"，就是治法；"目"，就是汤证及处方。以法为纲，统率证候和用方。其法有正治法、权变法、斡旋法、救逆法、类病法、明辨法、杂治法，以及少阴清法、下法、温法等。由于每经的情况不同，其法又各有不同。如太阳、阳明、少阳各有正治法，审其脉之或缓或急，辨其证之有汗无汗，从而解之汗之，为太阳正治法；阳明病，经病有传变，自受之不同，腑病有宜下、宜清、宜温之各异，皆为正治之法；而小柴胡汤一方和解表里，为少阳正治之法。太阳篇内，以人体有虚实之殊，脏腑有阴阳之异，虽同为伤寒之候，不得竟从麻桂之法，而分别有小建中汤、炙甘草汤、大小青龙汤等，是为太阳权变法，各经诸法，不一一列举。总之，是以治法为纲，证方为目，将《伤寒论》条文重新编排。这种编法，尤怡自谓"可令千头万绪，总归一贯，比于百八轮珠，个个在手矣"。朱陶性序中，亦盛称其"汇诸家之学，悟仲景之志。遂能提其纲挈其领，不愧轮珠在手"。

《伤寒贯珠集》的注释部分，亦颇具特色。尤氏不是停留在一般的随文衍注，解难释疑上，而是能发微抉奥，再深层次展开，自成一家之言。如自方、喻倡导"三纲鼎立"之说后，在清代，其说大行。尤怡在注文中，从临证实际出发，力驳其说。他认为"寒之浅者，仅伤于卫；风而甚者，并及于营。卫之实者，风亦难泄；卫而虚者，寒犹不固。所以，但当分病证之有汗无汗，以严麻黄、桂枝之辨，不必执营卫之孰虚孰实，以证伤寒、中风之殊"。至于大青龙汤证，"其辨不在营卫两病，而在烦躁一证"。这种阐释方法，甚便于读者对伤寒论的理解和运用。从《伤寒贯珠集》全文注文可以看出，尤怡处处注意抓主证，不尚空谈，故能切中肯綮，自成一家。诚如清代唐立三所言："仲景著书之旨，如雪亮月明，令人一目了然，古来未有。"

尤氏超脱于方、喻之外，分类精细，提纲挈领，论述平正通达。章太炎曾称赞说："能卓然自立者，创建大义，莫如浙之柯氏；分擘条理，莫如吴之尤氏。嗟乎解伤寒百余家，其能自立者，不过二人，斯亦稀矣。"

3. 钱潢 钱潢，一名虚白，字天来，清代虞山（今江苏常熟）人。出身世医，对《内经》《伤寒论》有深入研究，著《伤寒溯源集》，该书系作者综合诸家之言，并结合自己的心得，将《伤寒论》重加编次、注释而成。

钱氏治伤寒学，主要是侧重于探讨六经病证的立法施治，主张按法类证。其特点是：全书卷数照王叔和之旧，但重加编次，删去"伤寒例""可与不可"诸篇。首冠"阴阳发病六经统论"，将"病有发热恶寒者，发于阳也；无热恶寒者，发于阴也"置于六经诸篇之首，以作为六经辨证之总纲。然后，按太阳、阳明、少阳、太阴、少阴、厥阴等秩序逐一排列。每一经中辨证候、立法治，颇为精审，如"太阳上篇"属中风证治，其中又分中风正治、太阳坏病、中风失治、中风火劫、中风误吐、汗下颠倒、中风误下、中风蓄血9个类型；"太阳中篇"属伤寒证治，其中又分伤寒证治、伤寒失治、伤寒禁汗、伤寒误汗、伤寒误下、伤寒蓄血6个类型；"太阳下篇"属风寒两伤营卫证治，其中又分风寒并感证治、风寒火劫、心下水气、证属阳旦、邪传阳明5个类型。分证之中虽贯穿了方、喻思想，但突出以证治分析《伤寒论》，尤以治法分析证候，这与方、喻不同。

钱氏虽主张按法类证，但他反对拘泥于三百九十七法，"三百九十七之说，原非出自仲景氏，未可强求印合。大约六经论治中，无非是法，无一字一句非法也，其有方者未尝无法，而法中亦未尝无方。故以方推之，则方中自有法；以法论之，则法内自有方，不必拘泥于三百九十七也。若必支离牵合，以实其数，则凿矣"。钱氏此种见解，可谓精辟，对于学习和研究《伤寒论》确有启发。

原文注释上，能遵从《素问》《灵枢》之旨，广采诸家之说，本着"合者择之，缪者摘之，疑者释之，混者晰之"的态度，援古证今，直溯源流。每方之后又各立一论，推求制方之意，务求使读者能明立法之意、用药之因，从中窥测仲景理法制方之妙。这种编次方法，使经文条分缕析，令人一目了然，对临证辨证很有帮助。

（三）按症类证

1. 刘纯 刘纯，字宗厚，明初吴陵（今江苏姜堰）人。其父刘利渊为名医朱震亨之高徒。刘纯幼承庭训，并师事冯庭干、许宗鲁等名家，可谓博采众家之长而会通之。著有《医经小学》《杂病治例》《伤寒治例》，又增补徐用诚《医学折衷》辑为《玉机微义》。

刘纯治伤寒学，打破六经框架，重在类症，将《伤寒论》所有证候按主要症状分类，共列 84 症，并附列温病、温疟、风温、瘟疫等病。每症条分其特点，分析其症候，制定其治法，以仲景学术为经，参考了朱肱、韩祗和、庞安时等学说。立论平正，查阅便利，颇切于临床应用。可见其对《伤寒论》的造诣很深。

2. 王肯堂　王肯堂，字宇泰，号损庵，自号念西居士，明代金坛（今江苏金坛）人。王氏博极群书，兼通医学，所著《证治准绳》为医家所宗。清代医家汪琥评论此书曰："其书悉因娄氏纲目之义，而以仲景方论为主，后贤读法附之。伤寒之书，至此可为详且尽矣。"

王氏治伤寒学，重在类证，是按症类证的代表医家之一。首先，他抓住六经中之主症，认为太阳病包括发热、恶寒、恶风、头痛、项强、体痛 6 个主症；阳明病包括胃实不大便、不得卧、自汗、潮热、谵语、狂乱、循衣摸床、渴、呕 9 个主症；少阳病包括口苦、咽干、往来寒热、胁满痛、胸痛、耳聋 6 个主症；太阴病包括腹满、腹痛、发黄 3 个主症；少阴病包括但欲寐、嗜卧、口燥咽干、咽痛、吐、利 6 个主症；厥阴病包括气上冲心、饥不欲食、吐蛔、厥、少腹满、囊缩 6 个主症。其次，对某些次症及误治变证如喘、短气、身重、面赤、坏病、筋惕肉瞤、惊悸、咳、烦躁、结胸、痞证、叉手自冒心等 50 余症，摒于六经之外另加论述。上述各症，均以经文、王氏注文、先贤之精粹注释、方药之顺序详加论述。

在《伤寒论》的编次上，王氏也颇有见地，他认为"王叔和编次张仲景《伤寒论》，立三阴三阳篇。其立三阳篇之例，凡仲景曰太阳病者入太阳，曰阳明病者入阳明，曰少阳病者入少阳。其立三阴篇，亦依三阳之例，各如太阴、少阴、厥阴之名入其篇也。其或仲景不称三阳三阴之名，但曰伤寒某病用某方主之而难分其篇者，则病属阳证发热、结胸、痞气、蓄血、衄血之类，皆混入太阳篇；病属阴证厥逆、下利、呕吐之类，皆混入厥阴篇也……后人不悟是理，遂皆谓太阳篇诸证不称名者亦太阳，而乱太阳之真，厥阴病诸证不称名者亦属厥阴，而乱厥阴之真，为大失仲景之法也"。王氏这一推论是比较近理的，近乎王叔和初衷，不过他也无法恢复仲景之旧，所以他说："各证分经处尚多叔和之旧，学者但以意神而明之。"

3. 秦之桢　秦之桢，字皇士，清初云间（今上海市松江）人。著《伤寒大白》《女科切要》以及辑伯祖父秦昌遇之《症因脉治》。

秦之桢研究伤寒注重按症类证，并密切结合临床实践，研究症状的发生发展规律。在其代表著作《伤寒大白》中，将伤寒证候列出 55 症，先于每症前的"秦子曰"中记下自己的心得体会，次列仲景《伤寒论》条，再次为释文，最后列出古今治方。秦氏论伤寒证候可谓提纲挈领，深入浅出，执简驭繁。如论发热，其曰："发热有翕翕发热，蒸蒸发热。翕翕发热者，身热无汗，恶寒拘谨，如鸟羽之和而不发舒，此邪伤于表，郁于肌肤，表热而里未热，治宜发散表邪；蒸蒸发热者，手足遍身縶縶多汗，热而润泽，此表邪已散，郁热于里，蒸汗时对外出也，治宜清热。"读后确能令人胸中明了，疑窦顿解。基于这种特点，秦氏命其书名曰《伤寒大白》。

4. 沈金鳌　沈金鳌，字芊绿，号汲门，晚号尊生老人，清代江苏无锡人。因举孝廉屡试不中，方致力医学，著《沈氏尊生书》，其内有《伤寒论纲目》16 卷。

《伤寒论纲目》是循柯琴之六经分次法，以仲景原文为纲，以前贤所论及自己见解为目编辑而成。沈氏云："余读伤寒书至百余家，人各一说，不胜烦冗驳杂之虑，倘欲学者如是以为业，恐白首不获所据，不如是以为业，又空空罔所识知，乃不揣著为《纲目》一书，循六经之次，析各款之繁，以仲景论为纲，历代诸家之语足以阐明仲景者为目。"说明沈氏写此书的目的乃是为了理清诸家之争，运用按症类证的方法，来体现《伤寒论》的辨证论治精神。

该书除卷首总论、六经主证、表里、传变及卷一论风伤卫、寒伤营等篇外，全部采用按症类证来排列，计太阳经86症，阳明经34症，少阳经9症，太阴经5症，少阴经21症，厥阴经19症。此外还有伤寒后5种病症以及百合、狐惑、阴毒、阳毒等。是按症类证研究伤寒的典型代表。

（四）分经审证

1. 陈修园 陈修园不独是维护旧论派之中坚，也是六经分经审证之典型。他晚年吸取了其他流派的优点，著《伤寒医诀串解》，立足于六经气化理论，创分经审证之法，充分体现出方证的联系及其传变、转归的机制，揭示了《伤寒论》六经辨证之精神。

以太阳病为例，他将其分为太阳经证、腑证和变证。经证以头痛、项强、发热、恶寒为典型症状，但有虚实之分：脉浮缓、自汗、恶风为表虚，宜桂枝汤；脉浮紧、无汗、恶寒为表实，宜麻黄汤。循经入腑，有蓄水与蓄血之不同，蓄水证宜五苓散，蓄血证宜桃核承气汤。变证多由汗下失治而来，有从阴从阳之别：凡汗下太过伤正而虚其阳，阳虚则从寒化，有下利清谷、四肢厥冷之四逆汤证，汗漏不止之桂枝加附子汤证，阳虚水停之真武汤证，都是阳虚则从少阴阴化之证，以太阳少阴为表里也；若汗下失宜，热炽而伤其阴，阴伤则从热化，有热盛伤津之白虎汤证，肠燥热结承气汤证，都是阴伤则从阳明阳化之证，多以太阳阳明相传也。

陈氏如此分经辨证，展现六经证治及其传变之规律，若非深得堂奥，难有此发挥，直至现在仍为许多医家所崇奉。

2. 包诚 包诚，字兴言，晚清安徽泾县人。少曾师事昌邑名医张宛邻，私淑黄元御，黄氏分别六经，注明本病、经病的方法为他采用，分证审证为其研究《伤寒论》的主要方法。著有《伤寒审证表》。

在该书中，包氏运用表格的形式归纳《伤寒论》六经主要内容，纲举目张，一目了然，实有功于后学。其将太阳经分作本病中风、本病伤寒、兼病、阳盛入腑、阴盛入脏、坏病、不治病7类；阳明经分作腑病连经、腑病、虚证、不治病4类；少阳经分作经病、本病、入阳明病、入三阴病、坏病5类；太阴病分作脏病连经、脏病2类；少阴、厥阴均分作脏病连经、脏病、不治病3类。另立汗下宜忌表，分可汗、可吐、可下、不可汗、不可下等项目。并立伤寒类证表，分温病、痉病、湿病、暍病、霍乱等项目。表格以六经为纲，以病症为纬，病症中以主症统次症，并间做简要注释。李瀚章赞曰："证状毕呈，如掌如貌，不失铢寸，厥功巨哉。"但该书有两个缺陷：一是分类层次较混乱，二是对经证的概念不清。故包氏常将脏证或腑证混同经证。

包氏与陈修园、沈明宗等主张每经按表里、阴阳、虚实、标本等分证，成为伤寒辨证论治派中的分经审证派的代表人物之一。然其由博返约、融会贯通之功底不及陈修园。

四、经典考证派与临床经典派

在《伤寒论》流派中，还有一些医家，独尊《伤寒论》，其学术思想的核心是尊经崇古。根据其学术特点，这些医家又可以大致分为两派：一派是以宋本或成本《伤寒论》为蓝本，并参考其他版本，对原文进行字、词、章句等诸多方面的考证，可以称为经典考证派，以陈恭溥、孙鼎宜为代表；一派独宗《伤寒论》理法方药，坚持张仲景方法可以统治外感疾病，他们并不赞成后世形成的温病学派，这一学术流派可以称为临床经典派，以陆九芝为代表。

（一）陈恭溥

陈恭溥，号退翁，侯官（今福建闽侯）人。少博览群书，好游，因此见多识广，后以医为业。其治病用药，宗仲景心法，积数十年心得体会，撰成《伤寒论章句方解》6卷。

陈氏注释《伤寒论》，仿儒学朱子著《大学》《中庸》定章句之例，对《伤寒论》章句详加厘定，并重文字的考证。以成无己注本为基础释文；章、节多依张锡驹《伤寒论直解》、张志聪《伤寒论集注》；句读则依据具体内容而定，并于每章每节之后著文以昭示其内涵。对于《伤寒论》文字注释详略得当，浅明者略而不论，古奥者则详加注释，厚积薄发，深入浅出。后附方及方解，不分六经，每方后收载《伤寒论》相应之条文后，集后世注文以及自己的临床经验体会，使《伤寒论》理论与临床实践密切结合起来。

陈氏运用考证方法来研究《伤寒论》，在伤寒学术史上独树一帜。但因其知名度不及柯琴、张锡驹、张志聪等，因此其《伤寒论章句方解》未能广泛流传。

（二）孙鼎宜

孙鼎宜，清末医家，湖南湘潭人。1905年留学日本，回国后任教于湖南国医专科学校。撰有《伤寒杂病论章句》《伤寒杂病读本》等书。

孙氏治伤寒之学有3个特点：第一，研究《伤寒论》重在其章句及文字考证上，他不依《伤寒论》原文次序分章节，而是按内容来归类条文。如他对六经的分类，分为六经总论、太阳总论、太阳经病、太阳腑病、阳明经病、阳明腑病、少阳病、太阳兼阳明、太阳兼阳明经病正治并救误、太阳经并阳明腑病正治并救误等20余类。第二，孙氏于《伤寒论》原文之下，遴选各家注释并加以评辨，并于各章节之后再做一简要综合概括，以归纳其要。缺点是他对于《伤寒论》原文"误字羡文，迳改删之，并合取舍，不必悉同于前"。第三，孙氏对于散见于古代文献中的仲景著作佚文，进行了广泛的发掘、收集，值得肯定。

（三）陆九芝

陆懋修，字九芝，江苏元和人。出身世医，初业儒，以文学著名，中年才致力于医学。因陆氏有扎实的文学基础，又博览群书，熟谙经典，尤精于伤寒，故治病常起沉疴，名噪一时。陆氏著作颇多，合订为《世补斋医书》，共33卷。该书内容丰富，涉及运气、内经、难经、伤寒、温病、妇人等科目，而伤寒内容甚多。

陆氏治学，推崇张仲景，而独尊《伤寒论》。他说："仲景为医中之圣，《伤寒论》为医书有方之祖"，"仲景方为上古圣人相传之方，所谓经方也。伊尹殁而仲景出"。可见其对仲景敬仰之情。而对清代医家，悉举其得失，尤对温病学家观点多持否定态度。

陆氏治伤寒有不少独到的学术见解：第一，他认为《伤寒论》包含一切外感杂病。《难经》提及的"伤寒有五"，陆氏解释为"伤寒者，病之总名也，下五者，病之分证也，伤寒为纲，其目为五"。又说"余既取《难经》伤寒有五之意，明仲景撰用《难经》之意。凡湿热之治，即当求助伤寒之论者，无释义矣"，"俾人知风寒温热之皆在论中，论中之方，可治伤寒，亦治温病"。综观陆氏所述，《伤寒论》概括一切急性热病，伤寒方亦可概治各种热病。第二，倡"阳明为成温之薮"。他认为温病即伤寒之阳明病，"病之始自阳明者为温，即始自太阳而已入阳明者亦为温"。并斥责喻昌、周禹载、舒驰远等诸贤之非，认为他们均"不知阳明为成温之薮，古来皆无异说"。又言"以证言之，太阳为表，阳明为里。伤寒由表入里，其始即为太阳；温热由里出表，其始即为阳明证"。陆氏上述所言，其目的是为"阳明为成温之薮"充实证据。第三，否定温热学家理论。他说："叶天士医案出门弟子，不尽可信；所传温病证治亦门人笔述；开卷揭'温邪上受，首先犯肺，逆传心包'一语，不应经法；误以胃热为肺热。"

总之，陆氏之学术思想恪守仲景心法，临证以仲景方为主，或加减化裁，极少使用后方，这是其特点。但认为温病即为伤寒之阳明病，对温病学说更持否定态度，这都未免失于偏颇。但瑕不掩瑜，陆氏仍不失为清代伤寒派名医。

（四）章太炎

章太炎，名炳麟，字枚叔，清末浙江余杭人。章太炎是中国近代史上非常有影响的民主革命家和思想家，也是中国医学史上颇具影响的医学家，他在张仲景学说方面也有很多成就。民国初期曾任中国医学院院长、上海国医学院院长、苏州国医院院长等职。他撰写了丰富的政论性文章和学术论著，也写了不少医药学论著，《章太炎全集》记载了他的医学论文134篇。

章太炎在临床上较多应用张仲景方法。他曾用越婢加术汤治愈过肠痈，用四逆汤治愈霍乱。1905年，因《苏报》案与他一同入狱的青年革命家邹容病倒在床，太炎先生为其开方治疗，其方基本方便是《伤寒论》黄连阿胶汤。他在考证训诂方面的贡献尤为突出，对中医四大经典著作均有考证，有《论素问灵枢》《论伤寒论原本及注家优劣》《金匮玉函经校录》。不过，他在张仲景学说研究方面的成就并不限于文献考据。他赞成"六经非经"的观点，主"六经六部"说，认为《伤寒论》之六经与《素问·热论》之六经不同。

（五）黄竹斋

黄竹斋，名谦，又名维翰，字吉人，竹斋亦其字，晚号中南山人，又号诚中子。祖籍陕西临潼，幼贫困，无力入学，14岁随父以打铁为生。冶炼之暇刻苦自学，苦读经史、数理知识，尤喜中医。他聪颖过人，肯下苦功，弱冠时即能研读《伤寒论》《金匮要略》，并写出《三阳三阴提纲》，对仲景学说提出自己的见解。25岁时在陕参加辛亥革命。其后随同王敬如等创办"日新学社"，编印《日新丛刊》；并问学于著名学者张果斋、牛兆濂等，研读我国古典哲学和自然科学著作。对西方卢梭、柏拉图、达尔文等之学说亦有研究。矢志钻研中医，尊崇仲景学说，以继承和发扬中医学为己任。撰《伤寒杂病论集注》（1923）、《针灸经穴图考》（1924）、《医圣张仲景传》（1924）等50多种。

1929年，黄竹斋积极参加全国反对南京国民政府废止中医的决定。在全国中医药界一致抗议下，南京国民政府不得不取消其废止中医的决定，并成立了中央国医馆。1933年被聘为中央国医馆理事兼编审委员，参加统一病名等审查工作。1937年他被聘任为卫生署中医委员会委员。他在中央国医馆和卫生署中医委员会的多次会议上，提出发展中医教育事业等的议案，主张突出中医特色，吸取现代科学成就，加强中西医团结合作。1935年，黄竹斋将罗哲初保存之仲景十二稿《伤寒杂病论》（桂林古本）及白云阁藏本《难经》亲手各抄一遍研读。他对这些新发现的版本非常重视。南京为日军侵占后，带抄本返陕，获爱国将领张钫资助，于1939年以木刻版印行公世。

中华人民共和国成立后，黄竹斋热烈响应党的号召，积极参加人民卫生工作，被选为长安县人民代表、陕西省政协委员。1954年被聘任为西安医学院附属医院中医科主任。1955年奉调赴京，受聘为卫生部中医研究院附属医院针灸科主任，后并任该院学术委员会委员。

黄竹斋一生潜心研究伤寒之学。他的好友赵玉玺说他"其精神专注，最有志趣者，厥维医道；其于医道探讨无厌者，厥维仲景之书"。

黄竹斋所处的时代正值西方医学大量传入，中医学受到很大影响和冲击，很多人主张中西医汇通。他在精读中医典籍的同时，博采群书，兼涉西医，也阅读唐宗海中西汇通学派的著作，开阔了眼界。他崇尚仲景，见到桂林古本后，发现该本内容较宋本多1/3，且纠正民国以来所发现的其他版本错讹之处甚多，于是不遗余力，取各种版本相互校勘，补缺正讹，采中外数百医家巨著之精华，条分缕析，撰成《伤寒杂病论会通》一书。他认为仲景的三阳三阴不同于《素问·热论》的三阴三阳。"仲景本论三阳三阴之定义，是将人身部位、质体分为六纲，而以太阳、阳明、少阳、太阴、少阴、厥阴等术语识之。三阳标识其部位，三阴标识其质体。立此六经以名篇，而辨其病证治法焉。"他尝试着以中医理论联系现代生理学说，探讨疾病的发病机制和治疗法则。他说："太阳者，躯壳表面部位之术语，凡大淫之邪从皮肤中人而病者，其治法皆可求之太阳篇也。"他赞成"六经钤百病"的观点，认为掌握了三阳三阴原则，《伤寒论》便可解读，百病皆可辨治。

黄竹斋有关中国医学史的著述中，以《医圣张仲景传》最负盛名。《后汉书》《三国志》等正史均未为仲景立传，黄竹斋广搜博采，于1924年撰著《医圣张仲景传》。后再做修订增损，于1948年所撰《伤寒杂病论会通》印行时，又将增订本列于该书"卷首"（新中国成立后已有单行本）。全传虽仅8 000多字，但内容赅备，资料丰富，为现存记载仲景史事之最著者。他对张仲景生平籍里、长沙太守等史事进行了严谨的考证，提出了自己的看法。这一传记及其所撰《祝告医圣文》，石刻存立于南阳医圣祠。

五、伤寒温病汇通派

伤寒有广义、狭义之论，广义伤寒是一切外感疾病的总称。《素问·热论》云："今夫热病者，皆伤寒之类也。"《难经·五十八难》说得更具体："伤寒有五，有中风，有伤寒，有湿温，有热病，有温病。"一部伤寒大论，既括伤寒，又有温病，还在第6条专为温病设提纲证条文。所以，一些医家着力于伤寒与温病渊源关系的研究，并在临床实践中运用伤寒理论治疗温热病，形成伤寒温病汇通学派。这个学派的代表医家有陶华、喻昌、吴贞、俞根初等。

（一）陶华

陶华，字尚文，号节庵，明代浙江余杭人。据《杭州府志》载："其幼读儒书，旁通百家之学，精于医，治病多有其效，为当时名医。正统年间曾为官方征用，后引疾归故里。"著有《伤寒六书》，系由陶氏所撰的六种伤寒著作汇集而成，每种列为一卷，在医学界有一定影响。

《伤寒六书》集中地反映了陶氏的学术观点，该书以《伤寒论》为基础，结合其临床经验编写而成。陶氏论伤寒特别注意寒温鉴别，并常以寒温对比的方法来论述伤寒。他强调伤寒之邪自外而入，因人体质之差异，邪之传变亦不同，或入于阴，或入于阳，并无一定的规律。因"受病之源则同，亦可谓之伤寒"，伤寒之名可以概括一切外感热病。但因"所发之时既异，治之则不可混也"。即强调四时外感各有其特异性，不可以治伤寒法治一切外感热病。

关于温病，陶氏认为其形成原因是"冬时感受寒邪而未发，在人身中伏藏，历二三时之久，天道大变，寒化为热。人在气交之中，亦随天地之气而化"。此即《素问》伏寒成温之理。或因"伤寒汗下不愈而过经，其证尚在而不除，亦温病也"。后一种观点为陶氏所首创。关于对温病的分类，亦按六经划分，曰"太阳温病""阳明温病""少阳温病""太阴温病""少阴温病""厥阴温病"。并提出温病治法"不宜发汗"之诫。

关于六经传变，他指出："三阳传次三阴之阴证，外虽有厥逆，内则热邪……若先热后厥者，传经之阴证也，经云厥深热亦深，厥微热亦微是也，故宜四逆散、承气汤，看微甚而治之。若初病便厥，但寒无热，此即直中阴经之寒证也，急宜四逆辈以温之。"提出了"传经为热，直中为寒"的观点，颇有见地。

此外，陶氏在伤寒的治疗中，创制了不少有效名方。如创羌活冲和汤治太阳病，以代桂枝、麻黄、青龙、桂麻各半等汤，主治春秋夏非时感冒风寒。另创黄龙汤扶正攻下，三黄石膏汤表里两解，回阳救急汤回阳固脱等，影响深远。这些方剂至今仍为临床常用。

（二）喻昌

喻昌重视温病，是伤寒温病汇通派的代表医家之一。针对当时流行的"仲景书详于治伤寒，略于治温"一说，喻氏认为"仲景治温法度俱错出于治伤寒中，后人未解义例，故春温一证，漫无成法可师"，因而"会《内经》之旨，以畅发仲景不宣之奥"。立冬伤于寒，春必病温为一大例；冬不藏精，春必病温为一大例；既冬伤于寒，又冬不藏精，至春月同时病发为一大例。所谓"温病三纲"说，同"伤寒三纲"以为对峙。并根据明末清初温病大量流行的实际情况，指出"触冒风寒之病少，感发温气之病多。寒病之伤人十之三，温病之伤人十之七"（《尚论后篇》）。喻氏对温病如此高度重视，在当时医家中是很突出的。

在温病的治疗上，喻氏强调了"存阴"问题，"阴气犹存一线，方可得生"，因而反对用麻、桂辛温发汗，曰："温热病，原无风伤卫、寒伤营之例，原无取于桂枝、麻黄二方也。表药中，即败毒散、参苏饮等方，亦止可用于春气未热之时，若过时而发之温病、暑病，尚嫌药性之带温，况于桂、麻之辛热乎？"（《尚论后篇》）

喻氏寒、温异治及注重保存阴气的见解，对温病学的发展是有一定意义的。

（三）吴贞

吴贞，字坤安，归安（今浙江嘉兴）人，清代嘉庆年间名医。学术上吴氏博采众家，古法宗仲景和《证治准绳》《医宗金鉴》，新法则遵叶天士、薛生白。著《伤寒指掌》4卷。

吴氏认为"世之伤寒正病绝少，类证殊多，寒证绝少，热病殊多"，而《伤寒论》则详于寒而略于温，于是首创伤寒和类伤寒之辨。其云："凡感四时六淫之邪，而病身热者，今人悉以伤寒名之，是伤寒者，热病之总名也。其因于寒者，自是正病，若因暑、因湿、因燥、因风、因六淫之兼气，或非时之戾气，发为风温、湿温、温病、寒疫等证皆类伤寒耳。热病虽同，所因各异，不可概以伤寒法治之。且伤寒正病绝少，类证尤多，苟不辨明，未免有毫厘千里之差。"

在论述伤寒病传变规律中首创"六经自感"之理论。吴氏认为世人皆知太阳伤寒、中风为感受风寒，而不识阳明、少阳、太阴、少阴、厥阴皆有本经自感之证。如《伤寒论》第234条："阳明病，脉迟，汗出多，微恶寒者，表未解也，可发汗，宜桂枝汤。"此即阳明经自感证。《伤寒论》第276条："太阴病，脉浮者，可发汗，宜桂枝汤。"则为太阴经自感证。

对于六经证治，吴氏颇有发挥，每经分"本病述古""新法"两大类，"本病述古"乃宗仲景《伤寒论》原文精神条例论治，"新法"则采撷后世寒温论治。如太阳经病，"本病述古"中先录麻黄、桂枝、青龙等证条文，次列太阳主症发热、恶寒、恶风、头痛、项强、体痛。在"新法"中立"太阳阳明""太阳少阳""太阳兼肺""太阳太阴""太阳少阴"。

（四）俞根初

俞根初，名肇源，清代浙江山阴（今绍兴市）人。俞氏出身世医，早承家学，遍读古今医书，汲取各家之长，对仲景伤寒学说研究尤深，多有发挥。因其医术精湛，排行居三，人称俞三先生。著有《通俗伤寒论》。

俞氏认为"百病不外六经"，"伤寒，外感百病之总名"。在六经实质问题上，也独树一帜地提出"形层说"。"太阳经主皮毛，阳明经主肌肉，少阳经主腠理，太阴经主肢末，少阴经主血脉，厥阴经主筋膜"，此为六经外部之形层；六经内部之形层是"太阳内部主胸中，少阳内部主膈中，阳明内部主脘中，太阴内部主大腹，少阴内部主小腹，厥阴内部主少腹"。外邪致病总不外内外两途，这样俞氏从理论上阐明了"六经统外感"的思想。

俞氏不同意某些医家强将温病与伤寒对峙，是寒是热，总以对症为基准。他崇尚六经，以六经辨证（包括三焦）统治四时外感和六淫合论，消除寒温之疆界，熔伤寒、温病为一炉。俞氏对伤寒的发挥，还在于详辨伤寒之兼夹证。"人皆谓百病莫难于伤寒，予谓治伤寒何难？治伤寒兼证稍难，治伤寒夹证较难，治伤寒复证更难，治伤寒坏证最难"，所以他以众多的篇幅来论述兼证、夹证、坏证、复证，大大地丰富了伤寒学内容。

寒温派至俞氏已总其大成，学术发展推向了高潮。俞氏亦成为统一中医外感病学的先行者。

六、中西汇通派

所谓中西汇通，即将西医学与中医学理论汇集而沟通之。西洋医学从明末传入我国，至清代已很兴盛。受其影响，其间有不少医家接受西说，运用西医的解剖、生理、病理等知识解释中医的基本理论。《伤寒论》是中医理论与临床相结合的桥梁，是中医学的必修课程，因此，一些医家试图从西洋医学寻找解释伤寒的突破点，形成伤寒学派中的中医汇通派。其代表医家有唐宗海、罗止园、余无言、张锡纯、恽铁樵、曹颖甫、陆渊雷等。

（一）唐宗海

唐宗海，字容川，四川彭州人。自幼习儒，后举进士，授礼部主事。少年时因其父多病而研究医药，久之，渐通悟医理，博采中西之说而著《中西医汇通五种》。其中包括《中西汇通医经精义》《伤寒论浅注补正》《血证论》等。

唐氏业医时，正处国难深重，内外矛盾日益激化，欧风东渐，西学在中国迅速传播。他力主顺乎潮流，成为我国中医界明确提出"中西医汇通"口号的第一人。

唐氏提倡中西医汇通，是从保存和发扬我国传统医药学的愿望出发的，主要是用西医来印证中医，力图证明中医并非不科学。他认为中西医各有所长，亦各有所短，主张"参酌乎中外，以求尽善尽美之医学"。曰："盖西医初出，未尽周详，中医治讹，率多差谬……不存疆域异同之见，但求折中归于一是。"他汇通中西医的主要学术观点是：中西医原理相通。

在研究伤寒学上，唐氏大胆创新，将中西医学理论互相融合贯通注释《伤寒论》，并提出不少独特见解：第一，一反历代"寒伤营""风伤卫"旧说，主张"寒伤卫""风伤营"。第二，明确三焦实质。他认为三焦即人体之内膜，为阴阳气血水津上下表里之通道。有许多伤寒病证的机制，都关乎三焦病理，因此常用三焦生理病理来解释伤寒诸证的病机和症状。这种说法有穿凿附会之处，但亦有可取处。

唐宗海擅长内科，对各种出血病证研究尤深。在具体措施上，他提出止血、消瘀、宁血、补血四大法，充实、发展了中医学的气血理论，并为后人治疗出血病证开辟了新的途径。

作为早期中西医汇通的代表，唐氏筚路蓝缕之功不可没。《清朝续文献通考》评价曰："近代医家，喜新者偏于西，泥古者偏于中，二者未将中外之书融合贯通，折中至当。唐氏慨之，研精覃思，著此五种书，执柯伐柯，取则不远。"

（二）罗止园

罗止园，名文杰，字亦才，号未若，山东德县人。出身书香门第，其叔罗止宣是有名的中医。由于家庭熏染，他自幼即学习刻苦，博览群书，尤喜医学和绘画。1907年中医官考试合格，录为北洋陆军第五镇军医。1938年任华北国医学院教授。著有《新伤寒证治庸言》《止园医话》等书。

罗氏在他新中医观的自述说，其医理观念屡经变更，大略可分为3个时期：早期于家学继承外，复受中医业于章丘邵敬甫先生，在此阶段，只知中医，一切古籍均视为神秘，诊断处方，悉遵古训，不敢稍违，如者十余年，可谓极端崇拜中医第一时期；继而受西医业于恩县姜子全和无锡丁福保两先生之门，惊于西医学说之日新月异，西医学术之踏实，西药效验之准确，自是遂怀疑中医，渐有不自信之势，如是者又十余年，见异思迁，几视中医学说为粪土，此可谓极端崇拜西医学说之第二时期；自此以后，年龄渐高，临证益多，经历逾久，实例逾繁，经过反复比较，试验对照，逐渐认识到中西医各有所长，确能相济为用，此谓折中中西医学之第三时期。由是确立了新中医观念："新中医者，非中医科学化之谓，亦非抛开中医理论，单独照细法化验中药之谓，更非完全保守中医，盲目误解国粹之谓，乃从事发觉纯粹中医之真谛，汰其渣滓而得其精华，又采西医之所长，以补中医之所短，同时并抉剔西医之所短，而济以中医之所长，不苟同，不偏执，不附会，不臆断。"

由此可看出，罗氏之治学态度是十分严谨的，突出地体现了"不唯中，不唯西，但唯实"的科学态度，正如他自己所说："医不分中西，凡能愈人疾病者，余辄感兴趣。"

罗氏中西汇通观点体现在《新伤寒证治庸言》中，他打破传统研究《伤寒论》注不破经、疏不破注的方法，采用中西医之学理，结合个人临床经验来研究伤寒学。正如自序中所言："本编所称新伤寒，系参合中西医之学理治法，加以五十余年之实验，互相比较，采取确实卓效之方法，又复以最近治疗，做有系统之论述，并无帝视壁听之谈。"书分六章。第一章论伤寒病总论，先叙西医伤寒、副伤寒、斑疹伤寒及其他，后叙中医之伤寒、温病之伤寒、暑温伤寒、湿温伤寒等，几乎包括一切外感热病。第二章论证，选恶寒、身痛、头晕、头痛发热、自汗等二十余证分别加以叙述。第三章至第五章，论述伤寒并发症如肺炎、心炎、食复、劳复等病症，介绍其辨治经验。第六章乃简短之结论。

（三）余无言

余无言，名余愚，字择明，江苏阜宁人。少时随父余奉仙（江浙一带名医）攻读岐黄，弱冠执医业乡里，宗仲景学说，擅伤寒、杂病及中医外科。1920年至沪求学于西医俞凤宾，故通中西二术。1929年定居上海，后从事中医教育，先后执教于上海中国医学院、中国医学专修馆、苏州国医研究院、上海新中国医学院。1956年赴京，先后在卫生部中医研究院和北京中医学院工作，曾主持中医研究院编审工作，并参与卫生部主办的第一届西医学习中医研究班教学工作。著有《伤寒论新义》一书。

在国民党统治时期，中医教育事业受到摧残，他们诬控中医"不科学"，"有碍国际体面"，声言中医不能列入教育系统，并阻挠中医条例的通过，中医的一切合法权益甚至生存都受到了威胁。余氏不断撰文与之进行斗争，并与西医余云岫消灭中医思想进行辩论，为捍卫中医教育事业和中医的合法地位而大声疾呼。

余氏是近代兼通中西之学者，他善采中西之长，以汇通中西为己任。其研究《伤寒论》，自称从"四纲"立论，"一曰以经注经，即举仲景原文纵横驰策以相互应；二曰以精注经，即采诸家学说择其精英以相发叻也；三曰以新注经，即引西医之新说矫正中医之谬误，以资汇通也；四曰以心注经，即以予个人心得及诊疗之经验以资参考也"。并言"引古说，以不违背科学原理为准，凡采新知，以能阐中医真理为率"。《伤寒论新义》集中体现了余氏治伤寒的观点。谢观于本书序言中，赞赏其新颖的编撰方法，指出此书"折中诸家注释者十之三，发扬原文故义者十之三，汇通新医说者十之四，使三百九十七法成为一合乎科学之新书，与二般粗制滥造之作，窃取旧人《皇汉医学》而为之者，试不可以道里计矣"。张赞臣认为此书"正误格非，方喻之芜杂已去；存真删伪，仲景之精义常存"。书中并附大量图表，特别是汤证主治表，条理清晰，对读者习读起到提纲挈领的作用。

余氏在同行中有"善用经方"之誉。但他认为仲景之方并不全都合乎科学性，他明确提出"烧裈散方不悖"。又于仲景原文中有法无方者，悉依历代注家意见补出方治。对书中牵强、费解者，或决为伪文者，悉删除之，附于每篇之末，另为评正，"盖删之所以清本书之眉目，附之所以备学者之参考，使知所取焉"。

（四）张锡纯

张锡纯，字寿甫，河北盐山县人。张氏出身世医，自幼聪颖，于医学、经史、天文、数学、哲学皆有研究，是近代中医史上的著名医家。早年悬壶乡梓，辛亥革命后，应聘去武汉为军医。1917年在沈阳创建立达医院，开创中医办院收治病人之先河，晚年移居天津，创办天津国医函授学校，自编《伤寒论讲义》，后由其子收入《医学衷中参西录》中。孙静明赞评"黄卷功深，青囊学富，囊括中外，融贯古今"。

受时代思潮的影响，张氏精研中医，兼采西说，是继唐宗海之后力主中西融汇的著名医家。他在充分吸取前人见解的基础上，不以中西之界横亘胸中，在立足我国传统医学的根基上，"采西人之所长，以补吾人之所短"，确立了"衷中参西"的汇通原则。《伤寒论讲义》中，张氏亦本着这一指导思想，用中西医理互相印证加以阐发《伤寒论》。主要体现在：第一，生理病理之中西印证。如书中所述："中医谓人之神明在心，西医谓人之神明在脑，及观《内经》，知中西之说皆涵盖其中也。"他的中西汇通主要是试图印证中西医理相通，说明中医并不落后于西医。第二，善用经方，发挥经方的应用。如白虎汤证，临证使用时，一般认为必具"四大证"（大热、大渴、大汗出、脉洪大），张氏认为此说既不符合经旨，亦不符合实际。并引用本论论证使用白虎汤的标准并不在于渴与汗，而在证之是否为热实，脉是否洪滑。第三，主张中西药物并用。这也是张氏中西汇通的一个特点。他着重从临证治疗，特别是药物治疗上来沟通中西医学，为中西医汇通提出了一条新的思路。他认为中西药不应互相抵触，存有疆域之见，而应相济为用。"西医用药在局部，其重在病之标也；中医用药求原因，是重在病之本也。究之标本宜兼顾。若遇难治之症，以西药治其标，以中药治其本，则奏效必捷。"因此他在临床上经常应用西药加中医复方治疗疾病。如西药阿司匹林为治肺结核之良药,而发散太过,恒伤肺阴,若兼用玄参、沙参诸药以滋肺阴,则结核宜愈。

在临床医学上,张氏也有很深的造诣,疗效卓绝,屡起沉疴危证。张锡纯与张山雷、张生甫"三张",为当时医界公认的名医。

(五)恽铁樵

恽铁樵,名树钰,清江苏武进人。曾任长沙某校教授,后在上海商务书馆任编辑,主编《小说月报》,以译西洋小说著称。恽氏业医时,社会上流行一股排斥和消灭中医的逆流,而他则是当时奋起捍卫中医,反对逆流斗争的中坚人物,是主张以中医本身学说为主的改革论者。先后创办铁樵中医函授学校和临证实习班,培育了像陆渊雷、章巨膺、顾雨时等一批具有创新思想的优秀人才,有力地推动了中医事业的发展。主要著作有《群经见智录》《伤寒论研究》等。

恽氏从医之时,中医正处于生死存亡的危急关头。20世纪初,随着新文化的传入,面对西方科学的进步,在如何看待中国传统医学这个问题上出现了两个极端:一是盲目崇拜外国,彻底否定中医,如余云岫所著的《灵素商兑》攻击《内经》"无一字不错",中医"不科学",甚至主张立法废止中医;另一种是夜郎自大,顽固保守,拒不接受现代科学,攻击研习西医是"媚外卖国,蹂躏国粹"。

恽铁樵具有深厚的旧学根底,广泛地接触了中西文化,又通晓英语,这些使他有条件对中西医学进行比较深入的研究,从事中西医汇通的探索,提出一些独特性的见解。他认为中医有实效,乃有用之学,而西医自有长处,尤其是生理学的研究。由于中西文化背景不同,医学基础各异,从而形成了两个不同的体系。他认为,"西方科学不是唯一之途径,东方医学自有立脚点",但是中医由于年代久远,应该整理提高,使之发展进步。他明确提出中医应吸取西医之长处,融会贯通产生新的医学,说"中医有演进之价值,必须吸取西医之长,与之合化产生新中医,是今后中医必循之轨道",并说"居今日而言医学改革,苟非与西洋医学相周旋,更无第二途径"。然而这是为了发展中医,补助中医,"万不可舍本逐末,以科学化为时髦,而专求形似,忘其本来"。他的真知灼见,为垂危的中医指出了生存和发展的道路,回顾半个世纪来中医所走过的历程,立足中医,吸取新知的观点无疑是正确的。

在研究《伤寒论》上,恽氏首先从六经入手,"《伤寒论》第一重要之处为六经,而第一难解之处亦为六经,凡读《伤寒论》者无不于此致力,凡注《伤寒论》者亦无不于此致力"(《伤寒论研究》)。并提出了六经界说新论:"六经为何物?则径直答曰:六经者,就人体所著之病状为之界说也。是故病然后有六经可言,不病直无其物,执不病之躯体而指某处是太阳,某处是阳明,则不可得而指名。"也就是说六经是人生病时所表现的症状,无病时不存在有六经。此观点有失偏颇。

恽氏的一生都在为中医事业而奋斗,特别是与余云岫笔战二年,为援救中医中药的生存立下了不可磨灭的功绩,他是民国以来的著名医学大家。

(六)曹颖甫

曹颖甫,名家达,号南鹏,晚署拙巢老人,清江苏江阴人。少治举子业,肄业于南菁书院。时南菁书院讲学者黄以周（元同）为晚清经学大师，尝于治经之余以考据训诂之法移治医经，对《伤寒论》研究造诣颇深。曹氏师承有自，于治伤寒学方面颇得黄氏师传，时常以仲景之方为人治病得心应手。丁甘仁创办上海中医专门学校，延聘曹氏任教务长，教授《伤寒论》《金匮要略》。曹氏以其精深的汉学功底，将文深义奥的仲景原旨讲解得甚是透彻，学生皆为之折服。著有《伤寒发微》《金匮发微》《经方实验录》。

曹氏推崇仲景《伤寒论》，致力仲景之学术研究尤有心得，他的医学生涯主要在于对仲景学说的研究和实践：第一，善阐发仲景书之微意。其所著《伤寒金匮发微合刊》"一洗空泛浮论，专务实学"。如对仲景栀子豉汤的认识，成、柯等注家皆认为是涌吐之剂，曹氏谓："栀子味苦而主泄，能使脾湿下陷，故病人旧微溏，不可与服，今人动以栀子豉汤为吐剂，夫探吐之剂，当以从口出，岂有反能下泻者？其谬一。第一节言汗吐下后之余邪，岂有吐后虚烦而更吐之理？其谬二。况呕逆者加生姜明止之，岂有吐剂而反能止呕者？其谬三。"他的这些论述不但论说清晰，而且在领悟经文上独具创见。是以曹氏治仲景之学，正如近人陆渊雷先生所赞："以经解经，精湛允当，当为自来注大论，未能或先。"其发微阐奥，切合临床，以实用为主，堪属可矣。第二，善用经方，且有诸多发挥。明清以后，由于温热学派的崛起，医林多行时方，甚至认为"古方不能治今病"，有的甚至不问邪之寒热，不辨汗之有无，一概以辛凉为法，用药不出桑菊、银翘之属，力避硝黄麻附之类愈疾之峻药。曹氏极力阐扬经方，并疾呼"仲景之法，千古咸宜，岂能置良方而不用"。他潜心钻研仲景之学长达30余年，成为一位纯粹的经方家。第三，以西医知识注释《伤寒论》。在《伤寒发微》中每以西医解剖、生理等来释大论原文。如释阳明腑证因肠胃燥屎内结，里热炽盛而致神昏谵语，历代学者或以"胃"，或从"心"释之。曹氏则认为系阳明悍热之气上循入脑所致。

曹氏遵经法古，思想偏于保守，对金元医家提倡学术争鸣，以至晋唐以后对仲景学术的发挥均表示异议，认为金元四大家的学术争鸣是"溺于一偏"；对于西洋医学，是满足于少数解剖的一知半解，因而不免牵强附会，如认为下焦即输尿管，上中焦即胸中淋巴系统等。但曹氏在医学上的诸多贡献，仍不失为一代经方大家。

（七）陆渊雷

陆渊雷，字彭年，江苏川沙县（今属上海浦东新区）人。早年毕业于师范学校，通经学、小学、天文、历算，知识颇为全面。先后在多数高校执教。后弃教从恽铁樵学医，并协助恽氏创办中医函授学校。1928年任教于上海中医专门学校、上海中国医学院，次年与徐衡之、章次公等创办上海国医学院，任教务长，并授《伤寒论》《金匮要略》等课程。新中国成立后，陆氏历任上海市卫生局中医顾问、中医学会主任委员。陆氏受中西医汇通学派的影响，试图以西医学说来印证中医古代学术见解。其代表作《伤寒论今释》及《金匮要略今释》等引证古代注家及日本汉医学术的解释，证以现代医学理论，对沟通中西医学，有一定的帮助。

陆氏所处时代，正值余云岫等西医借助反动政府势力，诬蔑中医不科学，诋毁中医，扼杀中医，中医处境困难。陆氏奋起反击，以中医科学化为号召，并效仿恽氏办函授医学，一时国内反应强烈，效仿者众。

陆氏倡导中医科学化，"国医所以欲科学化，并非逐潮流，趋时髦也。国医有实效，而科学是实理。天下无不合实理之实效，而国医之理论乃不合实理"。这里的"科学化"是指"今用科学以研求其实效，解释其已知者，进而发明其未知者"。也就是说运用西医知识去解释祖国医学，能解释通者，即以现代医学取而代之，不能解释通者，则根据现代医学而否定之，一言以蔽之，就是中医必须同西医看齐。本着这一指导思想，陆氏著成《伤寒论今释》，"用古人之法，释以今日之理，故曰今释"。如解释少阴病，陆氏云："少阴病者，心力不振，全身机能衰减之病也。有抵抗外感而起者，有衰老虚弱自然而成者。在抵抗外感之伤寒病中，有初起即属少阴者，有阳证误治过治而传变者，亦有虽不误治日久自变者。其病理证候，体温不足则恶寒，心脏衰弱则脉微细，脑神经贫血则但欲寐，四肢之神经肌肉失去煦濡，则身疼蜷卧，胃肠虚寒则自利清谷。其人常静卧畏光，其舌苔常淡白，其腹常软而清，此其大较也。"然而，如果用西医理论解释不通的《伤寒论》原文，陆氏则斥为不科学。如厥阴病篇条文很难用西医知识来说通，陆氏则加以否定之，他说："所谓厥阴病者，明是杂凑成篇，吾故曰少阴、太阴之外更无厥阴也。"这种用所谓西医的理论来决定中医理论是否正确的治学态度，颇遭后人非议。

总之，陆氏提倡整理提高祖国医学，既要学习中医的全部知识，同时又不排斥现代科学知识和技术，这一主张是可取的。然而，其倡言中医科学化，虽下了一番功夫，风靡一时，毕竟没有收到真正科学化的结果。其症结是：第一，认定西医都合乎科学，中医皆不合乎科学，把科学与不科学都绝对化；第二，中医科学与否，悉以西医为标准，系用考据训诂的方法，从文字上穿凿附会，而未曾使用任何科学的手段，如实验、化验、临床观察等，因而得不出科学化的结果，只能是事倍功半。

第三节　金匮学家代表人物及其学术思想

（一）徐彬

徐彬，字忠可，清初著名医学家，为顺治、康熙时人，浙江嘉兴人，受业于江西喻昌，生卒年不详。对仲景学说颇有研究，能提纲挈领，分析形证，阐发病机，言简意赅，辨证立法，丝丝入扣。著《张仲景先生伤寒一百十三方发明》及《金匮要略论注》，其说皆本于喻氏。四库著录《金匮要略》，即用徐彬论注本。徐彬谓："他方书出于凑集，就采一条，时亦获验。若金匮之妙，统观一卷，全体方具。不独察其所用，并须察其所不用。"

《金匮要略论注》是《金匮要略》诸注释本中一部注本较早而价值较高的著作。全书以深刻平正著称，其论严谨精当，论述简明，辨疑剖析，引经析义，切于临床，为学习和研究《金匮要略》的重要参考书目之一。全书共24卷，即按《金匮要略》篇序排列，每卷各列病证1篇（将食禁两篇合为1卷）。每卷开首即先示明本卷共列论若干，脉证若干条，方若干首，提纲挈领，作者按明代徐熔本之次序进行注释，将正义疏释纳为注，将总括诸症不可专属者纳为论，更有经义可借以发本文所未见的，别具上方。文中有论、有注，其注有依据，论有渊源，对《金匮要略》脉、因、证、方之奥义，多有深刻的阐发和剖析。如其在"肺痿肺痈咳嗽上气要略"对"咳而脉浮者，厚朴麻黄汤主之"一条，注释曰："咳而脉浮，则表邪居多，但此非在经之表，乃邪在肺家气分之表也，故与小青龙去桂芍草三味而加厚朴以下气，石膏以清热，小麦以戢心火而安胃。"徐氏对本条中脉浮的病机，在各个注本中解释得最为清晰，他把表邪分为"在经之表"与"肺家气分之表"，这在辨证上是一个突破。所谓"在经之表"，是指六经的太阳表证；所谓"肺家气分之表"，即指饮邪上迫于肺。徐氏深得仲景精义，于条文的解释中，不但详细通达，且结合自己的多年临床经验，又有所发挥。在"妇人杂病"中，对"妇人咽中如有炙脔"的注释中指出，"此病不因肠胃，故不碍饮食、二便；不因表邪，故无骨痛寒热。乃气为积寒所伤，不与血和，血中之气溢而浮于咽中，得水湿之气，而凝结难移。妇人血分受寒，多积冷结气，最易得此病"，并提出"男子间有之"之论，对临床颇有指导意义，此外对"历节"与"黄汗"的鉴别等都有精辟论述，分析清晰，义理详明，故此书深得后世赞赏。

（二）程林

程林，字云来，号静观居士，清代新安（今安徽宁县）人。其祖上松崖公，以进士起家，精于星象奇门岐黄术，著有医案等书。云来皆宗法之，于方书无所不读，穷研考究，巧思绝艺，善于绘画，精刻篆，工文章。年少时从其叔祖、安徽名医程敬通，游处十余年。著有《金匮要略直解》。

《金匮要略直解》中，程氏以融汇前人学术经验的方式直接解释原文各篇条文，"不故作僻语、迂论、曲解"及误人之谈，故名之曰"直解"。他以先圣后贤之理论阐发金匮要义，融汇前人学术思想，参以个人心得，其注释直截简要，分析清晰，义理详明，为《金匮要略》注本中的善本之一。书凡3卷，所列篇次均依原本次第。程氏之注，言简意明，通俗易懂，并多以《内经》《难经》之理论，以经证论，博采各家之精要。程氏对仲景遣方用药研究颇深。如对乌头煎方注释云："乌头大热大毒，破积聚寒热，治脐间痛，不可俯仰，故用之以治绕脐寒疝痛苦。治下焦之药味不宜多，多则气不专，此沉寒痼冷，故以一味单行，则其力大而厚，甘能解毒药，故纳蜜煎以制乌头之大热大毒。"程氏研读《金匮要略》，多能切中要领，取其精要，且抒发己见，颇有发挥。如对大黄䗪虫丸的分析："此节单指干血而言，夫人或因七情，或因饮食，或因房劳，皆令正气内伤，血脉凝积，致有干血积于中，而虚羸见于外也；血积则不能濡肌肤，故肌肤甲错；不能荣于目，则两目暗黑。与大黄䗪虫丸以下干血，干血去，则邪除正旺矣，是以谓之缓中补虚，非大黄䗪虫丸能缓中补虚也。"详细阐述了干血的病因病理、证候及治疗，说理透彻。程氏"读仲景《金匮》，必触会仲景《伤寒》，否则得此失彼"这一观点，给后世学习《金匮要略》者以重要启发。

（三）沈明宗

沈明宗既是伤寒学家，也是金匮学家，前文已有介绍。著有《金匮要略编注》（初名《张仲景金匮要略》）。

沈氏潜心于《伤寒论》《金匮要略》之学，善谈错简。他认为世传的《金匮要略》与张仲景原著有所出入，非仲景原义，于是将《金匮要略》条文重新整理编次，使其既合实际，又趋于条理。同时沈氏于条文中也加以详细通达的注释，深得仲景精义，对研究和学习仲景之学有一定参考价值。全书共 24 卷。卷一首列叙例，时令病、问阴阳病十八、望色、闻声、问治未病、五脏病喜恶、五脏攻法、误治救逆、切脉、厥论、喘论等篇。卷二至卷二十四，每卷分列病证 1 篇。本书的主要特点是在编次上与各注家不同，沈氏认为"《金匮》首章原概伤寒杂病通部之序例。其第一卷，乃通部察病治法之纲领，故立望闻问切、表里阴阳、寒热虚实标本、汗吐下和温之法，悉以阐明，不遗毫末……"，在此书中以序例冠于首，次以天时、地理、脉证、汤法、鱼尾相贯于后，"而使读者易升堂奥，同登毂趣"。沈氏之注，特别注重博引轩岐之言与仲景之论，融合为一，来阐发病因病机，辨析证候治法。如其在"诸有水者，腰以下肿，当利小便；腰以上肿，当发汗乃愈"一条的注释中曰："此以腰之上下分阴阳，即风水正水两大法也。腰以下主阴，水亦属阴，以阴从阴，故正水势必从下部先肿，然阳衰气郁，决渎无权，水逆横流，疏凿难缓，利小便则愈，经谓洁净府是也。腰以上主阳，而风寒袭于皮毛，阳气被郁，风皮二水，势必起于上部先肿，即腰以上肿，当开其腠理，取汗通阳则愈，经谓开鬼门是也。"可见其注有依据，释有渊源，分析简要，说理透彻。仲景论证，多以药测证，或以脉测证，沈氏刻苦钻研，以其精湛的医学造诣于无字经中求神，颇能把握仲景要旨，实为可贵。

（四）魏荔彤

魏荔彤，号念庭，直隶柏乡（今河北邢台柏乡）人，清代理学家、易学家、医学家。积研读仲景《金匮要略》数十年之心得，著成《金匮要略方论本义》，该书为《金匮要略》的较佳注释本。

魏氏之注多以《内经》《难经》理论阐发《金匮要略》要义，融合前人学术思想，并参以个人心得，其注释议论风生，叙理清晰，尤其对疾病病机和治法，层层细辨，发挥颇多。魏氏在方药的阐发上受王晋三的影响，注释亦甚精详。书凡 3 卷。对病证之病名、病因、病机以及证候论述精详。如对百合病，魏氏曰："百合病者，肺病也……百合病用百合，盖古有百合病之名，即因百合一味而瘳此疾，因得名也。"在本病命名的解释中，以魏氏的解释最为妥当，因为中国医药学多是从单方的基础上发展起来的，单方的发现和疗效的肯定，是由古代劳动人民在与疾病长期做斗争的实践过程中积累起来的。百合病用百合治疗有较好的疗效，故以此命名，这一见解是客观的。对胸痹论述云："胸痹者，痹于胸也。痹病，风挟寒湿之邪客于分肉，本在躯壳之表，何有痹于胸者？寒邪客于胸膈之里，不必兼有风湿，亦可以凝其血，滞其气而成痹也……唯阳气虚极，斯气血凝聚，迟缓胶固，所以至于胸痹而心亦痛也。"倡胸痹"气血凝滞"说，充实和发展了"胸阳不振，阴邪上乘"之机制，为后世治疗胸痹以活血化瘀、行气止痛之法开拓了思路。

（五）尤怡

尤怡既精于《伤寒论》，又精于《金匮要略》，所著《金匮要略心典》，是尤氏集十年寒暑的心得之作。其阐注《金匮要略》文笔简练，注释明晰，条理贯通，据理确凿，力求得其典要，抉其精义，对于少数费解原文，宁缺而不做强解，并校正了一些传写之误，删去《金匮要略》后三篇以及后人增添的一些内容，在注本中有相当的影响，是学习《金匮要略》的一部有价值的参考书。

全书 3 卷。将《金匮要略》脏腑经络先后病脉证第一至肺痿肺痈咳嗽上气病脉证第七集为卷上，奔豚气病脉证治第八至水气病脉证并治第十四集为卷中，黄疸病证并治第十五至妇人杂病脉证并治第二十二集为卷下。删去了原书的杂疗、食禁等。尤氏在编集前贤诸书的基础上，结合多年的学习心得和临床经验，对《金匮要略》精求深讨，务求阐发仲景原义。以其深刻的理解，多能较为准确地阐发仲景之意。如对第七篇，原文第一条肺痈肺痿的区别，尤氏明确注释为："此设为问答，以辨肺痿肺痈之异……其人咳，咽燥不渴，多吐浊沫，则是肺痿肺痈，二证多同，唯胸中痛、脉滑数、唾脓血，则肺痈所独也。比而论之，痿者萎也，如草木之萎而不荣，为津灼而肺焦也。痈者壅也，如土之壅而不通，为热聚而肺痿也。故其脉有虚实不同，而其数则一也。"说理清楚，言简意明。对仲景遣方用药，尤氏亦能据证给予精当贴切的解释。由于《金匮要略心典》一书能够较好地阐发仲景奥义，因而成为注本中的范本，后来学者，阐发《金匮要略》多宗此书。

（六）吴谦

吴谦，清代医家。曾任太医院判，供奉内廷。曾命并组织一批医学家编纂医书，广泛征集天下各家收藏的医书和验方，进行分门别类，删剔驳杂，采撷精华，发其余蕴，补其未备，编纂医学丛书，共 90 卷，名曰《御纂医宗金鉴》，其中涵子目一十五，有：《订正伤寒论注》《订正金匮要略注》（此二书为吴谦亲自订正）《删补名医方论》《四诊心法要诀》《运气要诀》《伤寒心法要诀》《杂病心法要诀》《妇科心法要诀》《幼科杂病心法要诀》《痘疹心法要诀》《种痘心法要旨》《外科心法要诀》《刺灸心法要旨》《眼科心法要诀》《正骨心法要旨》。吴氏等所编纂的医书，堪称传世之作，内容全面系统而精要，切合临床实际，注重于实用，并且图、文、方、论齐备。对于临床很适用的内容则附以歌赋，便于初学者记诵。在这套丛书中有 2 部是吴谦亲自执笔，其内容选择精当贴切，取舍编排合理，纠正了既往注释和原条目的不少错误，对于难以判定之处，吴氏也做存疑处理，内中不乏有见地的新识。

吴氏治学态度严谨认真，虽然尊古但又不泥守前人之旧说。吴谦鉴于《金匮要略》词精义奥、不易理解、历代注释少的特点，对《金匮要略》原著进行订正，博采群书，相互参合印证，详加注释。其注释阐发，不泥守前人之说，"凡经中错简遗误，文义不属，应改、补、删、移者，审辨精核，皆详于本条经文之下。对于文义不符，难以注释者，则另设一卷，列正误存疑篇，以备参考"，并且结合他自己的临床经验进行重订和注释。做到据古义而能变通，不执成见。

（七）周扬俊

周扬俊钻研仲景之学 10 余年，是著名的伤寒学家。对元代赵以德所衍义的《金匮玉函经》加以补注而成《金匮玉函经二注》。全书 22 卷，自脏腑经络先后病至妇人杂病篇止，删去了《金匮要略》杂疗方及饮食禁忌最后 3 篇。书中标以"衍义"者，为赵氏衍义；标以"补注"者，为周氏论注。赵氏衍义，理明学博，意周虑审，本轩岐诸论，相为映照，合体用应变，互为参酌。周氏补注，仿效赵氏衍义之法，以经释经，参以己验，并参录喻昌《医门法律》之文。此书论注精切严谨，在《金匮要略》注本中有较大影响。

（八）黄元御

黄元御青年时被庸医误用药物损伤眼睛，致使左目失明，自此深感业医之重要，遂弃儒习医，拜在金乡（今山东金乡）于子遂（司铎）门下。对《内经》《难经》《伤寒论》《金匮要略》等经典著作，钻研颇深。曾被召为御医，后辞官归里，潜游江南。黄氏一生非常勤奋，在他短暂的行医生涯中，编撰的医学著作达 14 种之多。这些著作主要有：《伤寒悬解》15 卷，《金匮悬解》22 卷，《四圣悬枢》4 卷，《四圣心源》10 卷，《长沙药解》4 卷，《伤寒说意》11 卷，《素灵微蕴》4 卷，《玉楸药解》4 卷，《素问悬解》13 卷，《灵枢悬解》，《难经悬解》，《周易悬解》，《道德经解》，《玉楸子堂稿》。

黄元御的学术思想，与其损目的经历有关。他决心要匡正时弊，返本溯源。所以他的著作大多以"解""悬解""悬枢""心源"为名，足证其求源之心。他对《素问》《灵枢》中的警句名言，按类注释；对《伤寒论》之病证，以六经为纲，并侧重用标本中气学说加以阐发。他对经书的注疏，"以经解论"为其特点。在论述病证时，十分重视阴阳五行学说的运用。他根据"阴阳者，天地之道也，万物之纲纪……治病必求本"这个大原则，极力将阴阳学说引申到脏象、经络。

在《金匮悬解》中，黄氏将《金匮要略》篇序进行了部分调整，然后逐条诠释。其特点是"以经解论"，每注必以《内经》《难经》为据。黄氏认为《金匮要略》治内伤杂病，大旨以扶阳气，运化脏腑气血功能为主，而后世又有滋阴之说，遂推阐"阳自阴升，阴由阳降"之理，颇有见地。此书详述四诊九候之法，对研究《金匮要略》有一定参考价值。书凡 22 卷，删去杂疗方和食禁 3 篇。此书在注释体例上别具一格，每卷之首先述概说，以示本篇大意，以下各条均分章论述。如卷一"脏腑经络先后病"分为 16 章，卷二"五脏风寒积聚"分为 21 章。全书共分 365 章。此书注释《金匮要略》，虽将《金匮要略》22 篇，每卷 1 篇，逐篇诠释，但在原书篇次上做了某些调整。如原书十一篇的"五脏风寒积聚"，黄氏认为是外感病，将其提到第二篇。综观全书，似按外感、内伤科、外科、妇科的次序依次排列，进行注释。黄氏注释严谨精当，特别是对病证的诊法、鉴别、病机之论述注释精详。如在对水气病"热潜相搏"之"搏"字，黄氏明确注释为"搏者合也"，简捷明了之语使水热互结的水肿病之机制明白了然。黄氏对仲景遣方用药亦颇有研究。如对哕的治疗，黄氏云"阳明浊气上逆则生呕哕，哕而腹满者，太阴之清气不升、阳明之浊气不降也。前后二阴，必有不利之部，前部不利，利其水道，后部不利，利其谷道，前后窍通，浊气下泄，则满消而哕止矣"，所论颇能切于临床，有一定指导意义。

（九）陈修园

陈修园一生刻苦好学，读书很多，知识渊博，39 岁中举。在他任河北威县知县时，因为水灾造成瘟疫流行，他充分发挥了自己的医学专长，不仅为群众治病，还免费给一些患者发放药物，治愈了大量患者，给人民做了好事。到了晚年，辞职归里，专门从事医学教育，带了很多徒弟。本着"由浅入深，从简及繁"的精神，陈修园把毕生的主要精力，用在了从事普及医学知识，提高医疗技术，启发后学门径的重要工作上。他用通俗易懂的语言，对我国医籍中的一些古典著作，如《内经》《伤寒论》《金匮要略》《神农本草经》等书，或节注或全注，以浅显出之，以使"语语为中人所共晓"。另外，他集先秦以至元明诸大家之说，采取返博为约的方法，著成《医学实在易》一书，为医家病家畏难而不能深入习医者，敞开了方便之门。不仅如此，为了使医药学知识家喻户晓、人人皆知，以及初学医学的人便于系统了解和记诵，他还先后编写了《医学三字经》《医学从实录》《时方妙用》《时方歌括》等著作。所有这些，都给当时和后世医学界，留下了深远的影响。

陈修园所著《金匮要略浅注》一书，以仲景之文为经，以沈明宗、喻昌等诸家之辨为纬，加以陈氏己见，以求畅达经义，阐明要旨。书中除将仲景原文全部录用之外，又在"妇人杂病脉证"中增补"妇人阴挺论"等内容。此书文字浅近，说理通畅，尤利于初学之用，是研读《金匮要略》的参考书目之一。全书共 10 卷。陈氏注释《金匮要略》全文，别创体例，采择浅显文字用小字衬加于《金匮要略》原文之中，使之深入浅出，一气呵成，明白晓畅，读者极易接受，此为本书特点之一。本书正文之前，列"《金匮要略浅注》读法"七则，对《金匮要略》一书中论脉、论证、病因、分篇原则、标本之说以及学习方法做了精辟的论述，是陈氏治《金匮要略》之学的心得记录，对读者颇有裨益。

（十）高学山

高学山，字汉峙，清代顺治、康熙间浙江会稽（今绍兴市）人。少业儒，精岐黄。尝于读书时，觉喻昌之《尚论篇》条文中较多似是而非处，为辨清似是之处，乃著《伤寒尚论辨似》4 卷，全书辨注颇详，虽存瑕疵，亦有很大参考价值。

又著《高注金匮要略》，此书为后人得高氏遗稿，修补原缺整理而成。

全书基本保留高氏原著之貌。书中对《金匮要略》原文详析病理，发微方证，其注释内容广泛，引用精当，层次清楚，深得仲景奥义，为《金匮要略》注本中的善本之一。本书不分卷次，以原书篇次排列，由脏腑经络先后病脉证治第一至果实菜谷蔬禁忌并治第二十五，逐条注解。但在条文次第上，变化较大，如肺痿肺痈咳嗽上气病脉证治第七篇，高氏将原文进行了重新整理编次，他将原著第 1 条从"问曰：热在上焦者……"至"此为肺痈，咳唾脓血"作为首条，"脉数虚者为肺痿，数实者为肺痈"作为第 2 条。他认为前者是仲景为辨肺痿而别肺痈之证，后者为辨肺痿而别肺痈之脉。又将原著第 5 条列为第 3 条，分述了肺痿的证治。其后，高氏将篇中论述肺痈证的所有条文分别归属于第 4、5、6、7 条，首述肺痈的病因病机，次述转归预后，最后分述肺痈证脓尚未形成，以及脓已形成的证治。其他诸如上气、咳嗽等条文，均按病证的证治分类斟酌排列，使其既有条理，又切合实际。总之以能够更好地畅达原文，使读者清晰明白，便于临床掌握应用为目的。高氏深得《金匮要略》要旨，书中对条文注释阐发颇详，且浅显易懂，并在简明清晰，务求阐明仲景原文上下功夫。然而本书注释也有欠妥和谬误之处，如云"妇人前阴有三窍"等，需要读者甄别。

（十一）唐宗海

唐宗海在研究《伤寒论》的同时，在《金匮要略》方面也很有研究，撰有《金匮要略浅注补正》，与其他书汇集在一起，名为《中西汇通医书五种》。

唐氏推崇陈修园《金匮要略浅注》，在陈氏《金匮要略浅注》的基础上加以补充与修订，并试图结合西洋医学进行解释贯通，以阐明本书之精义，实开中西汇通观点注释《金匮要略》之端倪。全书共 9 卷。卷一为脏腑经络先后病脉证、痉湿暍病脉证，卷二为百合狐惑阴阳毒病脉证、疟病脉证、中风历节病脉证，卷三为血痹虚劳病脉证、肺痿肺痈咳嗽上气病脉证，卷四为奔豚气病脉证、胸痹心痛短气病脉证、腹满寒疝宿食病脉证，卷五为五脏风寒积聚病脉证、痰饮咳嗽病脉证、消渴小便不利淋病脉证，卷六为水气病脉证，卷七为黄疸病脉证、惊悸吐衄下血胸满瘀血病脉证，卷八为呕吐哕下利病脉证、疮痈肠痈浸淫病脉证、趺蹶手指臂肿转筋阴狐疝蛔虫病脉证，卷九为妇人妊娠脉证、妇人产后病脉证、妇人杂病脉证等。唐氏深得仲景《金匮要略》要旨，其注释精练，文辞简明，颇多发挥。如对"湿家下之，额上汗出，微喘，小便利者死；若下利不止者，亦死"一条，唐氏注释云："此节言误下伤肾，则小便自利，气喘而死，误下伤脾，则大便下利不止而死。观仲景方，皆是补土以治湿，则知湿家断无下法也。"

（十二）曹颖甫

曹颖甫工于文学，善于辞章，并且精通岐黄之术。他早年专攻儒学，曾经中举。

曹颖甫所著《金匮发微》一书，是曹氏参考前贤注释并结合个人数十年临床体会发挥而成。本书不分卷次，从脏腑经络先后病脉证起，至妇人杂病脉证止，共计 22 篇。全书力求提要钩玄，诠解精当，既不抄袭前人，亦不拘泥于一家。凡错文、错简必予校订，并纠正了前人的一些错误或不妥当的注解。书中注释，不但对《金匮要略》原文详析病理，发微方证，且能将多年临床治验融会其中，使学者信而有征。曹氏亦倡导新说，但强调不能偏离经方辨证施治的传统。该书是《金匮要略》注本中较优秀者之一。如甘草粉蜜汤中的"粉"，曹氏认为是铅粉，蒲黄散之"蒲"为大叶菖蒲，一改尤怡香蒲之旧例等，都有独到见地之处。且文中不但详解达仲景原文，且附有医案证诸临床，使学者学有渊源可依，治有验案可凭。

第四节　日本古方派

一、日本古方派的兴起及代表人物

（一）永田德本

室町时代明应年间（1492—1500 年），世代为医的坂净运赴明朝学习张仲景学术，归国时带回《伤寒杂病论》。其后，日本关东地区的永田德本，起而倡导张仲景医说，被日本后世汉医誉为"古方派的先驱者"。

永田德本（1513—1603）是一位著名的民间医生，曾经以峻剂治愈幕府将军秀忠的病。他年轻时曾随僧医月湖的传人玉鼎学习过李杲和朱丹溪的学术思想，但后来深感张仲景重实证、重经验，其学术更高一筹，因而积极倡导《伤寒论》学术。他认为诸病皆因郁滞而引起，应采取顿服攻邪峻剂的方法来治疗，主张"除汗、吐、下无秘术"，"药以有毒烈性者为好"，"法宜求越人长沙"。

永田德本曾著有《医之辨》《梅花无尽藏》等著作。此外，日本还有托永田德本之名编写的所谓"德本秘传书"，书名为《德本医方》《德本十九方》《知足斋医钞》等，其真伪难辨。这些书现均已亡佚，仅在浅田宗伯所著《勿误药室方函口诀》中，尚保留有两首永田德本的处方。一首出自永田德本早期学习李杲、朱丹溪学术思想时所著《梅花无尽藏》，方名为"治胀满主方"。另一首名"发陈汤"，该方是《伤寒论》柴胡桂枝汤方去人参、大枣，加苍术、茯苓而成，主治发热、恶寒、气上冲而头汗出、下利之证。

（二）伊藤仁斋

时至江户时代，日本学术界兴起儒学复古运动。著名汉学家伊藤仁斋（1627—1705），不仅在儒学领域提倡古学，竭力推崇《论语》《孟子》等儒学典籍，而且在医学上也积极主张复古。一些医家也认为，金元李朱医学与朱子儒学有着千丝万缕的联系，受思辨合理主义的支配；而古朴的张仲景医学是从纯粹的观察和实践中总结出来的，是以方证对应的形式写成的，而且再现率较高，是一种经验实证主义的医学。持这种观念的医家，逐渐形成了汉方医学的"古方派"。而以《内经》理论为学术基础，遵从金元李杲、朱丹溪学术思想的"道三学派"，则被称之为"后世派"。

（三）名古屋玄医

江户时代，较早脱颖而出倡导张仲景学说的古方派医家是名古屋玄医。名古屋玄医（1628—1696）生于京都，其早年曾从师福井迂庵学习曲直濑道三学派的医术。40岁左右，名古屋玄医开始脱离了曲直濑道三学派，产生和形成了新的医学思想。其变化的原因虽然主要是由于自身的临床经验，但当时最新的中国医书的出版也对他产生了很大的影响。其处女作《纂言方考》出版于1668年，其时影宋版《伤寒论》已经刊行。

名古屋玄医在《纂言方考》自序中论述了只有"抑阴助阳"才是医学的根本原理，后来在他的一生中始终坚持这一学术思想。名古屋玄医的"贵阳"思想，与受张景岳《类经》的影响有着重要的关系。但名古屋玄医在"贵阳"的同时，对"阴"的看法，则倾向于"抑阴"。这一点与张景岳同时重视真阴和真阳的看法显然不同。此后，他对《伤寒论》和《金匮要略》表现出强烈的兴趣，并且到晚年越致力于张仲景学术思想的研究。

在1668年写成的《纂言方考》中，还看不到名古屋玄医重视张仲景学术思想的态度，但在他1679年写成的《医方问余》中，就介绍了很多的《伤寒论》处方。而到了晚年，他编纂的《医方规矩》中，则以桂枝汤加味方为主，以和以往的处方做对比的形式，将各方按病门分别加以记载。《金匮要略注解》是他的最后一部著作，成书于1696年。奥三璞之在为该书所写的序中说："可惜（世人）只知《伤寒论》为治一病之书，而不知其为医百病之规矩。"伊藤素安在为该书所写的序中说："仲景为方之祖，备百病之法。"这两篇序言所述也代表了名古屋玄医的思想。

名古屋玄医对张仲景学术思想的重视，特别是"贵阳"思想的形成还不同程度地受到喻昌《尚论篇》《医门法律》及程郊倩《伤寒论后条辨》的影响。他一方面参考喻昌和程郊倩的著作，一方面以扶阳抑阴为主题吸取《伤寒论》的精髓，从而逐步形成了自己的医学思想。

在临床实践中，名古屋玄医主张依据张仲景之法，但不拘泥于张仲景之方。他还在《丹水子》中把自己比喻为医学界的孟子。他认为自己就像孟子打开被杨子和墨子阻塞的孔子之学那样，打开了被刘完素和朱丹溪阻塞的张仲景学术发展之路，且以此为自豪。名古屋玄医一生著述很多，其中包括《纂言方考》《续方考》《脉学源委》《经脉药注》《食物本草》《医方问余》《难经注疏》《医学愚得》《医学随笔》《经验方》《丹水子》《丹水家训》《怪疴一得》《医方规矩》《用方规矩》《金匮要略注解》《医方摘要》《病名俗解》《名古屋丹水翁痢疾辨》等。名古屋玄医的弟子，有芳村恂益、饭田栋隆等。

（四）后藤艮山

继名古屋玄医之后，出现的另一位具有创新思想的医家是后藤艮山。后藤艮山（1659—1733），早年曾在林罗山家族创办的学校里学习儒学，还曾随牧村卜寿学医。1685年，随母移居京都后住在室町，一面以医为业，一面随佐藤儒人专门学习程颐、朱熹学说。就其学术观点来看，从根本上摆脱了宋金元乃至明清医家的学说，同时否认出自《内经》的阴阳学说和脏象理论的价值。

后藤艮山在《病因考》一书中说："凡欲学医者，宜先察庖牺始于羲皇，菜谷出于神农，知养精在谷肉，攻疾乃藉药石。然后取法于《素》《灵》《八十一难》之正语，舍其空论杂说及文义难通者，涉猎张机、葛洪、巢元方、孙思邈、王焘等诸书，不惑于宋后诸家阴阳旺相、脏腑分配区区之辨，而能识百病生于一气之留滞，则思过半矣。"可见后藤艮山摒弃了传统的病因病机学说，提出"气滞"是导致所有疾病的原因，从而提倡"一气留滞论"及其与之相应的方剂——顺气剂。对后藤艮山来说，"一气留滞论"是其疾病观的根本，治法也是根据这个学说而确立的。这与曲直濑道三学派临床上对症状逐一分析，然后再根据分析结果提出治疗方案的做法完全不同。他是从总体上掌握病证，并以"一气留滞论"进行解释，然后提出治疗方法。

后藤艮山的这些做法与曲直濑道三提倡的察证辨治，以及中医学的辨证论治有着根本的区别。后藤艮山所倡导的医方复古，主要是否定中医理论，其中包括《内经》《难经》的中医基本理论，以及明清时代已系统化的中医辨证论治的理论体系，较名古屋玄医的学术思想又有着显著区别。后藤艮山没有留下任何亲笔著述，主要是从他的高徒香川修庵、山胁东洋，以及其子椿庵、其孙慕庵的有关著述中，得见他的医学思想和治疗技术。从《师说笔记》中，基本可了解其主要学术观点和临床特点。

（五）香川修庵

后藤艮山的弟子中，最有影响的是香川修庵。香川修庵（1678—1735），曾从儒者伊藤仁斋学古典经书，并与伊藤仁斋的弟子并河天民同倡"儒医一本"之说，主张"圣道医术，一其本而无二致"，后从后藤艮山学医尽得其传。香川修庵医学思想的核心是，认为古今医书之中，只有《伤寒论》最重要，《内经》《难经》也杂有邪说，并影响到《伤寒论》中也杂有臆测之论，宋元以下诸说则无可取。他认为人体各处都充满着气，气是不能分开的，所以疾病之于人，关系到整体，一处有病则涉及全身，表病里感，内患外感，脏腑相通，上下相须，一处不和，周身随而不顺。他还认为，如果用病来硬配阴阳脏腑，就流于刻板拘泥，而五行生克、运气胜复不过是附会之说。

香川修庵继承了其师后藤艮山的全部思想。所不同的是，他突出强调《伤寒论》的学术地位和价值。这在古方派的形成过程中，是具有倡导作用的开创性见解。香川修庵的著述有《一本堂行余医言》《一本堂药选》《一本堂药选续编》等。

从名古屋玄医首倡张仲景医学思想，后藤艮山力主恢复汉唐古方，摒弃中医基本理论和辨证论治学说，香川修庵首倡独尊张仲景《伤寒论》，使当时的医风为之一变，古方派医学开始兴起，并很快颇为盛行。

（六）吉益东洞

时值江户中期，日本医界出现了一位颇有影响的医家——吉益东洞，堪称汉方医学古方派的代表人物。他的医学思想和学术观点，对当时以至近现代日本汉方医学的发展，产生了极为深刻的影响。

吉益东洞（1702—1773），出生于广岛县。其家自祖父始即从事金创、产科。他少年时尚武，喜驰马击剑，研习兵法。19岁时，发奋立志成为良医，从学于祖父的门人。当时他既尊张仲景为师表，刻苦钻研《伤寒论》，又同时研读《内经》《难经》等各家著作。在涉猎各家学说之后，他认为扁鹊为医之大宗，除张仲景之外，自淳于意以下诸医都是阴阳之医，不足取。故在医籍之中也唯独推崇《伤寒论》，并认为香川修庵所说《伤寒论》中的臆测之论，乃是后人加进去的，非《伤寒论》所原有。

在医学思想上，吉益东洞力倡"实证亲试"，注重实效，竭力反对理论上的穿凿附会，后来发展到把一切中医理论俱斥为"空谈虚论"。他认为阴阳五行为"天事"，不可测度，不能实见，乃是与"人事"无关的空洞理论。他还怀疑中医的脏象、经络、药性、诊脉等各方面的理论和学说，认为或无眼见之实，或故弄玄虚，多属想象；即使是《伤寒论》，不经亲试，亦不可轻信。他在其所著《类聚方》中，专列有"未试仲景方"10首，以为未尝实用，不做妄断。他的"实证亲试"思想，虽有其注重经验和实践而求实务实的一面，但也有其狭隘、偏激的一面，从而造成其在认识论和方法论上的片面和主观。

吉益东洞在否定中医学基本理论的同时，根据《吕氏春秋》等书之说，提出"万病一毒论"。认为病之大本为一毒，饮食过度、水谷浊气留滞皆可造成"郁毒"，情欲妄动、感受外邪，与腹中原有的内毒相结合，皆能致病。万病既都本于一毒，故治病即在于去毒。药物也是毒，以毒攻毒，毒去则体安。

他认为，"后世派"所倡导的补气之法是没有用的，而朱丹溪的"阳常有余，阴常不足"、张景岳的"阴有余"和"温补说"，都是穿凿附会之论，只有张仲景之随证投药，不拘病因，最可推崇。他的这些观点，主要载录于其所著的《医断》一书中。基于上述思想和疾病观，他从《伤寒论》和《金匮要略》中选出220首方，加以分类，结合自身经验体会，在各方后列出适应证，名之为《类聚方》；又选出173首方，附论证治验，称为《方极》；更据本草和张仲景医书，以驱疾治病为要旨，考核各药功用，而撰《药徵》和《药徵续编》。在药物学上，他认为药物都是毒物和驱邪逐病之物，非补气养生之品。故论药效时不遵《神农本草经》及历代本草学之说，尤其不重引经报使之论。在诊断上他注重腹诊，认为腹是有生之本，百病必根于腹，故诊病必候其腹。日本汉医伤寒派腹诊之所以影响深远，流传至今，与吉益东洞的大力倡导有着重要的关系。

吉益东洞的著作，除以上所述外，还有《医事或问》《古书医言》《医方分量考》《方选》《丸散方》等，经门人整理的著作有《医断》《建殊录》。其中影响较大的是《药徵》，其次是《类聚方》和《方极》。

吉益东洞的学说，在当时颇具声望。门人遍布各地，如村井琴山、中西深斋、岑少翁等都追随他的学术思想。当时也有包括古方派医家在内的不少医家抨击他的观点，一时间争论颇多。后经其子吉益南涯著书立说，对于"万病一毒论"加以补充和发挥，以及其门人弟子的大力弘扬，终使古方派医学走向了兴盛。

二、日本古方派的学术特点

（一）在学术思想上排斥《内经》，崇尚《伤寒论》，否定"后世派"，注重实证

亲试古方派的医家普遍认为，《内经》与《伤寒论》无关，所以《伤寒论》中未论及脏腑、经络、五行之说；即使有论者，也是后世掺入的。在这种思想影响下，一些古方派医家试图重订《伤寒论》正文，并做了若干尝试，致使不少冠以"复古""复圣""古文""古训""删定""修正""辨正""章句"等名称的《伤寒论》注释书问世。

吉益东洞则明确指出，医学有疾医、阴阳医、仙家医3个流派，只有扁鹊、张仲景所行疾医之道最为正宗，而阴阳医则不视病之所在，以阴阳五行、相生相克、脏腑经络等臆说玩弄空理，危害甚于仙家医。他在《医断》一书中充分地表明了排斥《内经》的思想观点。与此相反，他认为只有张仲景学术，特别是《伤寒论》才是医学之圭臬。

古方派医家崇尚张仲景学术思想的原因，主要是其基于重视实用的思想。《伤寒论》是中国医书中《内经》思想介入最少的古典医籍，而且自成体系，简洁明了，通过四诊所得的材料，直接处以相应的方药。《伤寒论》的处方，用药平淡味少，不使用奇异之品，且配伍严密。更改一味药物或剂量，则方剂主治、功效甚至方名均有改变。这对注重临床实用，排斥医学理论的古方派医家影响很大，致使以《伤寒论》为主导的张仲景学术成了古方派学术体系的核心。

古方派一方面大力弘扬张仲景学术，另一方面全面批驳"后世派"的学术，以补偏救弊为己任。吉益东洞抨击李朱学术为"思辨医学"，是"空谈虚论，徒害事实"，斥五行说为"邪说"，五运六气说为"空论"，认为后世派"补血益气"是姑息优柔之治法。

吉益东洞等古方派医家的上述学术思想，使当时医界风尚为之一变。不少医家受其影响，沿着轻理论、重实践的方向发展，对于汉方医学走独立发展之路起到巨大的推动作用。但吉益东洞几乎排斥中医学的所有基本理论，拒绝了中医学的诸多学说，未免失之偏颇，这给古方派的学术发展带来相当大的局限性。

（二）在临床诊疗中倡导一元论的病因学说，力主方证相对，腹诊至上，专用古方

古方派在病因方面，轻视甚至否认中医学中六淫、七情、饮食劳倦等病因学理论的意义，倡导一元论的病因学说。如：后藤艮山的"一气流滞说"，认为百病生于一气

之留滞，一气之留滞包括虚和郁两方面，虚是其始，郁是其终，二者又互相影响。疾病之所以多种多样，皆是由于一气留滞之浅深、久近、轻重、缓急而引起的，在治疗上一气回转则病愈。后藤艮山所说的"一气"，是指元气而言。一气留滞说，是后藤艮山为探求最根本的病因而提出的一种学说，旨在排斥运气学说、脏腑理论、经络理论及中医传统的病因学理论。

吉益东洞的"万病一毒说"，认为病与不病在于毒之有无，毒之所在不同引起不同之病，去毒是治病的唯一法则。"万病一毒说"，是吉益东洞立足于"万病归一"的思想而创立的。他虽然受到后藤艮山一元论的病因学观点的启发，但又否定"一气留滞说"，认为气滞也是推理臆断，只有毒才是实体的。无形之气不可积，有毒则气不行，气之积、虚，皆是毒所致。此后，吉益南涯又在吉益东洞此说基础上加以发挥，提出了"气血水说"。认为身有气、血、水三物，一旦毒乘之则为病。这实际上是将吉益东洞的"万病一毒"的一元论病因学说，引申为三元的病因学说，在学术观点上是一脉相承的。

古方派医家在临床诊疗中，十分注重方证相对。吉益东洞认为，"医之学也，方焉耳"，"《伤寒论》唯方与证耳"，"医之方也，随证而变，其于证同也，万病一方；其于证变也，一病万方"。他还在"万病一毒说"的基础上，对"方证相对"做了详细的论述。他说："视毒之所在，随发其毒之证而处方"，"证异于毒之所在，则因其异而异其方"。这种方随证转，就是吉益东洞最初提出的方证相对之说。吉益东洞的"方证相对论"，根源于他的实证主义的医学思想。他认为，看不见的事物不能成为医学理论与临证治疗的依据，而证则是指可见的症状而言，决定了证，也就决定了用什么方治疗。也就是说着重研究患者临床所现的体征和症状，看符合何方所主之证，而后处方用药，不必过细地分析病因与病机，也并不一定要确定病名。

在诊法方面，古方派医家认为，腹诊比脉诊更为重要，腹诊是确定方证的主要依据。如腹部振水音为水毒之外症，下腹部结硬为瘀血之外症等。吉益东洞极力提倡并切实运用腹诊，他的有关学说对于日本汉医伤寒派腹诊的形成，起了重要的推动作用。

古方派医家在治疗中，主要运用张仲景方。在其注重实践的医学思想指导下，在张仲景方的临床应用方面，积累了非常丰富的经验，提出了许多精辟的见解。吉益东洞的《类聚方》、吉益南涯的《类聚方广义》，是这方面的学术代表作。

三、日本古方派的著名医家

（一）山胁东洋

山胁东洋（1705—1762），少年时代随汉医山胁玄修学习医学，21岁时正式成为山胁玄修的养子。其养父去世后，便承其遗业而行医。在学术上，山胁玄修是与曲直濑道三一脉相承的。山胁东洋虽出其门下，但后来对他影响最大的是后藤艮山。山胁东洋何时开始从学于后藤艮山，尚未可知。但在《东洋洛语》一书的开头，有其访问后藤艮山的记载。在其所著《藏志》一书中，有四处言及后藤艮山。该书"乾之卷"开头记载："一日访后藤养庵先生之府，言及脏说。先生曰：可解而观之。云云。"山胁东洋后来解体观脏，在一定程度上也与后藤艮山的启示有关。山胁东洋对后藤艮山的艾灸、温泉疗法以及用悬水喷淋法治疗狂痫、头痛、目赤、肩背疼重等十分看重，认为这些疗法是"发千古未发之卓识"。

山胁东洋在学术思想上，与吉益东洞的临床至上主义不同。他读了《素问》《灵枢》之后，对脏腑的形态、结构以及中医传统的用药理论产生了很多疑问，便萌生了实际解剖人体，观察内在脏腑的想法。1754 年 3 月 30 日，他在荷兰解剖图谱的启示下，在京都六角狱舍解剖了刑尸，并撰写《脏志》一书述其所见。

山胁东洋认为《伤寒杂病论》是独一无二的圣典。他与吉益东洞相识在京都，十余年间相互切磋张仲景学术思想。山胁东洋的另一功绩，是参与了明版《外台秘要方》的校刻，使之流传于世。同时山胁东洋也是疗效卓著的临床家。

（二）中西深斋

中西深斋（1724—1803），青年时代曾游学江户，学习儒学。数年后回到京都时，听说吉益东洞倡导古医方，便改变志向，随吉益东洞学习医学。在随吉益东洞学习过程中，他曾继鹤田元逸之后，完成了反映吉益东洞学术思想的《医断》一书。还受吉益东洞之命，回复赤松愿对《方极》一书的质疑。在此期间，他深感有必要编纂一部易于被医家理解和接受的关于《伤寒论》的注解书，以免吉益东洞先生的著作因难懂而使人产生误解。于是，他闭门谢客，专心研究《伤寒论》近 30 年。当时人们感叹地说："寂寂寥寥中西居，年年岁岁伤寒书。"经过他不懈的努力，终于完成了《伤寒论辨正》《伤寒名数解》。日本汉医界称这两部书是研究《伤寒论》的经纬之作。

其中，《伤寒论辨正》是从"辨太阳病脉证并治法上"开始，到"辨阴阳易瘥后劳复病脉证并治法"为止，对各条原文逐一加以解说，包括辨证分析、判明真伪、考证文义、推求大旨等方面的内容，在学术观点上颇有新意。如：其对三阴三阳的认识，完全脱离了《素问·热论》的学说，认为三阴三阳并非指六经而言，不过是用以区别疾病之表里、内外的名词术语。中西深斋在《伤寒论》研究方面的学术思想，特别是对三阴三阳实质的认识，对日本的《伤寒论》研究，产生了极为深远的影响。他晚年仍一直致力于张仲景学术的传播。

（三）永富独啸庵

永富独啸庵（1732—1766），19 岁时到京都，入山胁东洋门下，学习汉方医学和解剖学。后又受山胁东洋之命，随奥村良筑学习吐法，成为继奥村良筑之后，运用吐法的名家。1762 年，永富独啸庵到长崎游学百日，随译员吉雄耕牛学习荷兰医学。此后，他积极主张将荷兰医学的某些内容融进汉方医学之中，并向门人进行西方医学启蒙教育。其弟子小石元俊，最终成为著名兰医，这与其影响不无关系。长崎游学之后，他便到大阪开业行医。在学术思想上，他也力主"实证亲试"，崇尚张仲景学术。认为学医首先要熟读《伤寒论》，而后择良师而"实证亲试"张仲景医方，经若干年不懈钻研，再读汉唐以后医书时，则无疑惑。否则，读亿万卷书，亦于学术无益。他的上述学术思想，通过其门下三杰（龟井南冥、小石元俊、小田亮叔），在日本关西地区得到了广泛传播，永富独啸庵的著述有《吐方考》《囊语》《漫游杂记》等。

（四）吉益南涯

吉益南涯（1750—1813），是吉益东洞的长子，自幼好学，将《伤寒论》置于室内各处，随时取之阅读，并从其父教诲中深得古方派医学之熏陶。吉益南涯 24 岁时，因其父去世而继其遗业。当时，因仰慕其医风、医德而前来求学者甚多。其传人和主要门人有吉益北洲、吉益西洲、吉益复轩、贺屋恭安、中川修亭、华冈青洲、华冈良平、贺川玄悦等。1786 年，吉益南涯写成《方机》一书，主要论述对张仲景医方的灵活运用。吉益南涯 43 岁时，开始倡导"气血水说"，并据此解释《伤寒论》。1793 年前后，由其门人大江广彦整理而成的《医范》一书，阐述了他的这一学说的核心观点。他认为，毒本无形，必乘有形之物方为其证，乘气为气证，乘血为血证，乘水为水证。此外，他又著《气血水药徵》一书，将药物也分成气、血、水 3 类，分述其功能及临床应用要领。吉益南涯提出这一学说的主要目的，是试图以此说来补充和完善笼统而抽象的"万病一毒论"，从而纠正其父吉益东洞在学术上的偏激之处，发扬古方派医学。

吉益南涯的著述，除以上所提及《方机》《医范》《气血水药徵》外，还有《伤寒论精义》《方庸》《方议辨》《观症辨凝》等。经其门人整理而成的还有《成绩录》《险症百问》《续医断》《伤寒论章句》《续建殊录》《金匮要略精义》等。

（五）川越衡山

川越衡山（1758—1828），曾随中西深斋学习古方派医学，研究《伤寒论》约 50 年而自成一家。在《伤寒论》研究方面，他认为最关键的是脉证。脉有形与势，证有奇与正，不辨形势、奇正，则脉证不足为治疗之依据。故诊治疾病，务必要辨明脉之形势及证之奇正，而辨脉证又首当重其虚实阴阳。脉有分寸高低之异，证有轻重缓急之别，当须明察。有鉴于此，川越衡山结合自身实践经验，编纂了《伤寒论脉证式》一书，推求脉证之源始，阐发张仲景处方用药之奥义。此外，他还基于自己对《伤寒论》三阴三阳的认识，编写了《伤寒论药品体用》一书，书中将《伤寒论》方按三阴三阳部位加以分类。川越衡山的这两部著作，立论中肯，而且有自己的独到见解，在日本汉医的《伤寒论》研究著作中，是比较著名的。

（六）中川修亭

中川修亭（1771—1850），曾入吉益南涯之门学习古方派医学。他对吉益南涯的学说非常推崇，曾在其自著的《真庵漫笔》一书中谈到，海内堪称名医者，只有吉益南涯、中神琴溪、和田东郭、富野玄达四人。吉益南涯去世后，他根据自己对师说的记录和吉益南涯的治验录，编纂了《成绩录》一书。1805～1806 年，海上随鸥在京都开设兰学馆，中川修亭又随其学习兰学。在学术上，主要以吉益南涯所倡导的古方派医学为宗，但其在实际临床中也尊重和运用后世方。中川修亭的著述有《伤寒发微》《伤寒全论》《医道》《本邦医家古籍考》《长沙微旨》等。整理吉益南涯的学说，编纂《成绩录》和《险症百问》两书。

（七）汤本求真

汤本求真（1876—1941），1901 年毕业于金泽医学专科学校，毕业后从事西医治疗。1910 年和田启十郎出版《医界之铁锥》，抨击"洋医万能论"，宣传汉方医学的优越性，使汤本求真对汉方医学有了初步的认识，而且在一定程度上与和田启十郎的思想产生了共鸣。于是他主动写信求教于和田启十郎，尊为老师。由于和田启十郎对汉方医学的研究，基本是立足于古方派而兼取各家之长；所以，汤本求真接受古方派学术思想的熏陶偏多，以致后来成为古方派的主要传人之一。出于对和田启十郎的学识、志向、精神的追随，他仿照和田启十郎之名"子真"，将自己的原名"四郎右卫门"改为"求真"。

1912 年，汤本求真在神户开始以"汉方专科"开业，到 1917 年写成《临床汉方医学解说》一书出版。1920 年，他又到东京开业，同时着手积累经验，准备著书立说，立志要在西方文化一统天下的日本社会重新复兴汉方医学。1927 年 6 月，凝聚着他全部心血的《皇汉医学》一书的第一卷出版。1928 年 4 月、9 月，先后出版了第二、三卷。全书共 50 万字。尽管当时汤本求真身居斗室，生活清贫，但为了实现自己的夙愿，他自费出版了这部书。

该书分为 3 卷，大要以《伤寒论》《金匮要略》内容为基础，搜罗中日伤寒学著作百余种，征引发挥，并附以自身经验体会，进行论述。书中除对张仲景学术的研究内容外，还在总论部分分不同专题论述了他从事汉洋医学对照研究的体会。如"汉洋医学比较概论"中说："中医自数千年前，就亿万人体研究所得之病理及其药能，历千锤百炼之后，完成结论，立为方剂。初见之，或疑为空漠，逮按其实，则秩序井然，始终一贯，药方亦然，故于实际上每有奇效，此余实在之经验也。""汉洋医学比较各论"中，论中医之镇痛疗法为原因疗法，论中医方剂的复合作用，论中医方剂能于一方中发挥多种作用，论中医方剂药物配合的妙处，论西医强心药之无谓等。

《皇汉医学》一书的出版，对当时的日本医学界产生了一定的影响。如著名汉医奥田谦藏为该书撰写跋文时赞扬说："此书成后，公之于世，所以补正现代医术之谬误缺陷，囿无论矣；又将医界之宝库、汉方医学之真谛一一揭出，负启导后进之大任。"

（八）大塚敬节

大塚敬节（1900—1980），日本近现代著名汉医、古方派的代表医家，曾师从日本近代古方派医家汤本求真。大塚敬节投身汉方医学事业 50 余年，始终坚持在临床上从事诊疗和研究。大塚敬节认为，前期的日本医学是以模仿中国医学为重点；后期的日本医学，是以吸收、消化中国医学，创建具有日本特色的汉方医学为重点，并充分肯定了田代三喜在日本医学发展史上的重要作用。这一观点比较客观地概括了日本汉方医学发展的基本特征。大塚敬节在张仲景学术的研究与运用方面具有相当的造诣。《大塚敬节著作集·考证篇》中，收载了他有关《伤寒论》的研究论文和资料。如：《伤寒论》研究面面观、关于《伤寒论》成书经过的考察、日本对《伤寒论》的吸收、《伤寒论》和《金匮要略》、《伤寒论》的治法特征、《伤寒论》之研究、《伤寒论》中所用药物的修治、《伤寒论》中的物理疗法、《康平伤寒论》《和气氏古本伤寒论》的沿革、《黄帝内经》和《伤寒论》的关系，等等。

（九）山田正珍

山田正珍（1749—1787），字宗俊，号图南，日本医家。曾在江户医学馆任教，主讲《伤寒论》，对《伤寒论》有深入的研究，是日本考证学派著名医家，著有《伤寒论集成》。

山田氏重视汉学之文理。故在注解《伤寒论》上，他颇重文法和文字考证。首先，考证《伤寒论》原文。他以宋本《伤寒论》为蓝本，并参考其他版本，遇有不同之处，则辑优而从，并注明其理由。如本论第 106 条："太阳病不解，热结膀胱，其人如狂，血自下，下者愈。其外不解者，尚未可攻，当先解外；外解已，但少腹急结者，乃可攻之，宜桃核承气汤。"山田正珍氏考证曰："'下者愈'字，《脉经》作'下之则愈'，宜从而改之，否则，下文'尚未可攻'一句无照应。"

其次，对于多义字，则据理以定其义。如本论第 321 条："少阴病，自利清水，色纯清，心下必痛，口干舌燥者，急下之，宜大承气汤。"该条文中的"清"，历来注家皆作清浊之"清"解。山田正珍曰："清，圊也；清水，犹言下水也。与清谷、清便、清脓血之清同，非清浊之清也，若是清浊之清，其色当清白，不当纯清。"其说验之临床，更符合道理。

对于《伤寒论》中某些难释之词、字，山田氏不附和古人为之曲解，而根据实际情况保留疑点。如阳明病篇："汗出谵语者，以有燥屎在胃中，此为风也，须下之……"山田正珍认为此条之"风"当为"实"的传写之误，为错字。理由是："本篇有'大便难，身微热者，此为实也，急下之，宜大承气汤'，下篇曰'腹中满痛者，此为实也，宜大承气汤'是也。"这种实事求是的训释，确令人称道。

总之，山田正珍氏重视文字训诂，以考证法治学伤寒，对伤寒学有重要的贡献，他在日本汉医考证学派中，成就是颇为突出的一个，影响所及超出日本。

（十）丹波元简

丹波元简（1755—1810），字廉夫，日本著名的汉方医家。著有《伤寒论辑义》《金匮要略辑义》等书。

丹波氏精通汉学，博览古医书，对仲景之学尤为用心，他认为"《伤寒论》一部，全是性命之书，其所关系大矣。故读此书者，涤尽胸中所见，宜于阴阳表里虚实寒热之分，发汗吐下攻补和温之别，而痛下功夫。大抵临症实验，经义了然。如太阳病，头痛发热，汗出恶风者，桂枝汤主之之类，岂不至平至易乎。学者就其平易处，而细勘研审，辨定真假疑似之区别，而得性命上之神理，是为得知矣"。可谓得《伤寒论》未宣之奥，无疑是给学者以登堂入室之资也。

他还对仲景《伤寒杂病论·原序》有详细的讲解，使学习者对《伤寒论》首先有了一个明确的认识。正如清代程郊倩所说："按古人著书大旨，多从序中提出，故善读书者，未读古人书，先读古人序，从序言中读及全书，则微言大义宛然在目。"这对读伤寒者，是一开门的钥匙。

丹波氏在六经实质问题上，提出"六经八纲"说："太阳病者，表热证是也；少阳病者，半表半里热证是也；阳明病者，里热实证是也；太阴病者，里寒实证是也；少阴病者，表里虚寒证是也；厥阴病者，里虚而寒热相错证是也"（《伤寒论述义》）。此说虽有助于区分六经病，但如果与实际联系，则显然失于机械，甚至是概念的错误。例如太阳病属表热证的说法，就不够确当。表热证治当辛凉解表，麻桂辛温怎么能用？岂不"阳盛则毙"？阳明病固然以里热实证为多，但也有里虚寒证。阳明病篇不但提到里虚寒证，而且有主治阳明虚寒证的方剂。主张"阳明虚寒，即是太阴"，这是丢开了脾与胃的生理、病理特点，实际是站不住脚的。

（十一）丹波元坚

丹波元坚（1795—1858），日本医家，字亦柔，号文庭，幼名纲之进，成年后称安叔，为丹波元简之子，排行第五，曾任医学馆教授、幕府医官，获"法眼""法印"称号。1842 年著《金匮要略述义》。此外，其主要著述还有《伤寒论述义》《杂病广要》《伤寒广要》《药治通义》《时还读我书》等。丹波氏还参加了江户医学馆对《医心方》《备急千金药方》的校勘。

《金匮要略述义》共 3 卷，体例与《金匮要略辑义》同，主要为补充《金匮要略辑义》的未尽之处而作，对《金匮要略》原文又参校了赵开美原刻本及存有宋元旧刻之貌的《医方类聚》所载的有关内容。在注本方面则广泛参阅了《金匮要略辑义》尚未涉及的周扬俊的《金匮玉函经二注》、朱光被的《金匮要略正义》、黄元御的《金匮要略悬解》等，斟酌诸家之说，以补《金匮要略辑义》之不足。《金匮要略述义》既为补遗之作，则《金匮要略辑义》中阐述透彻之处即不复赘言，而专于理蕴未尽之处，摘其原文，反复考订，以申其义。故《金匮要略述义》并非原文的逐条逐句之释，当和《金匮要略辑义》互参，其义始完备。除了一般的考订之外，《金匮要略述义》中也有较多作者长期研读《金匮要略》的心得体会，其真知灼见，对后学不无启迪。

第五节　张仲景学说在韩国的发展

据考证，《伤寒论》大约在统一新罗时期（668～935 年）传入韩国。此后韩国历代医家对其进行过研究和应用，在继承的基础上也有一定发展。但在很长一段时期里，韩国古代医家对《伤寒论》的研究不多，没有形成《伤寒论》研究方面的专著。直到朝鲜末期李济马的《东医寿世保元》，《伤寒论》才真正从学术高度上受到重视。李济马在《东医寿世保元·医源论》中高度评价了张仲景、朱肱、许浚等医家，在书中最多引用的医学文献是张仲景的《伤寒论》，可见李济马四象医学的形成很大程度上受到了《伤寒论》的影响。《东医寿世保元》一共引用了 22 种文献。其中《伤寒论》条文占各节引用文献总次数的比例分别为：少阴入表病证 22/36，里病证 27/46，少阳入表病证 10/16，里病证 4/16，太阴入表病证 2/2，里病证 1/16，太阳入表病证 0/2，里病证 0/3。总计在全部 137 条引文中，《伤寒论》条文为 67 条，约占 50%。

此后相当一段时期内，在日本帝国主义的殖民统治下，韩国医学的发展完全处于停滞状态。直到 20 世纪四五十年代以后，随着韩医学的重新定义和韩医大学及研究所的相继建立，《伤寒论》研究才重新活跃起来。不过，《伤寒论》传入韩国虽有 1 000 多年，但韩国古代医家重理论而轻实践，重《内经》而轻《伤寒》，故《伤寒论》在韩国的继承并不充分，发展较小。韩国现代《伤寒论》研究涉及文献研究、理论研究、实验研究和临床研究 4 个主要方面，取得了一些成绩。韩国各大学韩医学的本科教育和研究生培养一般都包括《伤寒论》的教学内容。

第四章 仲景医学对中医学的影响

第一节 仲景医学对中医辨证体系的影响

一、六经辨证

六经是指太阳、阳明、少阳、太阴、少阴、厥阴。六经辨证源自《内经》，如《素问·热论》中已有对热病的六经分证论治，但不完整。《伤寒论》以六经作为辨证论治的纲领，形成了较为完善的六经辨证的体系，主要用于对外感热病的临床证治。

六经辨证是以六经病证为基础展开的，《伤寒论》每一篇首都冠有"辨……病脉证并治"。六经病证提示了外感热病过程中不同阶段的病证表现，也反映了六经所属的脏腑经络的具体病变。六经辨证是对疾病的性质、部位、病势及病机等的高度概括，所以它不仅可以指导外感热病的证治，也可以作为中医临床辨证论治的基础。

（一）六经病证的基本证治

认识六经病证的基本证治是掌握六经辨证的基础。以下对六经病证的基本证治做一简单的归纳。

1. 太阳病 太阳为诸经之藩篱，主一身之大表。外邪侵袭，自表而入，太阳首当其冲，故太阳病为外感热病的初期。

太阳病的提纲为"脉浮，头项强痛而恶寒"。太阳外感以风寒之邪为主，寒邪遏表，病变影响到足太阳膀胱经，营卫虽已受病，但正气尚能抗邪。太阳中风的主要脉证为恶风或恶寒，发热，头项强痛，自汗，鼻鸣，干呕，脉浮缓等，其病机为营卫不和，卫强营弱。太阳伤寒的主要脉证为恶寒，发热，头项强痛，周身或骨节疼痛，无汗而喘，呕逆，脉浮紧等，其病机为卫阳被遏，营阴郁滞。

太阳表邪不解而入里，又有蓄水或蓄血等里证的表现。太阳蓄水的主要脉证为发热，汗出，烦渴欲饮，或饮入则吐，小便不利，少腹满，脉浮数等，由表邪不解而入里，影响膀胱之气化，水液停蓄不行所致。太阳蓄血的主要脉证为少腹急结或硬满，如狂或发狂，小便自利等，由邪热陷入下焦，与血相结所致。

太阳病的主要表现属风寒表证，主要治法为辛温发汗解表。

《伤寒论》的太阳病篇中有相当一部分内容是对兼变症的处理，由于很多疾病始于外感，很多人容易外感，故太阳病容易出现误治，容易出现兼症，这些内容虽然已经不属于太阳病了，但仍可以从六经辨证加以认识。

2. 阳明病 阳明病为外感热病的邪热亢盛的极期。阳明病的提纲仅"胃家实"三字，具体表现为身热，汗自出，不恶寒，反恶热，脉大等。病至阳明阶段，邪已入里化热，邪热亢盛，夹湿或食积，但正气抗邪之力亦盛，邪正相争剧烈，病变涉及全身，邪热容易结聚于胃肠。病变影响到手阳明大肠经和足阳明胃经。

阳明经证的主要脉证为身大热，汗自出，不恶寒，反恶热，口干舌燥，烦渴引饮，脉洪大等，此由外邪入里化热，胃中燥热炽盛，津液被灼所致。阳明腑证的主要脉证为潮热，谵语，手足濈然汗出，腹部胀满疼痛，大便秘结，脉沉实，严重的还可见循衣摸床，喘而直视等，此为外邪入里化热以后，与肠中糟粕相结成实。

阳明病的主要表现属里热实证，主要治法为清热和泻下。

《伤寒论》的阳明病篇中还论及发黄、蓄血、衄血、脾约、中寒等内容，这些多少都与热盛或邪在胃肠有关，故在阳明病中一并论及。

3. 少阳病　少阳病为外感热病的亚热盛期。少阳病的提纲为"口苦、咽干、目眩"。其主要脉证还当见往来寒热，胸胁苦满，默默不欲饮食，心烦喜呕，苔薄腻，脉弦细等。其病机为外邪化热入少阳，此时正气虽然尚能抗邪，但已经略显不足，邪正相争而互有进退。少阳枢机不利，且内有痰饮水气，胃肠功能也受到影响。病变主要影响到足少阳胆经和手少阳三焦经。

少阳病的主要表现基本上属里热实证，但也可略兼虚证。习惯上也称为半表半里证，由于邪在半表半里，不能径用汗、吐、下等直接祛除外邪的方法，故少阳病的治疗大法以和解为主。

4. 太阴病　太阴病为外感热病正气虚衰的轻期。太阴病的提纲为"腹满而吐，食不下，自利益甚，时腹自痛"。其病机主要为脾胃虚弱，正气抗病能力相对不足，寒湿内滞，病变部位主要在脾（胃），影响到足太阴脾经。

太阴病的主要表现属里虚寒证，相对少阴病而言，其程度较轻，病变也较局限。太阴病的主要治法为温中健脾。

5. 少阴病　少阴病为外感热病的衰竭期。少阴病的提纲为"脉微细，但欲寐"。此时正气严重虚衰而无力抗邪，以全身性急性的虚弱性证候为主要表现，病邪或寒或热，影响到足少阴肾经和手少阴心经。

少阴寒化证的表现还可伴见无热恶寒，蜷卧，心烦，吐利，口中和或渴喜热饮，饮亦不多，小便清利，甚至手足厥逆等，其病机主要为心肾阳气虚衰。也有因阴盛格阳而反见不恶寒，发热，面赤，烦躁等所谓真寒假热的严重症状。少阴热化证的表现还可伴见心中烦热不得卧，咽干，咽痛，或下利，口渴，舌质绛，脉细数等，其病机主要为心肾阴虚内热。少阴病的表现属较为严重的里虚寒证或里虚热证，故其主要治法为回阳救逆或清热滋阴。

6. 厥阴病　厥阴病为外感热病的终末期。厥阴病的提纲为"消渴，气上撞心，心中疼热，饥而不欲食，食则吐蛔，下之利不止"。这提示了厥阴病病情的复杂，有上热下寒、寒热错杂的证候。病变至此阶段，寒热夹杂或寒热转化，正气严重虚衰而无力抗邪，主要病变在肝肾，影响到足厥阴肝经和手厥阴心包经。

《伤寒论》厥阴病的主要表现及主要内容有上热下寒、厥热胜复证以及对厥逆、下利、呕吐、哕逆的辨析等，体现了疾病终末阶段证情的复杂性。当然《伤寒论》厥阴病篇的内容或有较多脱简，对此也应予以注意。厥阴病的主要表现属严重的里虚证或寒热虚实错杂证。厥阴病的主要治法为寒温并用，补泻兼施，根据证情也有回阳救逆或清热泻火等不同治法的运用。

（二）六经辨证的临床意义

六经辨证源于《内经》，在很大程度上又高于《内经》。张仲景系统地归纳了外感热病错综复杂的证候，分析其演变规律，把《内经》以来有关的脏腑、经络和病因等方面的学说，以及诊断、治疗等方面的知识融合在一起，提出了较为完整的六经病证的证治规范。后人以此为基础，分析、归纳出六经辨证的规律和体系，从六经中悟出阴阳表里寒热虚实，从六经中悟出病证方药与脏腑经络的联系，并以对《伤寒论》原文的研究为基础，形成了以六经辨证为体系的《伤寒论》研究的局面。这一辨证体系综合了中医的邪正、阴阳、气血、脏腑、经络、气化等理论，充分体现了疾病发展的阶段性，是对临床证治的高度概括，十分有利于医家在临床上具体掌握应用。

六经辨证以六经病为纲，以汤方证为目，为中医临床证治奠定了基本的原则，并通过原文的叙述对此做了生动的演示。六经辨证是将中医理论应用于临床的最好示范，是我们综合理解中医理法方药的最佳范例。具体而言，六经中有八纲，六经中有四诊，六经中有脏腑经络，六经中有八法。六经辨证对临床的指导是非常具体的。

六经辨证首先从阴阳展开，大体上三阳为表、为实、为热，三阴为里、为虚、为寒。三阳病证在整体上提示患者正气相对旺盛，抗病力强，同时邪气也处于较强盛的态势，故邪正相争剧烈，表现出的人体反应多呈亢奋状态，表示着疾病的初期或中期阶段。三阴病证则提示患者的正气或抗病力相对衰弱，同时病邪虽未尽除，但也大势已去，表现出人体的机能低落为多，多见于疾病的中期或后期。从表里关系看，严格地说，太阳属表，其余皆为里证。但比较起来，表里又是相对的，临床上疾病的千变万化，六经的三阳和三阴可以演示出表里、寒热、虚实之间错综复杂的情况。如三阳有太阳之表，又有阳明之里和少阳的半表半里；三阴有太阴的局部虚寒和少阴的全身虚寒，又有厥阴的厥热胜复。太阳之表有伤寒和中风的虚实不同，阳明之里有经证和腑证的表里区别。所以六经病证的千变万化，是八纲的具体演绎，是理解八纲的范本，从临床证治理解六经，首先宜从八纲开始。

六经辨证中有脏腑辨证的体现，六经辨证离不开对脏腑经络病理变化的认识，脏腑理论是六经辨证的基础。一般而言，三阳为腑，三阴为脏，三阳联系着膀胱、胃（肠）、胆等，三阴联系着脾、肾、肝等。如邪犯太阳经络，其症状可循经而见。而膀胱为太阳之腑，太阳表邪不解，传入于腑，则可阻碍膀胱气化，水气内停，可见小便不利、少腹里急、烦渴或渴欲饮水、水入则吐等蓄水或水逆之证。阳明也有经腑的不同表现，稽留于阳明经络的邪热也可能传入胃肠之腑，形成燥热里结，造成腹满痛、便秘、谵语等见症。再如太阴虚寒为脾胃中焦之证，阳虚不能运化，故有腹满痛、呕而自利等寒湿停滞的见症。少阴虚寒为心肾虚衰之表现，除了脉象微细、神疲欲寐外，尚还可见厥、呕、利、肿、悸等全身性的虚寒表现。

六经辨证将疾病传变的一般规律和特殊情况演绎得十分明白晓畅、细致入微。如传经、越经传、直中、两感、合病、并病等，疾病的典型和不典型、单纯和复杂、一般和特殊，都可以从六经辨证中加以体会。

六经辨证确定了临床的基本治疗方法，如太阳表寒证用辛温汗法，阳明里热证用清热或泻下法，太阴虚寒证用温补法，少阴虚寒证用回阳救逆，少阴热化证用清热滋阴法，少阳的和解法，厥阴的寒温并用。总之，汗、吐、下、和、温、清、消、补等各种治法均有具体的应用。

中医诊疗疾病的特点是辨证论治，尽管《内经》中已经有了相关的论述，但真正通过临床证治体现出来，并初具体系者，当推张仲景的《伤寒杂病论》。

中医的临床诊治，既辨病，也辨证，但更加注重于辨证。证是证据，是疾病的外在表现，是诊断疾病的依据。证不是症状，也不同于病名，证是疾病本质的反映。在疾病发生、发展的过程中，证是在致病因素及其他有关因素的共同作用下，机体所产生的临床综合表现。证是以一组相关的脉、症表现出来，能够不同程度地揭示病位、病因、病性、病势，高度概括病机，为治疗指明方向，并提供依据。一种疾病的某一阶段可以只出现一个证，也可以出现几个不同的证，同时，一种疾病的不同阶段会出现不同的证，而不同疾病的一定阶段又可能出现相同的证。这些在中医临床经典中都有充分的体现。

中医对证的认识，有一个逐步深入、不断完善的过程。《伤寒论》原文中有"观其脉证，知犯何逆，随证治之"的提法，同时又提到太阳证、少阳证、桂枝证、柴胡证等，说明当时已有对证的把握。具体地说，《伤寒论》《金匮要略》强调以病为纲，以方证为目。至温病则以证为纲，以病为目，更以方证为子目。可见，在中医古典临床辨证中，既有整体上的认识，如六经、卫气营血和三焦辨证，也有细节上的把握，如具体的每一方证。总的结果都归结于一个"证"字。清代医家反复强调辨证之重要，如《临证指南医案》中所说："医道在乎识证、立法、用方，此为三大关键，一有草率，不堪为司命……然三者之中，识证尤为紧要。"《类证治裁》指出："司命之难也，在识证；识证之难也，在辨证。"

中医的辨证，从六经辨证起步，以后不断充实和完善，现今可以十分详细地归纳出许多不同的辨证方法，但万变不离其宗，蕴含在伤寒、温病、金匮中的辨证方法是中医临床辨证的基础，以"六经钤百病"即体现了这个意思。

二、八纲辨证

八纲渊源于《内经》，《内经》提出了寒热、虚实的概念。张仲景在《伤寒论》中，用阴阳、表里、寒热、虚实概括并区分病证。明代王执中将虚、实、阴、阳、表、里、寒、热，称为"治病八字"。张景岳则明确提出以阴阳为"二纲"，以表里、寒热、虚实为"六变"之说。清代，程钟龄进一步阐发了八纲的含义，提出审证治病不过寒热、虚实、表里、阴阳八字而已。清代庆恕《医学摘粹》提出"八纲"一词。1949年以后随辨证论治学术地位的确立，八纲在辨证论治中的核心地位及重要作用得到充分肯定。

阴、阳、表、里、寒、热、虚、实八者，称为"八纲"。在临床上，运用这八个纲进行辨证，叫"八纲辨证"。各种疾病出现的症状虽然错综复杂，都可用八纲进行分析、归纳，以探求疾病的属性、病变的部位、病势的轻重、个体反应的强弱，从而做出判断，为临床诊断和施治提供依据。阴阳是指疾病的类别，表里是指病变部位的深浅，寒热是指疾病的性质，虚实是指邪正的消长盛衰。其中阴阳两纲是八纲中的总纲，具有统领其他六纲（又称"六变"）的意义。表、热、实属阳，里、虚、寒属阴。阴阳、表里、寒热、虚实这四对矛盾，是相对的，又是互相密切联系的。例如表证，就有表寒、表热、表虚、表实之分，还有表寒里热、表热里寒、表虚里实、表实里虚等错综复杂的关系。其他寒证、热证、虚证、实证也是如此。在一定的条件下，这四对矛盾的变方，可以向对方互相转化，如由表及里、由里出表、寒证化热、热证化寒、由阳及阴、由阴转阳等。

（一）八纲辨证的内容

八纲辨证具体可分为表里辨证、寒热辨证、虚实辨证和阴阳辨证。

1. 表里辨证　即通过判断病证的在表在里来分析病变部位和病势深浅的辨证方法。

表证：病变部位表浅的一类病证。一般指因六淫（即异常气候因素）等邪气侵犯人体皮毛、肌肤等浅表部位所表现的证候。临床表现以发热、恶寒（或恶风）、舌苔薄白、脉浮为主症，可兼见头痛、四肢关节酸痛、鼻塞流涕、咳嗽等，具有发病急、病程短、病位浅的特点，主要见于外感病的初期阶段。由于病邪及体质强弱的不同，表证又可分为表寒证、表热证、表虚证和表实证。①表寒证。多是由于外感风寒、病邪侵袭肌表而出现的证候，临床表现以恶寒重而发热轻、苔薄白、脉浮紧为特点，治宜辛温解表。②表热证。多为由于外感风温、病邪侵犯肌表而出现的证候，临床特点为发热重而恶寒轻、舌边尖红、脉浮数，宜用辛凉解表。③表虚证。是卫外阳气不固，腠理不密，易被外邪侵袭而出现的证候，临床表现除有表证症状外，以自汗或汗出恶风、脉浮缓为特征，治宜调和营卫。④表实证。是外邪侵入机体，阳气集于肌表，邪正相争，腠理密闭而出现的证候，临床表现除表证症状外，以恶寒、无汗、脉浮紧为特征，治宜发汗解表。

里证：与表证相对而言，指病变部位深、累及脏腑气血的一类病证。其范围较广。一般来讲，里证的形成有三种情况：一是表证不解，病邪内传入里；二是外邪直接侵犯脏腑；三是因情志内伤、劳累过度、饮食不当引起脏腑气血的功能失调所致。里证临床表现因病因病机的不同而有差异，又可分为里寒证、里热证、里虚证和里实证。①里寒证。多因阳气不足，或外寒入里所致，症见面色苍白、形寒肢冷、口不渴或渴喜热饮、腹痛喜温、小便清长、大便溏薄或清稀、舌淡苔白、脉迟，治宜温化。②里热证。多因外邪入里化热，或热邪直中脏腑致使里热炽盛所致，症见面红身热、烦躁、口干咽燥、渴喜冷饮、小便短赤、大便秘结或泻下臭秽、大便脓血、舌红苔黄、脉数，治宜清泻里热。③里虚证。由于脏腑气血虚衰引起，症见倦怠无力、气短懒言、眩晕眼花、心悸、舌体胖嫩、苔薄白、脉细弱无力等，治宜补益。④里实证。由外邪入里，结于胃肠，或体内气血郁结、痰饮内阻、食滞、虫积等引起。外邪入里者，症见腹胀痛拒按、便秘、痞满、壮热、谵狂、声高气粗、舌苔老黄而厚、脉沉实，宜用通里攻下法。气血郁滞、痰食虫积的临床表现据病邪有一定差异，但治疗总以祛逐病邪为法。

表证和里证的鉴别要点：①发病及病程。新病、病程短者多属表证；久病、病程长者多属里证。②病候特点。发热兼有恶寒者为表证；发热不恶寒，或但寒不热者多为里证。③舌脉象。表证的舌象变化不大，里证的舌质及舌苔变化较大；脉浮者为病在表，脉沉者为病在里。

表里同病：临床上，除了单纯的表证和里证外，在同一患者身上，表证和里证可同时并见。这种情况往往见于：①病邪同时侵犯表里；②表证未解，病邪已入里；③原有里证，复感表邪。表里同病常常与寒热虚实互见，出现表里俱热、俱寒、俱虚、俱实，或表热里寒、表寒里热、表虚里实、表实里虚等证。治疗时或表里兼顾，或先表后里，或先里后表。外感病邪，在表未得到及时解散，继而入里时，传变过程中可以出现邪既不完全在表，又未完全入里的半表半里证。临床以寒热往来、胸胁苦满、不欲饮食、心烦喜呕等为特征，治宜和解表里。

表证和里证在一定条件下可以相互转化，称表里出入。如病邪过盛，机体抵抗力较差，或误治、失治等，致使表证不解，表邪内传入里，出现里证，是表证转化为里证，表示病情加重；治疗护理得当，机体抗邪能力增强，病邪从里透达于外，为里邪出表，反映病势减轻。

2. 寒热辨证 即通过判断病证属寒属热，以鉴别疾病性质，弄清机体阴阳盛衰的辨证方法。

寒证：因感受寒邪，或内伤久病，阳气亏虚，或过服生冷，阴寒内盛而引起的，并以寒冷为临床特点的一类病证。临床表现为身寒肢冷、喜暖、舌淡苔白、脉迟缓或沉细无力等。寒证包括表寒、里寒、虚寒、实寒等类型。阳气偏虚，阴寒相对偏盛，即"阳虚生寒"者为虚寒证，以畏寒肢冷、倦怠懒言、自汗、脉微等为主症，治宜温补阳气。寒邪偏盛，即"阴盛则寒"者为实寒证，以恶寒、呕吐清水、脘腹冷痛、大便溏泻、舌淡苔白、脉沉实有力为主症，治宜温散寒邪。

热证：因热邪偏盛，或阴液亏耗而引起的，以火热为主要临床特点的一类病证。包括表热、里热、虚热、实热等类型。阴液亏耗，即"阴虚生内热"者为虚热证，表现为消瘦无力、五心烦热、潮热盗汗、口燥咽干、舌红少苔、脉细数，治宜滋阴降火。阳热炽盛，即"阳盛则热"者为实热证，表现为壮热口渴、面红目赤、小便短赤、大便秘结、心烦躁热、舌红苔黄、脉洪大而数，治宜清热泻火。

鉴别寒证和热证，须综合分析全部症状和体征。主要区别点在于寒热、口渴与否、大小便情况及舌脉象等。面色白、恶寒、口不渴或渴喜热饮、小便清长、大便溏薄、舌淡苔白、脉迟者为寒证；相反，面色赤、恶热、口渴喜冷饮、小便短赤、大便秘结、舌红苔黄、脉数者为热证。

寒热错杂证：有时在同一患者身上寒、热象同时并见，如表热里寒、表寒里热、上热下寒、上寒下热等。治疗时须视症状出现的早晚及部位的不同，按照轻重缓急，采用相应的治则。

在一定条件下，寒证和热证可以相互转化。由寒化热，如外感寒邪，最初表现为恶寒发热、头身痛、无汗、苔白、脉浮紧等，继而转为高热不恶寒、心烦、口渴、苔黄、脉数等，由表寒证转为里热证，这表明机体正气未衰，邪正相争。若病情发展到严重阶段，会出现寒极似热的真寒假热证或热极似寒的真热假寒证。①真寒假热证：

由于阴寒内盛，格阳于外，出现内有真寒，外有假热的表现。若见身热、面红、口渴、脉大等似属热证，但身热反欲盖衣被，口渴喜热饮，且饮不多，脉大无力及四肢厥冷，下利清谷等寒象，即为此证。②真热假寒证：由于阳热内盛，格阴于外，出现内有真热，外有假寒的表现。若见恶寒、手足厥冷、脉沉等似属寒证，但恶寒而不欲盖衣被，手足冰冷但胸腹灼热，脉沉但重按弦滑有力，即为此证。

3. 虚实辨证　即通过判断病证属虚属实，以鉴别机体正气与邪气盛衰状况的辨证方法。

虚证：指因人体正气不足而产生的各种虚弱证候的一类病证。具体可分为气虚、阳虚、血虚与阴虚4种类型。①气虚与阳虚。两证都源于阳气不足，临床表现也较为相似，都有面色淡白或㿠白、神疲自汗、饮食减少等症。区别在于气虚无寒象，以乏力懒言、动辄气短、脉弱等为主症，治宜补气；而阳虚则表现为形寒怕冷、四肢不温、小便清长、大便稀溏、脉迟等，治宜温补阳气。②血虚与阴虚。两者同属阴血不足，都有头晕目眩、心悸失眠、少苔脉细等症。区别在于血虚无热象，仅表现为面色淡白无华、爪甲不荣、手足麻木、舌质淡、脉虚或芤，治宜养血；而阴虚则伴有两颧发红、五心烦热、咽干口燥、盗汗、遗精、舌红少苔或无苔、脉细数等热象，治宜滋阴清热。

实证：指邪气过盛，正气未衰，邪正斗争激烈的一类病证。由于病因和所及脏腑的不同，实证临床表现多种多样。如感受外邪，往往发病急骤，以发热、吐泻、疼痛、脉实有力为主症，治以清热解毒、通里攻下为主。如因内脏功能失常，致使痰饮、水湿、瘀血、食积、虫积等病邪结聚，其表现则各有特点，治疗以攻邪为主，或化痰利水，或行气破血，或消食导滞、除虫积等。

虚证和实证的主要鉴别点在于体质的强弱、病程的长短、精神状态、脉象等。一般病程长、体质弱、精神萎靡、声息低微、痛处喜按、脉无力者为虚；病程短、体质强壮、精神兴奋、声高气粗、痛处拒按、脉有力者为实。

虚实夹杂证：即正气不足与邪气过盛同时并见。既可为以虚为主的虚中夹实证，又可见以实为主的实中夹虚证，具体表现为表虚里实、表实里虚、上虚下实、上实下虚等。治疗时须明辨虚实主次，先后缓急，或以攻为主，或以补为主，或先攻后补，或先补后攻，或攻补兼施等。虚证和实证在一定条件下可以相互转化。本为实证，因失治或误治等致使病程迁延，病邪虽已减弱，但体内正气也渐耗伤，此为实证转虚；本为虚证，又感受外邪，或痰饮、瘀血等停滞堆积，出现因虚致实。

在疾病发展过程中，还可能出现真实假虚或真虚假实等情况。真实假虚指疾病本质为实，却表现出类似于虚的现象，即所谓"大实有羸状"。真虚假实指疾病本质为虚，反表现出类似于实的症状，即所谓"至虚有盛候"。鉴别两者要全面分析症状、体征、病程、病史及患者体质状况等。一般脉有力者为真实，脉无力者为真虚；舌苍老坚敛、苔黄厚者为真实，舌胖嫩者为真虚；新病、体质较强壮者为真实，久病、年高体弱者为真虚。

4. 阴阳辨证　阴阳辨证是通过判别病证属阴、属阳，大致区分病证位置、性质及邪正盛衰状况的辨证方法。阴阳是八纲的总纲，是对表里、寒热、虚实的总概括。临床凡以抑制、沉静、寒冷、晦暗等为证候特征者，属于阴证；相反，凡以兴奋、躁动、火热、光亮为证候特征者，属于阳证。与其他六纲一样，阴证和阳证可随机体抗病能力的变化而相互转化，阳证转为阴证常常表示病情恶化，阴证转为阳证表示病情趋于好转。此外，阴阳辨证还有分析人体阴精阳气虚损不足的功能。阳气亏虚，可形成阴寒相对偏盛的阴证；阴液不足，阳气相对有余，又可表现为虚热状态的阳证。

（二）八纲辨证的现代研究

八纲辨证的现代研究主要集中于证候诊断规范化和证的实质研究两个方面。证候诊断规范化研究重在整理规范八纲的证候表现，提出八纲的辨证诊断标准。如全国中西医结合虚证与老年病防治学术会议于 1982 年制定了中医虚证辨证参考标准，列出主症、次症表现若干条，订出具体的诊断标准。证的实质研究已从一般生理、病理分析深入到细胞分子水平。人们已发现寒证、热证、虚证、实证在中枢神经、自主神经、基础代谢、免疫功能、血生化反应、微量元素含量、病理形态等方面有一定的差别。

八纲辨证是中医各种辨证的总纲。

辨证的过程，是以脏腑、经络、气血津液、病因等理论为依据，对通过望、闻、问、切四诊所搜集的症状、体征等资料进行综合、归纳、分析、推理，判断、辨明其内在联系，以及各种病变相互之间的关系，从而认识疾病，做出正确的诊断。

辨证和论治，是中医理、法、方、药在临床上具体重要的两个环节，两者相互联系，不可分割。辨证是认识疾病，论治是针对病证采取相应的治疗手段和方法。辨证是治疗的前提和依据，论治是辨证的目的和检验辨证正确与否的客观标准。

"症"是指单个的症状，中西医认识是一致的，如头痛、发热、咳嗽、心慌、恶心等。

"病"，是指病名，中医所说的病名中只有少数与西医病名是一致的，如麻疹、白喉、破伤风、哮喘、痢疾、中暑等，而大部分的叫法是不同的。由于中西医的理论体系不同，对疾病的认识是不一样的。西医对疾病的认识是建立在人体解剖学、病理生理学的基础上，临床诊断疾病的依据是患者的自觉症状、体格检查、化验检查；中医认为疾病是人体阴阳偏盛偏衰的结果，临床辨证主要依据患者的症状和体征（舌象、脉象等），诊断时不一定要确定病名，而是要明确是什么"证"。

"证"，即证据、证候的简称，它不单纯是症状或主观感觉，而是一组症候群，也是中医对疾病的诊断。"证"是一组特定的临床表现（症状、体征等），并包含着病因、病变部位、病变性质、正邪双方力量对比状况等方面的综合概念。"证"是从分析症状和体征着手，归纳成为比症状更能说明疾病本质的概念。

中医辨证是在长期临床实践中形成的，方法有多种，主要有八纲辨证、病因辨证、气血精津辨证、脏腑辨证、卫气营血辨证、三焦辨证、六经辨证等。其中八纲辨证是各种辨证的总纲。

八纲辨证是根据四诊取得的材料，进行综合分析，以探求疾病的性质、病变部位、病势的轻重、机体反应的强弱、正邪双方力量的对比等情况，归纳为阴、阳、表、里、寒、热、虚、实八类证候，是中医辨证的基本方法，各种辨证的总纲，也是从各种辨证方法的个性中概括出的共性，在诊断疾病过程中，起到执简驭繁、提纲挈领的作用。

疾病的表现尽管极其复杂，但基本都可以归纳于八纲之中。疾病总的类别，有阴证、阳证两大类；病位的深浅，可分在表在里；阴阳的偏颇，阳盛或阴虚则为热证，阳虚或阴盛则为寒证；邪正的盛衰，邪气盛的叫实证，正气衰的叫虚证。因此，八纲辨证就是把千变万化的疾病，按照表与里、寒与热、虚与实、阴与阳这种朴素的两点论来加以分析，使病变中各个矛盾充分揭露出来，从而抓住其在表在里、为寒为热、是虚是实、属阴属阳的矛盾，这就是八纲的基本精神。

三、脏腑经络辨证

脏腑辨证，是在认识脏腑生理功能、病变特点的基础上，将四诊所收集的症状、体征及有关病情资料，进行综合分析，从而判断疾病所在的脏腑部位及其病性的一种辨证方法。简言之，即以脏腑病位为纲，对疾病进行辨证。

脏腑辨证的意义，是能够较为准确地辨明病变的部位。通过八纲辨证，可以确定证候的纲领，通过病性辨证，则可分辨证候的具体性质，但此时尚缺乏病位的判断，因而并非完整的诊断。由于脏腑辨证的体系比较完整，每一脏腑都有独特的生理功能、病理表现和证候特征，有利于对病位的判断，并能与病性有机结合，从而形成完整的证候诊断。所以，脏腑辨证是中医辨证体系中的重要内容，是临床辨证的基本方法，是各科辨证的基础，具有广泛的适用性，尤其适用于对内、妇、儿等科疾病的辨证。

（一）脏腑经络辨证的内涵

早在《内经》中对脏腑辨证已从理论上进行了阐述。《金匮要略》是以整体观念为指导，以脏腑经络为理论依据来论述疾病的发生、发展、变化及诊断、预防和治疗的。把脏腑经络作为辨证的核心，形成了较完整的以脏腑经络为中心，理法方药贯连的辨证论治体系，创立了辨病与辨证结合的原则，首创了脏腑经络辨证论治法，为后世辨证施治纲要的形成奠定了基础。

1. 脏腑经络整体观　《金匮要略》首篇以"脏腑经络先后病脉证"命名，为全书的总论部分。确立了以整体观念为指导思想，以脏腑经络学说为理论基础。认为疾病症候的产生，主要是人体整体功能失调、脏腑经络病理变化的反应。《灵枢·海论》曰："夫十二经脉者，内属于腑脏，外络于肢节。"说明生理状态下，人体的经络是全身气血往来的循环通路，其内贯脏腑、外达肌表、网络全身，将脏腑、经络、肢节联成统一的整体。然而除脏腑经络所包含的具体含义外，两者并称常是整体中的表与里的概念，如在"脏腑经络先后病脉证"篇中对疾病病因的分类，则是按脏腑经络分内外，即脏腑与经络相对而言，经络为表，脏腑为里。在对疾病的诊断方面，仲景从脏腑经络整体观出发，以之定疾病深浅轻重。即病在络在经者，病位浅表、病情轻；在腑在脏者，病位在里、病情重，如"中风历节病脉证并治"篇云："邪在于络，肌肤不仁；邪在于经，即重不胜；邪入于腑，即不识人；邪入于脏，舌即难言，口吐涎。"与此相应疾病的预防与早期治疗也同样以脏腑经络为整体，经络为表，脏腑为里，如"脏腑经络先后病脉证"言："若人能养慎，不令邪风干忤经络，适中经络，未流传脏腑，即医治之……"

2. 脏腑辨证与经络辨证是辩证统一的　脏腑与经络息息相关，离开脏腑则无以言经脉，而离开经脉则无以言整体。脏腑发生病理变化通过经络可以表现出来，经络病理变化也可以通过影响脏腑而表现出一系列的症状。只有脏腑辨证与经络辨证有机地结合，才能完整清晰地认识疾病的本质。首先，就具体的经络与脏腑而言，常常是在生理上相互为用，病理上相互影响。因此，经络病变常是脏腑病证的外在反映，如"百合狐惑阴阳毒病脉证治"篇中的百合病，病虽在百脉，但从其临床表现以及治疗方药方面可以看出，实为主百脉的脏腑心肺之病，因为心主血脉，肺主治节而朝百脉，人体之脉同出一源，为心肺所统，百脉失调是心肺疾病的外在表现。再如狐惑病"蚀于下部则咽干，苦参汤洗之"，湿热下注致前阴溃烂，而足厥阴肝经绕阴器，上循于咽，蕴积前阴之湿热又可循经上冲，阻遏津液上承，所以出现咽干。再如仲景所论奔豚气特殊的临床表现"从少腹起，上冲咽喉，发作欲死，复还止"，不仅与脏腑之肝有关，还与冲脉有关，因为冲脉起于胞中，挟脐上行，散布于胸中，再向上行，经咽喉，环绕口唇。正如《素问·骨空论》所云："冲脉为病，逆气里急。"

（二）脏腑经络辨证的应用

《金匮要略》以整体观念为指导思想，以脏腑经络学说为理论基础，从这点出发，确立了脏腑经络辨证为内伤杂病的主要辨证方法。全书在讨论内伤杂病的病因病机、诊法、预防、治则、预后等问题时都贯穿了这一精神。但由于杂病病种多，加之病同证异，或证同病异，因而《金匮要略》中的脏腑经络证候不如六经证候明晰和系统。但总的来说，脏腑经络辨证仍是比较实用的。以心脏证候为例，有心阳虚的桂枝甘草汤证，有心（肺）阴虚的百合地黄汤证，有心阴阳两虚的炙甘草汤证，有心（脾）气虚的甘麦大枣汤证，有心（肝）血虚的酸枣仁汤证，有心阳虚痰阻心窍的桂枝去芍药加蜀漆牡蛎龙骨救逆汤证，有寒痰凝滞、心脉痹阻的瓜蒌薤白桂枝汤证等。现代常用的心脏证候几乎都被包括。

在病因发病和病理传变方面，以脏腑经络为内外，提出了"千般疢难，不越三条"的病因分类，从整体观出发，根据正与邪，人体内脏腑间的相互关系，提出"若五脏元真通畅，人即安和"，以及"见肝之病，知肝传脾"等有关发病和病理传变的理论；在诊断方面，通过四诊的举例，结合八纲，把疾病的种种临床表现都具体地落实到脏腑经络的病变上，示范性地运用了病与证相结合的辨证方法。这一精神，还贯穿了全书各篇，在具体的病证上也得到体现。如"中风历节病脉证并治"篇提出内因是中风的主要致病因素，据其经络脏腑所产生的病理变化以在络、在经、入腑、入脏进行辨证。又如"肺痿肺痈咳嗽上气病脉证治"篇的肺痈与"疮痈肠痈浸淫病脉证并治"篇之痈肿和肠痈，虽然均为痈，但由于在脏、在腑、在肌肤经络的部位不同，因而各有其不同的病理变化和临床特征的论述。

"五脏风寒积聚病脉证并治"篇是仲景对脏腑经络辨证的总结，其中强调了辨证论治的几项要旨：一要辨准疾病的部位；二要辨清疾病的性质；三要辨明疾病的严重程度；四要掌握辨证论治的特殊规律；五要认识难攻之病，确定持久的治疗方法；六要有整体观念，掌握疾病传变的规律。这些都是临床医师辨证治病的关键，更是治疗常见病、疑难病必须掌握的正确方法。

四、六经辨证与八纲辨证

八纲辨证的思想，源于《伤寒论》的六经辨证。而在《伤寒论》中六经与八纲则又是紧密相连、密切结合、缺一不可的。这是因为，六经是物质的，是脏腑经络的概括，辨证必须建立在物质的基础上，所以诸病不能越出六经的范围。然而六经的证候表现，也不能离开八纲分证的规律，所以二者必须相结合才能完善地用于临床辨证。现将八纲辨证与六经辨证相结合的具体方法介绍如下。

（一）阴阳

《内经》云："治病必求于本"，而"生之本，本于阴阳"。故阴阳两纲，既为六经之纲，又是八纲之纲，用以统摄诸证及其发展变化。

太阳病太阳与少阴为表里，而有阴阳之分。若脉浮、发热而恶寒的，则为病发于太阳，叫作阳证；若脉沉、无热而恶寒的，为病发于少阴，则叫阴证。

阳明病阳明与太阴为表里，故有阴阳之分。若身热汗出、不恶寒反恶热的，则为病发于阳明，叫作阳证；若阳明中寒，内转太阴，而不能食、小便不利、手足出凉汗、大便初硬后溏，为病发于太阴，则叫作阴证。

少阳病少阳与厥阴为表里，而有阴阳之变。若其人往来寒热、胸胁苦满、心烦喜呕，为病发于少阳，叫作阳证；若见耳聋、囊缩而厥、水浆不入、舌苔黑滑，为病发于厥阴，则叫作阴证。

六经为病，皆有阴阳两方面的问题。于此用对立发展的眼光看问题，则叫作二分法的思想。夫能分则能辨，由此也才能统摄六经，进而辨清表里、寒热、虚实等证。

由上述可见，阳经之病，多发于六腑，因腑为阳，气血充盈，抗邪有力，故以各种热象为特点；阴经之病，多发于五脏，因脏为阴，气血虚寒，抗邪无力，故以各种寒象为特点。

若推而广之：凡身轻、气喘、口鼻气热、目睛了了，不能睡眠；或热极蒙眬，视物不清，或目赤多眵；或身热面赤唇红，或烦渴而小便红黄，则皆为阳证的反映。若身重，口鼻气冷，目不了了，但欲卧寐，面色不红，四肢厥冷，爪甲色青，吐利而小便色白，则皆为阴证的反映。

古人说："阳极似阴，阴极似阳"，所以，辨阴证阳证时，须区别其真伪方不被其表象所惑。《伤寒论》第11条说："病人身大热，反欲得近衣者，热在皮肤，寒在骨髓也。身大寒，反不欲近衣者，寒在皮肤，热在骨髓也。"它以"证"有真伪，而"情"则可信，故以"欲"与"不欲"而察其真象。临床之时，若师其法，则庶几近之。

阴阳六经为病，皆有一个发病部位的问题。故认清表里病位，则汗、下之法，方能用之不殆。

1. 太阳病表里证

（1）太阳病表证：六经为病，只有太阳病能当表证的提纲，这是与太阳的生理特点分不开的。太阳经上连于风府，为诸阳主气，故它总六经而统营卫，为一身之外络，所以，太阳主表。另外，六经各有经、腑之分，凡经受邪，而与腑比较，则因经在外而有表证的含义。

"伤寒例"说："尺寸俱浮者，太阳受病也，当一二日发。以其脉上连风府，故头项痛、腰脊强。"《伤寒论》第1条的"太阳之为病，脉浮，头项强痛而恶寒"等，皆说明了邪伤太阳经表，太阳经气不利而发病的特点。

（2）太阳病里证：太阳之腑为膀胱，而居于下焦之里。若太阳在经之邪不解，邪气随经入腑，由表及里，则有蓄水和蓄血的病变。此为太阳病的里（腑）证。太阳蓄水证：以脉浮、微热、消渴引饮、小便不利为主症，甚或见饮水则吐的，叫作"水逆"。太阳蓄血证：太阳病，脉微而沉，反映了表邪入里。而有少腹硬满，精神发狂；或少腹急结，精神如狂，然小便自利。故知为热与血结，而与水无关。

2. 阳明病表里证

（1）阳明病表证："伤寒例"说："尺寸俱长者，阳明受病也，当二三日发。以其脉挟鼻、络于目，故身热、目疼、鼻干、不得卧。"成无己注："阳明脉起于鼻交頞中，络于目。阳明之脉，正上頞颡，还出系目系……目疼鼻干者，经中客邪也。"此证还有发热、恶寒、无汗、缘缘面赤、额头作疼、脉浮而长等症候。

（2）阳明病里证：若胃肠受邪，则叫作阳明病里证。《伤寒论》第218条的"伤寒四五日，脉沉而喘满。沉为在里，而反发其汗，津液越出，大便为难……"，即指阳明胃肠里证为病。里证不能发汗，发汗则伤津液，故而大便为难。

3. 少阳病表里证

（1）少阳病表证：少阳为半表半里，位居两胁，然从经腑而分，亦有表里之证。"伤寒例"说："尺寸俱弦者，少阳受病也，当三四日发。以其脉循胁络于耳，故胸胁痛而耳聋。"成无己注："胸胁痛而耳聋者，经塞而不利也。"而《伤寒论》第264条亦记载了"少阳中风，两耳无所闻，目赤，胸中满而烦"等的少阳经证。

（2）少阳病里证：指的是少阳腑证。《伤寒论》第263条说："少阳之为病，口苦、咽干、目眩也。"为邪热入于胆腑，迫使胆汁上溢则口苦，故称为少阳病的里证。

4. 太阴病表里证

（1）太阴病表证："伤寒例"说："尺寸俱沉细者，太阴受病也，当四五日发。以其脉布胃中，络于嗌，故腹满而嗌干。"《伤寒论》第274条的"太阴中风，四肢烦疼"，第276条的"太阴病，脉浮者，可发汗……"，都反映了太阴脾虚，经表为病的事实。

（2）太阴病里证：《伤寒论》第279条的"本太阳病，医反下之，因而腹满时痛者，属太阴也……"，说明误下之后，在表之邪传入太阴之里，出现腹满时痛的太阴里证。

5. 少阴病表里证

（1）少阴病表证："伤寒例"说："尺寸俱沉者，少阴受病也，当五六日发。以其脉贯肾络于肺，系舌本，故口燥、舌干而渴。"这是论述少阴经的热证，《伤寒论》第301条的"少阴病，始得之，反发热，脉沉者，麻黄细辛附子汤主之"，则是论述了少阴阳虚，经表受寒之证。

（2）少阴病里证：是指少阴心肾两脏之病。如《伤寒论》第323条的"少阴病，脉沉者，急温之，宜四逆汤"，第285条的"少阴病，脉细沉数，病为在里……"，这两条说明少阴病既有阳虚的里寒证，又有阴虚的里热证。

6. 厥阴病表里证

（1）厥阴病表证："伤寒例"说："尺寸俱微缓者，厥阴受病也，当六七日发。以其脉循阴器，络于肝，故烦满而囊缩。"而《伤寒论》第 351 条又说："手足厥寒，脉细欲绝者，当归四逆汤主之。"以上两条反映了厥阴病经热和经寒为病的特点。

（2）厥阴病里证：《伤寒论》第 352 条说："若其人内有久寒者，宜当归四逆加吴茱萸生姜汤。""内有久寒"，是指厥阴脏寒里证。

以上用表里两纲，以反映六经的经络、脏腑之为病，这才能体现出中医辨证学的系统和完整。如果只讲脏腑的里证，而不讲经络的表证，则失六经辨证的宗旨。所以八纲辨证必须与六经辨证结合起来，才不致失于片面。

（二）寒热

寒热两纲，为反映六经寒热病情而设。以疾病有寒热两种情况的客观存在，故其作为临床治疗中辨证分型的依据。因此，它便把表里、阴阳为病的具体病情全部概括。

1. 太阳病寒热证

（1）太阳病寒证：太阳主表，然表病而有寒热之分，不可不察。如《伤寒论》第 3 条的"太阳病，或已发热，或未发热，必恶寒、体痛、呕逆、脉阴阳俱紧者，名为伤寒"，这条以恶寒、体痛、脉紧反映出表寒为病的特点，故可称为太阳病的表寒证。

（2）太阳病热证：有寒必有热，此乃相对而生之故。然太阳表热证，不外以下两种形式：一是感受温热邪气，如《伤寒论》第 6 条的"太阳病，发热而渴，不恶寒者，为温病"，因温热之邪尚在太阳，未全入里，故叫太阳病表热证。一是由于风寒束表，日久不解，则寒郁化热，而脉由紧变缓，身由疼变重，身无汗而精神烦躁者，也可称为太阳病表热证。此外尚有第 27 条的"太阳病，发热恶寒，热多寒少……宜桂枝二越婢一汤"，也属于太阳病表热证的一种。

2. 阳明病寒热证

（1）阳明病里寒证：阳明主里，而以里证为主。然里证有寒热之分。《伤寒论》第 226 条说："若胃中虚冷，不能食者，饮水则哕。"此条论阳明里寒作哕。而第 243 条说："食谷欲呕，属阳明也，吴茱萸汤主之。"此条论里寒作呕，并提出了治法。

（2）阳明病里热证：阳明病的里热证，有在上、在中、在下的不同。热在上，郁于胸脘，则心中懊憹，舌上生苔；热在中，则渴欲饮水，口干而燥；热在下，则脉浮发热，渴欲饮水，而小便不利。

3. 少阳病寒热证

（1）少阳病寒证：其证胸胁满闷，小便不利，渴而不呕，但头汗出，腹中胀，大便溏，脉弦迟等。

（2）少阳病热证：其证以口苦、心烦、咽干、目眩为主。

4. 太阴病寒热证

（1）太阴病寒证：《伤寒论》第 277 条说："自利，不渴者，属太阴，以其脏有寒故也……""脏有寒"，指脾有寒，故症见腹泻而不渴。

（2）太阴病热证：《伤寒论》第 278 条说："伤寒，脉浮而缓，手足自温者，系在太阴。太阴当发身黄；若小便自利者，不能发黄。"

5. 少阴病寒热证

（1）少阴病寒证：少阴病寒证，包括甚广，《伤寒论》第 282 条说："少阴病，欲吐不吐，心烦，但欲寐，五六日，自利而渴者，属少阴也……小便白者，以下焦虚有寒，不能制水，故令色白也。""以下焦虚有寒"一语道破了少阴病的寒证实质。

（2）少阴病热证：《伤寒论》第303条说："少阴病，得之二三日以上，心中烦，不得卧……"说明了少阴病热证烦躁的情况。

6. 厥阴病寒热证

（1）厥阴病寒证：《伤寒论》第352条说："若其人内有久寒者，宜当归四逆加吴茱萸生姜汤。"说明其人肝有久寒，表现为下焦积冷、少腹冷痛或上逆作呕等症。

（2）厥阴病热证：厥阴病的热证，或感受热邪为病，多或阳气被郁，久而化热，或厥阴阳复太过、热气有余等所致。如《伤寒论》第335条说："伤寒一二日至四五日厥者，必发热。前热者，后必厥。厥深者热亦深，厥微者热亦微。厥应下之，而反发汗者，必口伤烂赤。"说明厥阴内热，而有致厥之机。

（三）虚实

虚实两纲，常以反映六经为病，正邪斗争的虚实情况。大概来讲，凡三阳经病，多以实证为主；三阴经病，多以虚证为主。

1. 太阳病虚实证

（1）太阳病表虚证：太阳病为表证，若表证汗出的，则叫表虚证。如《伤寒论》第12条的"太阳中风，阳浮而阴弱，阳浮者热自发，阴弱者汗自出。啬啬恶寒，淅淅恶风，翕翕发热，鼻鸣干呕者，桂枝汤主之"，是说太阳病表邪的虚证。

（2）太阳病表实证：太阳病表证，若无汗而喘的，则叫表实证。如《伤寒论》第35条"太阳病，头痛、发热、身疼、腰痛、骨节疼痛、恶风、无汗而喘者，麻黄汤主之"，是说太阳病表邪的实证。

2. 阳明病虚实证

（1）阳明病里虚证：阳明主里，而有虚实之分。阳明病的里虚证，如《伤寒论》第196条说："阳明病，法多汗，反无汗，其身如虫行皮中状者，此以久虚故也。"成无己注："胃为津液之府，气虚津少，病则反无汗。胃候身之肌肉，其身如虫行皮中者，知胃气久虚也。"太阳主表，故以有汗为虚，无汗为实。阳明主里，则以有汗为实，无汗为虚，以见表里虚实之辨。

（2）阳明病里实证：阳明病的里实证，以"不更衣""大便难"为主要临床表现。《伤寒论》第180条的"阳明之为病，胃家实是也"，就是论述阳明为病的特点。里实的具体证候有：不大便、腹满疼痛，或绕脐疼痛，或腹满不减，反不能食，脉沉紧，或沉迟有力，舌苔黄燥等。

3. 少阳病虚实证

（1）少阳病虚证：少阳病的虚证，如《伤寒论》第100条所说："伤寒，阳脉涩，阴脉弦，法当腹中急痛，先与小建中汤，不瘥者，小柴胡汤主之。"少阳病，脉本弦，今浮取而涩，沉取而弦，与太阳病的"尺脉迟"意义相同，反映了少阳病夹虚而气血不足之象。先与小建中汤以扶正气之虚，后用小柴胡汤（似当去黄芩加芍药）以和解少阳之邪。

今之肝炎患者，每见胁痛不止，服药而不效，脉弦涩迟的，可用小建中汤取效。

此乃"肝苦急，急食甘以缓之"之法。肝病用糖治疗，盖古已有之，非始自于今。

（2）少阳病实证：是指少阳病胸胁苦满，心下急，郁郁微烦，呕不止，大便秘结，口苦心烦，脉弦滑有力等症。

4. 太阴病虚实证

（1）太阴病虚证：太阴病的虚证，往往和寒证相连，如《伤寒论》第273条所说："太阴之为病，腹满而吐，食不下，自利益甚，时腹自痛。若下之，必胸下结硬。"这一条，充分反映了脾气虚寒的吐利之证。然临床所见，厥阴病寒证的吐利，是以吐为主而下利为次，而太阴病的寒证吐利，则以下利为主而呕吐为次，不可不知。

（2）太阴病实证：《伤寒论》第279条说："本太阳病，医反下之，因而腹满时痛者，属太阴也……大实痛者，桂枝加大黄汤主之。"就说明了脾实可下之证。然其脉必沉而有力，如脉弱者，则不可用。

5. 少阴病虚实证

（1）少阴病虚证：少阴病的虚证，应当分析阴虚和阳虚，如《伤寒论》第286条说："少阴病，脉微，不可发汗，亡阳故也。"这一条是讲因脉微阳虚，故禁用汗法。第285条说："少阴病，脉细沉数，病为在里，不可发汗。"这条以脉细数阴虚，故禁用汗法。从中反映出少阴病的虚证有阴阳之分。

（2）少阴病实证：俗云"肾无实证，肝无虚证"，此乃粗略之言，固不足法。然少阴病的实证从何得之？多以"中脏溜腑"的方式形成。如《伤寒论》第321条："少阴病，自利清水，色纯青，心下必痛，口干燥者，可下之，宜大承气汤。"此条说明，燥热内实，迫阴下夺，穷必及肾，成为少阴病可下的实证。

6. 厥阴病虚实证

（1）厥阴病虚证：厥阴病的虚证，有阳气虚和血虚的不同。阳虚的如《伤寒论》第353条的"大汗出，热不去，内拘急，四肢疼，又下利，厥逆而恶寒者，四逆汤主之"，是说的厥阴阳虚寒证。血虚的如《伤寒论》第351条"手足厥寒，脉细欲绝者，当归四逆汤主之"，是说的血虚受寒之证治。

（2）厥阴病实证：厥阴病的实证，多因痰结水停，使肝的疏泄不利，气机不达，而发生厥逆之变。如《伤寒论》第355条说："病人手足厥冷，脉乍紧者，邪结在胸中，心下满而烦，饥不能食者，病在胸中，当须吐之，宜瓜蒂散。"此条论述了痰邪凝结胸中，厥阴气机不利的手足厥冷之证。又第356条说："伤寒厥而心下悸，宜先治水，当服茯苓甘草汤，却治其厥。不尔，水渍入胃，必作利也。"此条是论水停于胃，肝不疏泄，气机不达，手足厥冷之证，因内有水邪，故称为实证。

通过以上八纲辨证与六经辨证结合来看，于每一经中，皆有阴阳表里寒热虚实八个方面的变化，用以反映六经为病的证候规律，所以说它有辨证的纲领意义。然而八纲辨证又是在六经为病基础之上的客观反映，因此，八纲与六经是一个统一的机体，是不可分割的。如果人为地把它们分割开来，则必然破坏八纲辨证的物质精神和六经辨证的客观存在。

同时，中医的辨证学说，是体现于经络脏腑的生理病理变化的运动，所以唯有用八纲辨证方法才能统摄经络、脏腑表里的病位，阴阳脏腑的病性，以及阴阳寒热，正邪虚实。

五、六经辨证与脏腑辨证

医圣张仲景理论与实践有机结合，写成《伤寒杂病论》，奠定了中医学辨证论治的基础。是书在流传中被离析为《伤寒论》和《金匮要略》，由于其论述的内容各有侧重，经过后世医家多年的整理与研究，又各具风格和特点，即所谓"《伤寒》论外感，《金匮》论杂病"，就其辨证方法来说，又有谓"六经辨外感，脏腑辨杂病"。实际上，《伤寒论》中亦寓有脏腑辨证的内容。

（一）六经辨证是以脏腑、经络的病理变化为依据

《伤寒论》的辨证体系是以六经辨证、八纲辨证、方证辨证等为主要内容，而六经辨证的六经形证则是脏腑、经络病理变化的外在表现。李培生主编的《伤寒论讲义》（第5版教材）说："脏腑经络是人体不可分割的整体，六经证候的产生，则是脏腑经络病理变化的反映。因此，六经辨证不能脱离这些有机的联系。"从六条"之为病"的条文中就充分揭示了这种联系：

（1）"太阳之为病"中的"头项强痛"即与足太阳膀胱经脉有关，是足太阳经脉不利的病理表现。《高等中医院校教学参考丛书·伤寒论》（第2版）说："足太阳之脉，起于目内眦，上额交巅，入络脑，还出别下项，挟脊抵腰，络肾，属膀胱。今邪犯其经，经气运行不畅，气血运行受阻，故见头项强痛。"

（2）"阳明之为病"中的"胃家实"则与胃、大肠有关，是对胃与大肠热实证的病机概括，明确指出是"胃家"的病变。刘渡舟说："阳明病是由胃家实形成的。'胃家'是指足阳明胃和手阳明大肠；'实'指胃肠有燥热凝结，腑气壅滞不通，而使新陈代谢不利。可见'胃家实'一句指出了阳明病的病位和病性。"

（3）"少阳之为病"中的"口苦、咽干、目眩"，则是胆火上炎的病理表现。《高等中医院校教学参考丛书·伤寒论》（第2版）说："此条主要从胆主相火方面，讨论了胆火上炎的病变，从总体上说明了少阳病火郁为患的病理特征。"

（4）"太阴之为病"中的"腹满而吐，食不下，自利益甚，时腹自痛"，则是脾阳不足、寒湿困滞的病理表现。刘渡舟说："太阴包括手太阴肺与足太阴脾，太阴病则以足太阴脾病为主。""太阴病主要是脾家阳气不足，运化失司，寒湿内盛，升降紊乱的病证，以脾虚脏寒证为主，腹满时痛、食不下、吐利等为主要临床表现。"

（5）"少阴之为病"中的"脉微细，但欲寐"，则是心肾阳虚的病理表现。陈亦人说："脉微细是心肾阳虚的本质反映。由于心肾阳虚，阳气不振，所以神疲而但欲寐。"

（6）"厥阴之为病"中的"消渴，气上撞心，心中疼热，饥而不欲食，食则吐蛔"，则是肝病乘侮脾胃而致的上热下寒证病理表现。《高等中医院校教学参考丛书·伤寒论》（第2版）说："此处所言'厥阴病'为厥阴肝经受邪而致的疾病。肝为风木之脏，内寄相火，主疏泄。邪犯厥阴则肝气横逆，最易乘犯中焦脾胃，肝气上逆犯胃多从阳化燥，出现胃热津伤，口渴而饮水仍不解的消渴证；逆气上冲犯胃，每见胃脘部灼热作痛、嘈杂似饥，并见顶巅上攻之候，是谓'上热'。由于肝邪乘脾，脾虚失运，所以虽饥却不欲食。脾虚肠寒，如素有蛔虫，进食时必受扰动而见吐蛔之象，此

为'下寒'"。

（二）六经证治围绕脏腑病理变化

太阳病属表，治以汗法，其代表方为桂枝汤和麻黄汤，既与太阳主表、统摄营卫的功能有关，也与肺主皮毛、主卫气有关。李时珍在《本草纲目》中指出："麻黄乃肺经专药，故治肺病多用之。张仲景治伤寒无汗用麻黄，有汗用桂枝，历代明医解释，皆随文附会，未有究其精微者。时珍常绎思之，似有一得，与昔人所解不同云……然风寒之邪，皆由皮毛而入，皮毛者，肺之合也。肺主卫气，包罗一身，天之象也。是证虽属乎太阳，而肺实受邪气，其证时兼面赤怫郁，咳嗽有痰喘而胸满诸证者，非肺病乎？盖皮毛外闭，则邪热内攻，而肺气膹郁，故用麻黄、甘草同桂枝引出营分之邪，达之肌表，佐以杏仁泄肺而利气……是则麻黄汤虽太阳发汗重剂，实为发散肺经火郁之药也。腠理不密，则津液外泄，而肺气自虚，虚则补其母，故用桂枝同甘草，外散风邪以救表，内伐肝木以防脾；佐以芍药泄木而固脾，泄东所以补西也；使以姜、枣行脾之津液，而和营卫也……是则桂枝虽太阳解肌轻剂，实为理脾救肺之药也。此千古未发之秘旨，愚因表而出之。"

治阳明病热实证以清、下为法，清法以白虎汤为代表方，下法以承气汤为代表方，一清胃热，一泻肠实。刘渡舟说："白虎汤为甘寒重剂，故当用于阳明胃热弥漫之证。"《高等中医院校教学参考丛书·伤寒论》（第2版）说："阳明无形燥热在内，弥漫全身，通体皆热，石膏辛甘大寒，独擅清热之能，知母苦寒而润，泄火滋燥见长，二物合用，以清阳明独胜之热，而胃津可保。炙甘草、粳米益气和中，一则气足则津生，再则可免寒凉伤胃之弊。"是知其清热以保胃津，和中以保胃气。陈亦人说："阳明病的下法，用是泻下肠胃燥实。因为邪热已经与肠中糟粕相结而阻滞于内，不用攻下则燥实不去，非但邪热无从肃清，且更耗津灼液，加重病情，要想泻其实邪而救其津液，就必须运用下法。"

至于治疗阳明寒证的吴茱萸汤则是温胃之剂，方中吴茱萸温中散寒、降逆下气，生姜散寒止呕，人参、大枣补虚和中。故有温胃散寒、补中泄浊、降逆止呕之功。

治少阳病以小柴胡汤为代表方，实为疏肝利胆之剂，刘渡舟说："小柴胡汤是治疗少阳病的主方，以其清肝胆，利枢机，解邪热，进而可达到和解表里，调和阴阳，协调升降的作用。"同时指出方中主药柴、芩之治重在肝胆，他说："柴胡苦平，《神农本草经》载其主治肠胃中结气，饮食积聚，寒热邪气，推陈致新的功效。本方重用此药，一则取其疏解少阳经中邪热，二则取其疏利肝胆，条畅气机，以解少阳气郁。配黄芩之苦寒，以清少阳胆腑之郁热。柴、芩合用，经腑同治，气郁得达，火郁得发，为方中主药。"

治太阴病脾虚寒证，仲景谓"宜四逆辈"，俗以理中为治，《高等中医院校教学参考丛书·伤寒论》（第2版）说："四逆辈应包括理中汤在内，轻者可用理中汤温中祛寒，重者则用四逆汤补火生土。"并指出："本方是治疗太阴虚寒病证的主方，因其有温中复阳，燮理中焦阴阳的作用，故名曰理中汤。"陈亦人也说："本方为太阴病主剂。仲景在前159条曾说过'理中者，理中焦'，中焦是脾胃所司。脾主升，胃主降，中气失守，升降无权，清浊混乱，故吐利并作。方中以人参补中益气，干姜温散中寒，白术健运中土，甘草坐镇中州，中气既立，则清气自升，浊气自降，而吐泻自平。"

少阴病虽有寒化、热化之分，但总以寒化证为主，故以"脉微细，但欲寐"为提纲，其治以四逆汤为代表方，《高等中医院校教学参考丛书·伤寒论》（第2版）说："本方即甘草干姜汤与干姜附子汤的合方，主治少阴阴盛阳虚而四肢厥冷，故方名四逆。附子温肾回阳，干姜温中散寒，甘草调中补虚，合为回阳救逆之要方。虽然药仅三味，因为既能温脾散寒，又能温肾回阳，故不论外感、杂病，凡属脾肾阳虚寒盛者，皆可治以本方。"

厥阴病之提纲证为上热下寒之证，其治当以乌梅丸为代表方，诚如章虚谷所说，"乌梅丸为厥阴病正治之主方"。但因乌梅丸出于蛔厥条下，后世多注重其安蛔作用，其实是清上温下、调和肝脾之剂。《高等中医院校教学参考丛书·伤寒论》（第2版）说："无论从该方组成分析，还是从临床实际应用来看，清上（肝、胃）温下（脾、肠），两调肝脾能够比较正确反映该方的功效。"

（三）六经辨证中寓有脏腑辨证

因《伤寒论》以六经分病名篇，故以"六经辨证"著名，以致掩盖了论中脏腑辨证的内容。论中"胃家实"则是从胃与大肠辨证，"脏有寒"则是论脾脏虚寒，故提出"当温之，宜四逆辈"的治法、方药，其"脾家实"更足以说明从脾辨证。《高等中医院校教学参考丛书·伤寒论》（第2版）说："'脏有寒'是指太阴脾脏虚寒，乃仲景对自利不渴病机的解释。太阴自利，大多责之脾阳虚弱，寒湿困滞。"在生姜泻心汤证中则明确指出因"胃中不和"，说明外感病过程中亦可引起脏腑的病理变化，刘渡舟说："本证起自外感，汗出表解之后，中焦脾胃受损，旋运失司，以致升降紊乱，寒热错杂，气机痞塞，而见心下痞硬之证，故云'胃中不和'。"

书中"肝乘脾""肝乘肺"更是《伤寒论》脏腑辨证的具体体现。通过肝与脾、肝与肺脏腑之间的内在联系，阐述了肝邪乘侮脾、肺的病理表现和治疗，刺期门是泻其肝实以安脾、肺。刘渡舟指出："上两条通过肝和脾、肝和肺的乘侮关系，说明脏腑之间的病理联系，示人辨证当整体分析，论治当探求其本。"另外，论中还有"胃中冷""胃中空虚""胃中虚""胃中虚冷""胃中干""胃中有邪气""胃中水竭""胃中燥""胃气强""胃气弱""热在膀胱""水渍入胃""脾胃气尚弱"等诸多以脏腑病理来阐述病机。对于少阳病的传变则有直言属胃者，如"少阳不可发汗，发汗则谵语，此属胃，胃和则愈；胃不和，烦而悸"（第265条）。误汗则津液外泄，胃中干燥，津伤热盛，故发谵语。谵语由胃热所致，故云"此属胃"，其治当和胃泻热，胃和则谵语自止，若胃仍不和则胃热津伤益甚，更可出现心烦而悸的变证。故论中"当和胃气"的治则和"无犯胃气"的治禁，以及"胃气和则愈"的转归预后的论述，这些都应是脏腑辨证内容。

第二节　仲景医学对温病学说的影响

一、仲景医学中的温病学说

对于温病，张仲景也有一定的认识，张仲景在《伤寒杂病论》中提到，"太阳病，发热而渴，不恶寒者为温，若发汗已，身灼热者，名风温"，"太阳中热者，渴是也，其人汗出恶寒，身热而渴也"。张仲景提出凡一切外感热病，皆属于伤寒的范畴。温热病种类繁多，都是伤寒的各个分支。张仲景《伤寒论》中关于温病方面的思想为后世研究温病奠定了基础。

1.《伤寒论》六经辨证与温病学卫气营血、三焦辨证的继承发展关系 《伤寒论》六经辨证是《内经·热论》六经病证的继续和发展，六经是对外感疾病病机变化规律的概括。仲景继承发展前人经验和理论的观点，对后世温病学家创立卫气营血、三焦辨证有重要影响和启发作用。

2.《伤寒论》辨证求因观推动了温病病因学的演化发展 《伤寒论》辨证求因、审因论治的观点非常突出，仲景对外感疾病进行审因论治的范例，对后世温病病因的演化发展颇有启发。

3.《伤寒论》治疗学思想启示了温病治疗学的新发展 没有《伤寒论》所创立的中医学辨病与辨证相结合的论治体系和基本方法，没有它所总结的解表、清里、攻下、和解、刺期门以泻热血以及先表后里等治疗原则和方法，就不能有温病学辨病与辨证相结合的论治原则以及解表、清气、清营凉血等治法理论。

（1）温病在治疗上承袭了《伤寒论》的某些法和方。如风温病，邪热壅肺，以麻杏石甘汤清热宣肺平喘；肺热移肠，以葛根黄芩黄连汤苦寒清热止利。

（2）完整了发寒解表，扩展了清热、攻下、滋阴诸法。叶氏针对温病表热证，拟定了辛凉轻解之法，吴鞠通制定银翘散、桑菊饮二方，轻以去实。

（3）新增开窍、息风诸法。叶氏认为温病神昏的病变机制，以热闭心窍为多，因而创"逆传心包"之说，为应用清心开窍法提供了新的理论。

凡此种种，皆是在《伤寒论》"随证治之"观点的启示下，推动了温病治疗学的新发展。

二、仲景方在温病临床的应用

有人认为《伤寒论》是治伤于寒邪之"伤寒"，不治伤于温热病邪之"温病"或内伤杂病，这是没有真正理解《伤寒论》的精神。实际上，仲景以六经赅百病，无论外感、内伤，还是温病，皆不出六经范畴。故柯琴提出"六经钤百病"的观点，徐大椿亦说："医者之学问，全在明伤寒之理，则万病皆通。"笔者认为：六经理明，万病理通。

在中医界常存在一种学派之争，即伤寒学派和温病学派。伤寒学派善用古方，也称为经方派；温病学派喜用凉药，故称为时方派。尊经方者，说"温病之病，本隶于《伤寒论》中。治温病之方，并不在《伤寒论》外"（见陆九芝《世补斋》）。信时方者称"治伤寒家，徒守发表攻里之成方，不计辛热苦寒之贻害，遂使温热之旨，蒙昧不明"（见《温热经纬》陈伯平外感温热篇）。所谓伤寒学派和温热学派，也就是在治疗用药上，有辛温和辛凉之别。然中医治病的特点，首先在于辨证，其次才是用药。辨为伤寒，自当用辛温；辨为温病，自用辛凉解肌。辨证不明，用药必误。

温病学说，离不开《伤寒论》的理论指导。而《伤寒论》一书，对温、湿等也略有描述，因此，温病也包括在伤寒范围。

清代吴鞠通《温病条辨》为温病学的重要代表著作之一，书中所载方剂200余首，其中直接引用《伤寒论》方近30首，由经方化裁变方50余首。现仅就《温病条辨》为代表，初步探讨仲景方在温病临床的运用与发展。

（一）依证依法灵活运用经方

《温病条辨》中，病证或病机与《伤寒论》中相同的或类似的，吴氏多师法仲景，采用仲景原方治疗。但是，吴氏并不是把经方一成不变地照搬运用，而是根据症情的需要，在药物的剂量上加减灵活运用，在《温病条辨》中所运用经方近30首，几乎没有一首经方是原方剂量不变使用的。如"上焦篇"的第4条："太阴风温、温热、温疫、冬温，初起恶风寒者，桂枝汤主之。"具体方药为：桂枝汤方，桂枝（六钱）、芍药（炒，三钱）、炙甘草（二钱）、生姜（三片）、大枣（去核，二枚）。且注明："煎法服法，必如《伤寒论》原文而后可，不然，不唯失桂枝汤之妙，反生他变，病必不除。"在本条下，吴氏明确指出："盖寒水之病，冬气也，非辛温春夏之气，不足以解之，虽曰温病，既恶风寒，明是温自内发，风寒从外搏，成内热外寒之证，故仍旧用桂枝辛温解肌法，俾得微汗，而寒热之邪皆解矣。"此处用桂枝汤着重的是"初起恶风寒"五字，说明无论是否内热之证，只要有"恶风寒"则说明有表寒，便当用桂枝汤发汗解表。而在剂量上较《伤寒论》原方有所变化，《伤寒论》原方桂枝与芍药的剂量比是1：1，而《温病条辨》中桂枝与芍药的剂量比是2：1，即桂枝的量倍于芍药，其功效主要是发汗解表寒。《伤寒论》中桂枝汤是用于太阳中风证，其功效不仅是发汗解表，还有调和营卫的作用，是通过发汗及调和营卫而达到解表的功效。在"下焦篇"第33条用桂枝汤又指出："但此处用桂枝，分量与芍药等，不必多于芍药也；亦不必啜粥再令汗出，即仲景以桂枝汤小和之法是也。"可见吴氏用经方之灵活。

"中焦篇"第1条："面目俱赤，语声重浊，呼吸俱粗，大便闭，小便涩，舌苔老黄，甚则黑有芒刺，但恶热，不恶寒，日晡益甚者，传至中焦，阳明温病也。脉浮洪躁甚者，白虎汤主之；脉沉数有力，甚则脉体反小而实者，大承气汤主之。"大承气汤方为：大黄（六钱）、芒硝（三钱）、厚朴（三钱）、枳实（三钱）。《伤寒论》阳明病篇中第208条用大承气汤，强调"大便已硬"四字，方中厚朴的剂量倍于大黄，行气导滞的力量较强；而吴氏在阳明温病中用大承气汤，大黄不需酒洗，生用，且大黄的量倍于厚朴，取大黄泻热、急下存阴之功效。

（二）扩大经方的应用范围

吴氏运用《伤寒论》方，不仅是病证病机类同者灵活运用原方，而且引而伸之，根据原方的内涵扩大了《伤寒论》方的主治范畴。

如桂枝汤，在《伤寒论》中，桂枝汤的主证是太阳中风证，凡见太阳病恶寒发热、自汗恶风、脉浮弱者可用桂枝汤发汗解表，在阳明病或太阴病中，凡有表证者，须用桂枝汤先解表再治里。桂枝汤在《伤寒论》中另外一个主要功效是调和营卫，在太阳中风证中用桂枝汤已经体现了桂枝汤的这一功效，在"霍乱病脉证并治"中的第387条"吐利止而身痛不休者，当消息和解其外，宜桂枝汤小和之"，此条的"身痛不休"四字说明霍乱病吐利止后仍然有表证，故用桂枝汤发汗解表以和其营卫。而在《温病条辨》中，"上焦篇"第 4 条用桂枝汤，取其发汗解表的功效，"上焦篇·补秋燥胜气论"第 3 条及"中焦篇"第 51 条用桂枝汤，取其"小和"的功效。但在"下焦篇"第 33 条用桂枝汤，吴氏明确指出："此亦阳气素虚之体质，热邪甫退，即露阳虚。故以桂枝汤复其阳也。"此处用桂枝汤是取其复阳的功效，并在用量用法上强调桂芍等量，且不必啜粥再令汗出，以免再发汗伤阴损阳。因而吴氏扩大了桂枝汤的主治范畴。

又如，白虎汤在《伤寒论》中主要用于伤寒脉浮滑之里热证，在《温病条辨》中，吴氏认为在太阴温病、暑温病中凡见大热、大渴、大汗、脉洪大四大症者均可用白虎汤，明确了白虎汤的主治范畴和应用指征。白虎加人参汤在《伤寒论》中用于阳明气分热盛，见大热、大渴欲饮、脉洪大之里热伤津证。吴氏《温病条辨》中则在上、中焦病证中巧用白虎加人参汤，如"上焦篇"第 8、22、26、40 条中，白虎加人参汤用于太阴温病、伏暑、暑温病，症见大汗、大渴，脉见虚大而芤，或见微喘甚至鼻孔煽者，吴氏用此方明确指出其脉见芤象，示暑伤气阴，此方主要为补益气阴、扶正清暑；"中焦篇"第 13 条中焦证下后脉洪大而芤者，为邪热入于阳明而气阴两伤者，用白虎加人参汤以清热、补益气阴，使邪不至于随气阴两虚而陷下虚脱。

此外，吴氏根据小柴胡汤证的特点，以小柴胡汤原方治疗"少阳疟如伤寒证者"。还有，乌梅丸在《伤寒论》中是用于厥阴吐蛔证，而在《温病条辨》中吴氏则用于治疗"久痢伤及厥阴，上犯阳明，气上撞心，饥不欲食，干呕腹痛"。

吴氏对以上诸方的运用均体现了其对《伤寒论》的深入研究、立法用方之严谨周密，不仅在证同病同的情况下运用《伤寒论》原方，而且在病不同证相似的情况下也能灵活运用《伤寒论》原方，扩大了经方的应用范围，也为后世如何在临床上灵活有效地应用经方树立了楷模。

（三）巧用经方化裁新方

《温病条辨》中，由仲景方化裁出新方达 50 余首，其中最典型的是由三承气汤化裁的系列承气汤方，"中焦篇"第 10、15、17 条详述了这几个承气汤变方，包括：护胃承气汤、宣白承气汤、导赤承气汤、牛黄承气汤、增液承气汤、新加黄龙汤、承气合小陷胸汤。这 7 个承气汤证中，包括虚实两个方面的病证，脏腑涉及肺、胃、大肠、小肠、心包等。其中治疗实证为主的有宣白承气汤、导赤承气汤、牛黄承气汤、承气合小陷胸汤，治疗邪盛正虚为主的有增液承气汤、新加黄龙汤、护胃承气汤。宣白承气汤从肺与大肠着手，脏腑合治、宣上通下以宣肺通腑、清热祛邪；导赤承气汤肠胃合治、泻火救阴，治疗小肠热盛小便赤痛；牛黄承气汤则以安宫牛黄丸清心开窍，生大黄通腑清热，治疗邪闭心包神昏；承气合小陷胸汤则三焦同治，清热通腑，治疗痰盛热重之实证；而增液承气汤、新加黄龙汤、护胃承气汤则用于热盛津亏之邪盛正虚之证。方药组成上，除用生大黄或芒硝、甘草外，多加用清热生津之品，如黄连、黄柏、知母、生石膏、赤芍、牡丹皮、玄参、麦冬、生地黄等。吴氏由三承气汤化裁出的七加减承气汤方，极大地扩展了下法的应用范围，使之更适合于温热病的治疗。

其次，《伤寒论》中炙甘草汤也被吴氏发挥得淋漓尽致，"下焦篇"中应用复脉汤方共计 10 条，病证涉及风温、温热、温疫、温毒、冬温等，此外还有由复脉汤加减化裁的一甲复脉汤、二甲复脉汤、三甲复脉汤及大定风珠等方，均为温热病邪深入下焦、肝肾阴伤精亏之主方。加减复脉汤在复脉汤的基础上删去甘温之人参、桂枝、大枣、生姜、清酒，加入养血滋阴之芍药，以免甘温之药复伤其阳，而专以救阴液为主，以达补阴救阳之效。吴氏创立的加减复脉汤、一甲复脉汤、二甲复脉汤、三甲复脉汤及大定风珠诸复脉辈方，在应用上不拘泥于温病，凡伤阴所致的妇科、儿科及各科疑难杂病皆可参考使用。如在"解产难"篇"产后当补心气论""产后虚寒虚热分别论治论"中提出可用三甲复脉汤三方及大定风珠治疗产后惊悸脉芤、产后虚损等症；"解儿难"篇中治疗"客忤痉"病中用复脉汤去人参、桂枝、生姜、大枣，加丹参、牡丹皮、犀角，补心之体。

除上述两方外，吴氏加减化裁《伤寒论》方还有由白虎汤加减化裁而成的白虎加苍术汤、白虎加桂枝汤；由泻心汤加减化裁而成的半夏泻心汤去参、姜、草、枣加枳实、生姜方，人参泻心汤、加减人参泻心汤、加减泻心汤等。

吴氏通过对经方的加减化裁应用，不仅扩展深化了经方的使用范畴，而且在临床上开拓了灵活运用经方的思路，在立法组方上同样做出了很大的贡献。

三、伤寒与温病的关系

由于种种原因，致使人们对伤寒和温病的概念模糊甚至误解。"非典"期间有人说"张仲景《伤寒杂病论》没解决（论述）温病问题"，这是对仲景医学了解不全所致。一是对伤寒、温病概念不明；二是对《伤寒杂病论》书名的误解；三是对《伤寒杂病论》全书内容误解，即误认为《伤寒杂病论》书主要论述治疗伤寒。

（一）仲景对伤寒、温病定义明确

关于"伤寒是伤于寒邪"，"温病是伤于温热之邪"，中医辨证论治所说的证，是由人体感受外邪（风、寒、暑、湿、火）后（与人体正气相争）所反应出的症状、症候来判定，而不依据感受的什么外邪，因感受寒邪后可反应出寒证、可反应出热证，感受了热邪也可反应为寒证、热证。关于温病的概念，张仲景说得很清楚，即《伤寒论》第6条："太阳病，发热而渴，不恶寒者，为温病。"这是很简单、明确的判定方法，是以症状特点判定，而不是以感受何种六淫之邪来判定。具体到西医诊断病名，如SARS、肺炎、乙型脑炎等，更不能笼统地说是感受温热或寒凉之邪，而是要根据每个病人在不同的时期具体表现来判定，有的开始即现太阳病证，不久可能变为温病或风温或阳明病，有的一发病即现太阴病或厥阴病，总之，西医诊断病名（如"非典"）不能与中医辨证名画等号（或相当于），因西医诊断的每一种病，在疾病过程中，可出现伤寒、温病、风温、太阴病、少阳病。关于伤寒、温病的具体证治，张仲景在《伤寒论》有明确论述，要继承和弘扬中医，尤其是温病，必须先读懂这一著作。

（二）《伤寒杂病论》书名涵盖温病

张仲景为何将书起名为《伤寒杂病论》，考证未详，但从中医文化、病证角度考证来看，有其深刻含义和科学性，那就是天下的疾病千变万化，概括起来，不外两类，一是具有发热特征的疾病，称为伤寒；另一类是不具备发热特征疾病，称为杂病。与后世医家把疾病分为外感和内伤两类的思想大致雷同，这就是《伤寒杂病论》的真实含义，即是说《伤寒杂病》是治疗人体常见的急性病、慢性病，外感、内伤，发热和

无发热，伤寒、杂病之书。这个书名在当时是很通俗、很简明的，但由于历史诸多原因，变得费解。张仲景在东汉写成《伤寒杂病论》，由于兵燹战乱等原因而散佚，后经王叔和搜集整理，才得以传世。至北宋校正医书局将其分别校订为《伤寒论》和《金匮要略方论》刊行于世，致使后人认为《伤寒论》只是治伤寒，不能治杂病、温病，《金匮要略》只是治杂病，不能治伤寒、温病。实际由中国医学史可知，伤寒有广义、狭义之分，广义者包括温病，狭义者单指伤寒。如《内经》提出："今夫热病者，皆伤寒之类也。"可知古代把有发热特征者称为伤寒。《难经·五十八难》曰："伤寒有五，有中风，有伤寒，有湿温，有温病，有热病。"前一个"伤寒"是广义的，后一个伤寒是狭义的。在《伤寒论》中，更有广义、狭义之分，如在太阳病中，分为伤寒和中风，即"太阳病，发热，汗出、恶风、脉缓者，名为中风"，"太阳病，或已发热，或未发热，必恶寒、体痛、呕逆、脉阴阳俱紧者，名为伤寒"，这里的"伤寒"是专指太阳表实证。而在《伤寒杂病论》原序中张仲景写道："余宗族素多，向余二百，建安纪年以来，犹未十稔，其死亡者三分有二，伤寒十居其七。"此处的"伤寒"与书名中的"伤寒"一致，概指广义的伤寒，其中包括陶弘景所指"外感天行"，即多种热性病、急性流行传染病。值得注意的是，张仲景在这里所说的"伤寒"，很明显是广义的伤寒，即既有伤寒，又有温病。明乎此，就易于理解《伤寒杂病论》书名的含义了。

（三）仲景医学对温病学发展的影响

清代著名医家徐大椿认为："医者之学问，全在明伤寒之理，则万病皆通。"伤寒大家柯琴提出"六经钤百病"的观点，即《伤寒》是论治人类常见百病（或称万病）、急性病、慢性病的。"百病"当中当然包括了温病。陆九芝更明确提出"阳明为温病之薮"的观点，即是说后世的温病源自于《伤寒论》的阳明病，这是有根据、正确的说法。从中医药学史看，温病学家主由阳明病方证、理论基础发展起来，成为温病学派。而且引人注意的是，他们的专著和医案中，撰用了《伤寒杂病论》的很多方证，如叶天士的《临证指南医案》、吴鞠通的《吴鞠通医案》、王孟英的《王孟英医案》，特别是王孟英在其《温热经纬》中就辑录了《伤寒论》原方48条及少数《金匮要略》原文，列为卷二，分为仲景伏气温病篇、仲景伏气热病篇、仲景外感热病篇、仲景湿温篇、仲景疫病篇，专门阐述仲景论温病的证治。吴鞠通《温病条辨》撰用《伤寒论》的方证，即有桂枝汤、白虎汤、白虎加人参汤、栀子豉汤、瓜蒂散、小半夏加茯苓汤、千金苇茎汤、白虎加桂枝汤、柴胡桂枝汤、大承气汤、小承气汤、调胃承气汤、竹叶石膏汤、小陷胸汤、栀子柏皮汤、茵陈蒿汤、半夏泻心汤、五苓散、四逆散、附子理中汤、九痛丸、小柴胡汤、附子粳米汤、黄连阿胶汤、白头翁汤、桃仁承气汤、抵当汤、桃花汤、猪肤汤、甘草汤、桔梗汤、苦酒汤、小建中汤、黄土汤、小青龙汤、麻杏石甘汤、葶苈大枣泻肺汤、大黄附子汤、鳖甲煎丸、乌梅丸等，还有从三承气汤衍化出的宣白、导赤、牛黄、增液、护胃诸承气汤，从炙甘草汤衍化出一甲、二甲、三甲复脉汤，从黄连阿胶汤衍化出的大小定风珠，以及苍术白虎汤、茵陈五苓散。可见《伤寒杂病论》的主要内容、方证，不但论治伤寒杂病，也论治温病。看温病学派吴鞠通用经方，更能明白温病与伤寒的关系。事实说明，用《伤寒杂病论》的理论和方证完全可治疗温病。

历代伤寒大家，如柯琴、陆九芝、吴鞠通、章太炎、恽铁樵等，皆非常重视仲景对温病的论述，并著有关文章解读伤寒与温病。章太炎先生认为"《伤寒论》本为广义伤寒，中风、温热悉在其中"，"以为《伤寒论》只论伤寒，与温病无干，讵知《伤寒论》提纲中已说明"；裘沛然认为《伤寒论》即包括温病；胡希恕先生在讲述《伤寒论》第6条时，指出温病与伤寒、中风一样，不是指一种病，而是指具有一定特点的证，详述用仲景方法可治温病，并介绍了亲身治温病的经验体会，并在《伤寒约言录》中明确指出："唯温病因为表里俱热，麻黄辛温的发表剂切不可轻投，必须治以辛凉（清凉），如需解表，亦应同时大清里热，麻杏石甘汤即属其例。"明确指出温病是表里俱热，是太阳阳明合病，治应用辛凉清解，而不能用辛温发汗。

反复研读仲景原文可见，阳明病开篇（第179条）研究温病具有深意。该条宋代赵本为："问曰：病有太阳阳明，有正阳阳明，有少阳阳明。"而《金匮要略》则以太阳、少阴、少阳、太阴、厥阴五篇开首皆称为"之为病"，阳明亦当属其例，故改首条为："阳明之为病，胃家实是也。"不论仲景原著到底是两条何者在前，但有一点可肯定，仲景在论述阳明病时有着明显的特点，即特意提出、强调阳明病有三种表现，亦即太阳阳明、正阳阳明、少阳阳明。更值得注意的是，仲景特别强调了阳明病的外证，即第182条："阳明病外证云何？答曰：身热，汗自出，不恶寒，反恶热也。"这里的外证是有别于太阳、少阴的外证、表证，即第6条所说的温病。这里可看出，阳明外证即是温病。所谓太阳阳明，就是太阳阳明合病、并病，亦当属温病。治疗太阳阳明合病的方剂，如桂枝加葛根汤、葛根汤、葛根黄芩黄连汤、麻杏石甘汤、麻杏苡甘汤、大青龙汤、越婢汤、越婢加术汤、越婢加半夏汤、桂枝二越婢一汤、白虎加桂枝汤、竹叶石膏汤等，实际是治疗温病之方。

近代用经方治疗温病也屡有报道：①1955～1956年流行性乙型脑炎（当时温病学派多称之为湿温）在北京和石家庄地区大规模流行，石家庄的郭可明和北京的蒲辅周先生以白虎汤加减治疗，疗效显著。②1963年，米伯让先生在汉中地区，用经方治疗657例钩端螺旋体（属温病）患者，治愈率达99%。③1985～1990年，江西的万友声教授用经方治疗流行性出血热（温病），疗效明显。值得注意的是，其用药规律特点为：发热期——用柴胡桂枝汤、桂枝麻黄各半汤。低血压休克期——用通脉四逆汤。少尿期——用大陷胸汤、桔梗白散、抵当汤。多尿期——前期用五苓散，后期用金匮肾气丸（汤）。恢复期——据瘥后病证用药。心烦不眠者，用栀子豉汤；脾虚多唾者，用理中汤；虚热不退者，用竹叶石膏汤；呃逆不止者，用橘皮竹茹汤；等等。

由此可知，《伤寒杂病论》的书名，即概括了伤寒、杂病、温病三者。全书内容详述了伤寒、杂病、温病方证，仲景的六经辨证是辨诸病的总纲，因此，用《伤寒杂病论》的理论和方证治疗温病，是早已存在的事实。

第三节　仲景医学对中医治疗学的影响

一、阴阳自和

仲景在《伤寒论》第58条："凡病，若发汗、若吐、若下、若亡血、亡津液，阴阳自和者，必自愈。"首次提出"阴阳自和"的概念，从而形成了独特的"阴阳自和"的基本思想，完善和发展了阴阳学说。阴阳自和是阴阳的基本特征，即修复能力。阴阳之间存在着一种自我平衡、自我协调、自我发展的趋势，自始至终存在于阴阳矛盾运动中。阴阳的对立制约、互根互用揭示了事物现象间及内部之间矛盾双方对立统一的关系，阴阳消长、阴阳转换、阴阳自和则揭示了事物及现象存在和发展的趋势。阴阳自和的趋势，表现为阴平阳秘、阴阳盛衰、阴阳格拒、阴阳离决以及在不同水平上的阴阳平衡。仲景不但明确提出"阴阳自和"的基本思想，而且结合临床，使之在医疗实践中得以体现，为中医病机学、发病学、治疗康复学、养生学提供了理论和实践依据。

（一）阴阳自和的提出

《伤寒论》第58条："凡病，若发汗、若吐、若下、若亡血、亡津液，阴阳自和者，必自愈。"后世注家对这一条文解释存在两种观点：第一，不管疾病过程如何，只要出现阴阳自和，就静待疾病痊愈，如成无己《注解伤寒论》、吴谦《医宗金鉴》。其二，柯琴《伤寒论注》提出："其人亡血、亡津液，阴阳安能自和？欲其阴阳自和，必先调其阴阳之所自……益血生津，阴阳自和矣。"观点决定态度，显然采不采取治疗措施是因为后世医家对阴阳自和的理解不同造成的。

有人结合《内经》认为，阴阳自和应该与天人合应、形神统一、心肾相交、水火相济、气血调和等概念密切相关。天人合应是阴阳自和的动力学基础，形神统一是促成阴阳自和的关键，心肾相交、水火相济、气血调和是阴阳自和的征兆和结果。其中天人合应、形神统一也是道家修行养生的重要思想方法。笔者认为这样理解范围太大，在医疗实践中很难把握。

（二）《伤寒论》中的阴阳

医学是关于疾病的诊断、治疗的科学，它不同于养生学，更不同于道学、玄学。张仲景的贡献就在于通过诊疗实践吸收了古代哲学的合理内核后创立了阴阳疾病观，阴阳概念在《伤寒论》中被重新界定，阴阳用于描述疾病而成为一种指代。

《伤寒论》中有"病发于阳""病发于阴"，这里的阴阳似乎被用来描述体内两种对立的物质，而有的条文就直接说"藏结无阳证"，显然这里的"阴""阳"是用来表述疾病的性质的。我们读书不仅要咬文嚼字，更要熟知古人的思维方式，洞悉他们描绘事物的意图后才有可能领悟到古人的智慧。限于当时的认识手段，古人只能从外部宏观上把握事物。这种混沌式的思维虽然有时不能精确界定事物，但也不乏其对事物进行细致入微的把握。认识是无限的，现代科技的发展即使进入了微观世界也离不开这种思维方式。实际上，阴阳分病类同时就是为疾病定病性，这是中医学的独创。从更深意义上讲，张仲景用阴阳概念开创了疾病的系统分类法。

（三）阴阳自和的内涵

《伤寒论》中有"欲愈""欲解""瘥"等字样的条文都可理解为阴阳和。阴性病或阳性病的病势趋向生理态的回复，就是阴阳自和。

1. 阳病欲愈 例如第23条的太阳病"发热恶寒"，是疾病的本态，虽经过八九天的消耗，仍旧是"热多寒少"，说明疾病的大部分还属太阳病，"热多寒少"是以太阳病本态作参照给出的一种症状标度；"如疟状"，"一日二三度发"，从发作频率上有别于少阳病的往来寒热，这是以少阳病为参照给出的另一种症状标度；"其人不呕"，进一步确认了没有少阳证；"清便欲自可"，说明没有阳明证，这些症状都是度。尽管最后的"脉微缓"仿佛是微小的新生力量，但前面排除了太阳病传变的可能，并不妨碍它成为势之所趋，这是阳向生理态的恢复。有的阳性病还可以采取向外部突破的方式来达到缓解的目的。如第47条的太阳病发展到极限，发热、无汗、自衄而愈。显然衄使得阳气外越，有医家把衄也叫作红汗。阳盛自损则愈，这在阳性病中是特例。

2. 阴病自愈　最好的例子是第287条的少阴病，这里出现了几乎和太阳病转愈相似的过程。少阴病"脉紧"，是疾病的本态。"至七八日"，阴阳相持已久，阳气耐久，足以内守。此时出现了"自下利，脉暴微"，这是个多义症，可能是少阴病加重抑或累及太阴，这种现象的实质却是类似于涨潮前的水位回落，假象也代表本质。在客观上"自下利、脉暴微"也成为疾病的一种标度。紧接着的"手足反温、脉紧反去者"才是疾病的势，这就像阴霾中透射出的阳光。仲师行文至此并没有结束，后面还有"虽烦下利，必自愈"，这才点明了"自下利"的真正意义是使得腐秽之物尽去，这个下利有点像太阳病中的自衄。那么，《伤寒论》中有没有阴病损阴自愈的特例呢？第320~322条少阴三急下证似乎是典型的例证，但这三条从所用方药来看很可能是假性少阴病。除此而外无据可查。相反有条文强调诸虚者不可下之，其言外之意为即便是阳性病虚者都不可下，就更不必谈阴性病了。所以对阴性病的极端情况用下法应当慎之又慎。

3. 疾病经过逆治后的自愈

（1）疾病本态向上向外，法当汗出而愈，下之则为逆治，随着逆治的程度不同再加上每个人的脏腑盛衰或旧病的不同，就会出现不同的症状。轻者气上冲、胸满、心悸，重者利遂不止，治疗方法迥然有异。在第49条中，逆下后出现了身重、心悸，这两个标志性的症状也是病势的转折点，逆下程度较此为轻仍可用发汗而解，若较此为重的就必须救逆了。身重是逆下后阳气被扼，心代表着剑突后的部位，悸是气上冲的加重。心悸和心下悸、脐下悸都代表着不同程度的里虚，显然心悸是程度最轻的，这里用部位作为疾病的量度，用心实在巧妙！在治疗方法上，对这种特殊的势只能走中间道路，既不能汗更不能下，唯有静待津液自和，自汗出愈。津液自和代表了阴阳自和的一个侧面。

（2）与上条情形相反，疾病当下，先大下而复发汗，可以想见，必然亡津液而小便不利，欲自愈，必得小便利。这就是第59条描述的情况，与第49条相比，在上为汗，在下为小便，逆下后若津液仍能向上则汗出自愈，复汗后只有津液趋下而得小便利方解。

（3）再看第58条，治病即便有损亦不为过，审其态势，以阴阳自和为唯一标准，这句话具有纲领性。张仲景的阴阳自和观是阴阳疾病观的延展。每个疾病都是动态的过程，知其病性更要知其病势，顺水推舟抑或逆性救势，这也是疾病得以治疗的基础。

张仲景描述的每种疾病各自不同的阴阳自和方式构成了阴阳自和观的丰富内涵。从例证中总结规律，有所提高和发展，这是读《伤寒论》的目的，也是中医发展的现实任务。

（四）阴阳自和与中医发病学

人体处在正常的阴阳平衡状态即阴平阳秘时，正气旺盛，精力充沛。虽有气候、环境、情绪的影响，机体的修复能力即阴阳自和的能力正常，能及时地调节人体的阴阳状态，使之始终保持阴平阳秘，并能护卫"阴阳自和"的能力。徜若有外邪入侵，机体会利用阴阳这种"自和"能力驱邪外出，适时调节，而不发病。致病因素影响并超过人的修复能力，或者机体阴阳自和能力失调，就会导致阴阳失衡而致病。人之所以患外感病，是感受非时之邪，或者本令之邪太过，超过人的抵抗能力，即修复能力，阴阳自和失调而使邪气侵犯腠理，营卫失和而致病。如伤寒六经病，《金匮要略》中痉湿暍病。若不注意调养身体，纵欲过度，机体的修复能力遭到破坏，就会出现阴阳失衡的脾肾虚弱，即得虚劳病，并且易于感受外邪侵袭而致病。如"虚劳诸不足，风气百疾，薯蓣丸主之"；血痹病，体现了阴阳自和平衡破坏是导致疾病的根本原因，即所谓"正气存内，邪不可干"，"邪之所凑，其气必虚"，从而有"千般疢难，不越三条……"的精辟论述。

（五）阴阳自和与中医病机学

机体阴阳自和能力遭到破坏，阴阳失衡，人即发病，表现出阴阳、寒热、虚实、表里的不同病理类型。外邪入侵机体，正气奋起与邪抗争，表现为阴阳的盛衰。阴盛则寒，阳盛则热，或阴阳纠缠，寒热相杂交替，如阳明病多表现为热实，太阴病多表现为寒虚，少阳病、厥阴病、疟病表现为寒热错杂，厥热胜复。根据阴阳能力破坏的程度，疾病表现为在表、在里和在半表半里的不同，如太阳病、少阳病、少阴病。各脏腑阴阳自和能力不同，脏腑病变亦不同，如肝着、肾着、脾约三病的不同。阴阳格拒，失于自和，如阴盛格阳的通脉四逆汤证，阳盛格阴的四逆散证，寒格的干姜黄芩黄连人参汤证；阴阳离决，失于维系，自和能力丧失，如"夫六腑绝于外者……五脏绝于内者……"，表现为不同脏腑阴阳离决的心、肝、脾、肺、肾的五脏死候等。

（六）阴阳自和与中医治疗康复学

《伤寒论》第58条中直接体现了治疗疾病的目的在于祛除导致"阴阳自和"失调的因素，固护和恢复机体阴阳自和的能力，利用阴阳自和的基本趋势，到达阴平阳秘的健康状态，即所谓"观其脉证，知犯何逆，随证治之"。表现为：

（1）病邪在表，则解表发汗，如麻黄桂枝汤证；在里则下之，如大承气汤证；在上则吐之，如瓜蒂散证；在半表半里则和之，如小柴胡汤证。阴虚则滋阴清热，如黄连阿胶汤证；阳虚则助阳，回阳救逆，如理中汤证、四逆汤证；阴阳两虚则调补阴阳，如小建中汤证。因势利导，给邪出路，如"下利气者，当利其小便"，"病人欲吐之，不可下之"，"诸有水者，腰以下肿，当利小便"，"腰以上肿，当发汗乃愈"，"若治风湿者，发其汗，但微微似欲出汗者，风湿俱去也"等。

（2）治疗疾病要保护固防机体阴阳自和的趋势，适可而止。如汗家、疮家、亡血家、淋家等麻黄汤的禁忌证，慎发汗，否则则伤及阴阳。《伤寒论》中"……必自愈"的条文进一步反复指出治疗疾病的要点在于固护阴阳自和的状态，不可治之过当。若机体阴阳自和能力旺盛，即使发病，亦可通过自身调节祛除病邪，调整阴阳，达到"阴平阳秘"而不用药。

（3）发病之后，阴阳自和能力下降，或处于低水平的阴阳平衡状态，此时要防止致病因素的再致病，需认真调养或调补阴阳，恢复自和的能力，使之达到健康的阴阳平衡。这种思想深刻地体现在"辨阴阳易瘥后劳复病脉证并治"及诸"……必自愈"的条文中。

（4）在药物的配伍、煎服和剂型上亦充分体现了仲景照顾机体阴阳自和能力的基本思想，如麻黄汤的煎服法、半夏泻心汤的寒热并用、肾气丸的剂型。

（5）治疗疾病更重要的是防止传变。除治疗现病脏腑外，又要保护未病脏腑，使其修复能力增强而防止犯及本脏腑，仲景又可谓未病先防的大师，"夫治未病者，见肝之病，知肝传脾，当先实脾……"。

（七）阴阳自和与中医养生学

正常人体处于阴平阳秘状态，利用阴阳自和的修复能力，维持着人体的阴阳平衡。所以固护正气，调摄精神，保护阴阳自和能力是养生的根本。仲景在《金匮要略·脏腑经络先后病脉证第一》中指出人类必须适应自然界的气候并调摄机体，"若人能养慎，不令邪风干忤经络"，"更能无犯王法，禽兽灾伤，房室勿令竭乏，服食节其冷、热、苦、酸、辛、甘，不遗形体有衰，病则无由入其腠理"，"五脏元真通畅，人即安和"。并指出激发利用机体阴阳自和的能力而早期治愈疾病，"适中经络，未流传脏腑即医治之。四肢才觉重滞，即导引、吐纳、针灸、膏摩，勿令九窍闭塞"。

二、扶阳气、存阴液

张仲景对于六经病证的治则，总的说来，不外祛邪与扶正两方面。而且始终贯穿着"扶阳气"和"存阴液"的基本精神，从而达到邪去正安的目的。诸多的文献及医家亦赞同此观点。

（一）扶阳气

1. 扶阳气的理论渊源 阴阳学说和五行学说是中国古代哲学的重要理论基础，影响着中华民族文化的各个方面，中医就是在阴阳学说和五行学说的基础上建立了系统的理论体系。而阴阳学说的影响则更为深远，贯穿在中医学理论体系的各个方面，用来说明人体的组织结构、生理功能、疾病的发生发展规律，并指导着临床诊断和治疗。《内经》是我国现存的医学文献中最早的一部典籍，它总结了春秋战国以前的医疗成就和治疗经验，确立了中医学的独特理论体系，成为中国医药学发展的基础。清代张志聪在《黄帝内经集注》中提到，"独《素问》一册……所详者天人一原之旨，所明者阴阳迭乘之机，所究研者气运更胜之微"，可见阴阳学说对中医学的影响之巨。

《伤寒杂病论》是一部阐述多种外感疾病及杂病辨证论治的专书，是我国第一部理法方药比较完善，理论联系实际的重要医学著作，它上下衔接医经派和经方派，在"六日传经"的基础上，创立了六经辨证体系，开创了辨证论治理论体系的先河，在中医的发展历程中有不可代替和不可逾越的作用。正因为如此，后世尊称本书的作者张仲景为"医圣"。

《素问·四气调神大论》云："夫四时阴阳者，万物之根本也。"《素问·阴阳应象大论》云："阴阳者，天地之道也，万物之纲纪，变化之父母，生杀之本始，神明之府也，治病必求于本。"而对应到人体，则"阳气"与"阴液"为人体的根本，以"阳气"为用，"阴液"为体，二者依存制约，同为生命活动提供必要基础。《伤寒论》中也提到"病有发热恶寒者，发于阳也；无热恶寒者，发于阴也"，这一条可看作是辨别六经病阴证、阳证的总纲。而且，六经辨证与八纲辨证又是息息相关的，八纲之中又以阴阳为总纲。故而，《内经》对阴阳的阐述及运用可以看作是张仲景《伤寒杂病论》的主要理论渊源。

2. 扶阳气的含义　《伤寒杂病论》中"扶阳气"包含预防思想和治疗思想。在阳气未虚之前，治宜固护阳气；当阳气已伤则应用扶阳的药物扶助阳气，使疾病痊愈。所以"扶阳气"是贯穿全书的重要指导思想之一，与"存阴液"具有同等重要的意义。

3. 扶阳气的病理依据

（1）根据体质差异：体质的强弱是发病与否的内因。《汤本求真》认为："外因虽有作用，若不与内因结合，则不能成立，此千古不易之铁案也。"仲景反复强调体质差异是伤寒发病的内因，其中阳气不足，尤为重要，如《伤寒论》第 70 条："发汗后，恶寒者，虚故也；不恶寒，但热者，实也。当和胃气，与调胃承气汤。"太阳病发汗本属正治，但由于体质差异，故出现两种不同的转归：素体阳虚，汗虽表解，但阳气外泄，而致阴阳两虚证；而阳盛体质，汗后胃中津液受伤，阳明邪热燥结，故不恶寒而反恶热，以调胃承气汤微和胃气。再如同为热痞，一用大黄黄连泻心汤泻热消痞，一用附子泻心汤泻热消痞，扶阳固表，究其原因均是由于体质的差异所致，前者阳气不虚，故呈现实证，用纯寒之剂泻热消痞，而后者为表阳虚而患热痞，故泻热消痞的同时兼以扶阳。

（2）根据寒邪的性质：寒为阴邪，易伤人阳气，寒邪愈重阳伤愈甚，寒邪愈久阳气愈伤，阳气耗伤则寒更甚，进而复伤阳气。如感受寒邪，损伤脾阳，则可见到腹满而吐、食不下、自利益甚、时腹自痛的太阳虚寒证；损伤肾阳则可见下利清谷、手足厥冷、恶寒蜷卧、脉微欲绝的少阴寒化证。由于寒邪是阳虚的致病因素，故《内经》云："寒气客于皮肤，阴气盛，阳气虚。"所以说，"扶阳气"就在于祛除寒邪、纠正已虚之阳气，使机体从病理状态下恢复到正常的生理状态。

（3）根据失治、误治的变证：在《伤寒论》中汗、吐、下为常用治法，用之不当，则耗伤阳气，变证蜂起。如汗法以遍身絷絷汗出为佳，不可如水流漓。若发汗不得法，汗之太过，常使阳气随汗液而泄致阳虚证发生。如"发汗过多，其人叉手自冒心，心下悸，欲得按"（第 64 条），"烧针令其汗，针处被寒，核起而赤者，必发奔豚，气从少腹上冲心"（第 117 条）的心阳虚证则是倒证，故用桂枝甘草汤为主温通心阳。再如误下所致的变证，太阳病本应汗解，而禁用下法，故仲景告诫说："太阳病，外证未解，不可下，下之为逆"（第 44 条），若误用下法常使阳气耗伤，病由太阳之表，内传于里，致阳气不足，变证复杂。如第 93 条和第 163 条两者均是太阳病误下后，致阳气不足兼表证，故以四逆汤、桂枝人参汤扶阳气。若误用吐法则可致"腹中饥，口不能食……不喜糜粥，欲食冷食，朝食暮吐"（第 120 条），胃阳损伤之证。

4. 扶阳气的意义　《内经》曰："阳气者，若天与日，失其所则折寿而不彰。"可见阳气犹如天之一轮红日，一身之大宝，具有抵御外邪侵袭机体，温煦及温运脏腑的功能。"扶阳气"的意义主要在于以下几点。

(1) 扶阳津生：阴阳相互依存，相互转化，均以对方的存在而存在。因此，在伤寒的发生发展过程中，阳虚可致阴液不足，阴液受伤也可致阳气耗伤。所以仲景对于阳虚阴不足之证，常扶助阳气，使津液自生。如第 20 条之桂枝加附子汤则是明证。仲景不急于生津养液，而先固阳气，其意就在于扶阳则可摄阴，阳生阴长，阳不走泄则津液自复。正如陆渊雷所云："津伤而阳不亡者，其津自能再生；阳亡而津不伤者，其津亦无后继。是以良工治病，不患津之伤，而患阳之亡。阳明病之津液干枯，津伤而阳不亡也，撤其热则津自生；少阴病之津液干枯，阳亡而津不继也，回其阳则津自生……桂枝加附子汤之证，伤津而兼亡阳也，仲景则回其阳而已，不养其津，学者当深长思之。"

(2) 扶阳祛邪：祖国医学认为疾病的过程是正气与邪气相互斗争的过程。"正"主要指人体的抗病能力，包括阳气。伤寒的发病过程中，阳气不足，抗病能力减弱，病情严重，故扶阳气，增加抗病能力，就能更好地祛邪，所以对一些暴寒骤中，阴寒内盛，阳气虚衰的证候，常用扶阳剂回阳散寒，阳复则邪祛。如第 354 条"大汗，若大下利而厥冷者，四逆汤主之"。故尤怡曰："阳虚阴胜则生厥逆，虽无里急下利等证，亦必救阳驱阴为急。"陈亮斯亦云："凡骤中者，邪气强盛而正气初伤，急急用温，正气犹有自复……故用四逆胜寒毒于方危，回阳气于将绝。"可见仲景扶阳的意义在于扶阳祛邪。

(3) 防微杜渐：在伤寒的发病中邪气侵犯人体，通常由表入里，由浅入深，逐渐深入，而阳气也随着邪气的强弱而变化，故仲景强调早期诊断，早期治疗，以防止疾病发展而致亡阳。如第 323 条："少阴病，脉沉者，急温之，宜四逆汤。"通常四逆汤当见"下利清谷"或"四肢厥冷"或"恶寒蜷卧"等少阴虚寒证方可使用。今仅见脉沉为何用四逆汤"急温之"？细细玩味，则知仲景提示对阳虚证要及早治疗，以免延误病机。尽管上述诸症未必悉具，但脉沉是表明阳气太虚，阴寒极盛。少阴虚寒本质已经毕露，若不急温，那么吐利厥逆、烦躁等危急症，就会接踵而至，所以仲景提出"急温之"，不但可以提高疗效，而且有防止病势增剧的积极意义。

(4) 平衡阴阳：人之阴阳，贵在平衡，反之则病。伤寒虽阳虚不固，治法各殊，但扶阳气旨在平衡阴阳，达到"阴阳自和者，必自愈"。如阳虚厥逆烦躁证，是发汗或下后阴阳两虚，但以阳虚为主，故治宜回阳益阴，用茯苓四逆汤平衡阴阳。再如少阴寒化证，由于阳气的虚衰反映阴邪的偏盛，而扶阳气又在于抑阴，使机体阳虚阴盛的状态逐步趋向阴阳平衡，所以采用四逆汤类方。根据阳衰阴盛的轻重缓急分别使用，达到阴阳平衡的目的。

（二）存阴液

1. 存阴液的含义　张仲景根据外感热病演变过程中阴阳胜负之特点，认为伤寒之邪不但能化寒伤阳，亦能化热伤阴，在强调扶阳气的同时，也重视存阴液。《伤寒论》中用"胃中水竭""阴虚""心烦""亡津液""舌上燥而渴""反无汗"等来描述外感热病中耗伤阴液的病理现象和临床表现，并将益阴方药巧妙地化裁于寒热温凉、攻散补通诸法之中，为后世杂病、温病中滋阴法的发展开了先河，为中医滋阴法的临床运用奠定了基础。

阴液来源于饮食水谷，是人体赖以自下而上的物质基础，它具有营养润泽机体各个组织器官和调节整体阴阳平衡的作用，维持着人体生命的正常活动。

阴液的伤存密切影响着疾病的发生和预后。首先，在发病方面，如果阴液充沛，精气旺盛，抗御外邪的力量强，则不易使人致病，或虽感受而发病亦较轻；反之，阴液不足，极易感受邪气且发病较重。在疾病发展过程中，若阴液伤耗过重，即可导致"坏病"，或称"变证""逆证"，使病性向着危重方向急剧恶化。如第6条中所说的风温病，就是误用辛温发汗，误下与火攻、火熏，使阴液伤残而导致的一个典型"坏病"。再者，阴液的伤残程度，直接影响到疾病的预后和转归。若阴液伤耗不重，或能及时治疗、补充，则可变危为安，预后良好；否则病性可急转直下，甚至"亡阴"而不救。

《伤寒论》之所以十分重视"存阴液"的问题，主要基于这样一种认识：津液的存亡是病证传变、转化的因素之一。例如，第181条"太阳病，若发汗，若下，若利小便，此亡津液，胃中干燥，因转属阳明"，是太阳病误治亡津液转属阳明病。第265条"少阳不可发汗，发汗则谵语。此属胃……"，是少阳病误治亡津液转属阳明病。至于太阳病误治诸证、不可发汗诸证、阳明病白虎诸证、承气诸证、少阳病柴胡诸证、三阴病下利诸证、少阴病咽痛诸证、急下诸证，以及阳明、少阴、厥阴诸难证、死证等，无不是与亡津液有关。可见，"存阴液"是张仲景在《伤寒论》讨论的重要议题。

2. 存阴液的具体运用

（1）消除耗液因素：对阳明病的治疗最能体现仲景"存阴液"的法则。阳明病分"经证"和"腑证"，其病机总缘邪热炽盛，阴液耗伤。若症见大热、大汗、大烦渴、脉洪大者，乃无形实热弥漫阳明经中，此时发汗伤津，攻之则邪陷，仲景对此投以清热生津之剂白虎汤，使邪热去而气阴生，津液得以保存。

若里热化燥成实，形成燥屎内结，则津液内消尤剧，此时急宜"攻下"燥屎以除耗液之因，而存已伤之液。第70、105等条调胃承气汤证，第208、209、217、241等条大承气汤证，第208、209、214、250等条小承气汤证，就是根据燥屎结滞的不同程度而采取"攻下"涤荡以存津的治法。至于少阴病三急下存津证，即第320、321、322条大承气汤证，更是因为热邪内伏，津液有迅速枯竭之势，仲景主张"急下之"，急除耗液之因，以存将亡之津。

（2）补充阴液耗损：由于人体脏腑盛衰有别，受邪部位各异，病变阶段不同，故其阴液耗损各有侧重，而补充阴液之方法也必然多样。常见者有以下几种。

1）饮水疗法：第71条"……大汗出，胃中干，烦躁不得眠，欲得饮水者，少少与饮之，令胃气和则愈"，第329条"厥阴病，渴欲饮水者，少少与之愈"，这是仲景在当时条件下，采取口服直接补充津液的方法。

2）滋阴降火法：若邪入少阴，从阳化热，阴液受灼，以至水亏火旺，主以黄连阿胶汤。方中黄连、黄芩泻心火以下降，阿胶滋肾阴以上潮，芍药平肝和血以育阴，鸡子黄滋阴补血交通心肾，益阴降火而水升火降，心肾交合，坎离既济，则心烦不寐自愈。

3）养阴退热法：适用于病后气津两耗，余热未清。方选竹叶石膏汤，病后虚热，非实火可比，此方专于甘寒生津，滋养肺胃，意在育阴，不在降火。

4）益阴润燥法：少阴热化证，下利伤阴，虚火上炎，当用益阴润燥、滋补柔养之法。第310条云："少阴病，下利，咽痛，胸满，心烦，猪肤汤主之。"猪肤汤方能润肺肾，益肠胃，敛虚热，为甘润平补之剂。取血肉有情之品，以味补精；用壮水之主之法，滋阴制热。

5）滋阴润便法：由于汗出过多小便数，津液外越而胃中热，脾阴不足以致大便坚硬难下的脾约证，用麻子仁丸，主要是滋脾阴以润肠通便。若燥屎已入直肠，患者自觉有便意而不能解出时，第233条指出，可用蜜煎润窍，润肠通便，导而利之。如津伤而有热者，可用猪胆汁灌肠清热通利，使肠道无阴，大便得下。

《伤寒论》中强调津枯便硬的病机是"亡津液""津液内竭"，故"虽硬不可攻之"，为后世发展成"增水行舟"的重要治法奠定了基础。

再如益阴缓急的芍药甘草汤，旨在酸甘化阴，滋肝阴而养筋脉；益阴补血的炙甘草汤，用生地黄、阿胶、麻子仁偏于补心血不足；滋阴利水的猪苓汤，旨在育阴利水……如此等等，均是补充阴液耗损的各种方法。

（3）促进阴液的生化：若机体失却阳气的能动作用，单用滋阴药难以奏效，应益气、温阳，使阴得阳升而源泉不竭。

1）益气生津法：津伤而兼气耗者，《伤寒论》多在方中用人参益气以生津，如白虎汤加人参、四逆加人参汤、桂枝新加汤、茯苓四逆汤、小柴胡汤中人参加量等。人参甘温，大补元气，元气足则生机蓬勃，津液源源生化而来，则气阴亏耗之证自除。

2）温阳存津法：常用于三阴病吐利不止，"下厥上竭""吐已下断"等亡阴亡阳危候，津伤阳不亡，其津液自能再生。故《伤寒论》患者三阴最惧亡阳，一遇阴阳两竭之候，仲景始终将纠正亡阳视为当务之急。例如第390条"吐已下断"表示阴液竭尽，但"汗出而厥""脉微欲绝"亡阳之征亦极严重，主以通脉四逆加猪胆汤，大力回阳，实则生阴，体现出温阳存津法，调节人体气化功能，促进自身阴液的生化。

《伤寒论》以六经辨证为纲，仲景在六经病辨治中几乎均用滋阴药。如太阳病中桂枝汤用芍药，目的就是收敛阴液；阳明病中白虎汤用苦润的知母，意在润燥生津；少阳病中小柴胡汤用人参，意在益气养阴；太阳病中桂枝加芍药和桂枝加大黄汤，均用滋阴柔脾的芍药；少阴病中不仅热化证中的黄连阿胶鸡子、猪肤汤是以滋阴为主的方剂，就是寒化证的真武汤、附子汤亦配伍芍药，"以阳得阴助，则生化无穷"；厥阴病中乌梅丸亦是用酸甘收敛、益阴止渴的乌梅为主药。

此外，仲景对诸如淋家、疮家、衄家、亡血家、汗家、咽喉干燥等阴伤液亏者，为了保存阴液，提出"不可发汗"之诫。目的在于防止后世滥用汗法，重伤阴液。

伤寒以寒邪为主，易伤阳气，故常用辛温之药。但《伤寒论》是包括一切外感热性病的专书（广义伤寒），仲景在《伤寒论》中处处指示人们要注意保护阴液，立法处方常以益阴敛阴之品监护。有的医家认为《伤寒论》治寒不治温，救阳不救阴，用药大多辛燥温热，不适宜时病的治疗，并以此划定伤寒与温病的鸿沟。实际上，《伤寒论》阳明病的内容就是后世温病学说的张本，少阴病热化证的黄连阿胶汤乃后世温病滋阴清热的治疗先声。温病学中的风湿病热在阳明，无形热盛用白虎汤，有形热结用承气汤，热灼真阴的黄连阿胶汤，以及春温病热在少阳用黄芩汤，均是使用《伤寒论》的辨证与治疗。至于增液承气汤、加减复脉汤、大定风珠，都是在伤寒方剂的基础上发展起来的。对仲景治热病以"存阴液"的思想，特别在热病后期，扶阳不易，救阴尤难，阳气易复，而阴液难生。临床上一些亡阳患者，常常参附入咽，则冷汗止、面色转、手足温，而津液枯涸者，恐非一杯汤药所能奏效。故王孟英云："精之未尽者，尚有一线生机可望，若耗尽而阴竭，如旱苗之根枯矣，沛然下雨，亦曷济耶。"

三、扶正与祛邪

扶正祛邪理论源出于《内经》，而其形成完整理论和实践体系则始于《伤寒论》。《伤寒论》对临床各科均有极高的指导价值，辨证论治是临证灵活选用经方，驾驭扶正祛邪治则的关键，在运用这一原则时，仲景不仅重视组方的攻补相辅，更强调了正气和邪气在疾病发展过程中的转变，揭示了处理补虚与留邪、祛邪与伤正两组矛盾的辩证思路，成功地实现了医药基础理论向临床实践的过渡，是中医药理论里程碑式的跨越性发展。

疾病的过程实质上是人体正气与致病邪气之间矛盾双方相互斗争的过程。疾病在其发展过程中，正邪之争每因病人体质、治疗经过、感邪轻重，乃至环境、气候等因素，而表现出"证"的差异，因此，对疾病的具体治疗，即是通过辨证达到正复邪退，控制正邪双方对比的格局，向有利于正气的方向发展，使正气复、邪气祛，重新恢复人体正常的生理状态——阴阳平衡。仲景发展了《内经》"正气存内，邪不可干"的理论，提出如"四季脾旺不受邪"，"若五脏元真通畅，人即安和"的理论。仲景在解释小柴胡汤证的病机时明确指出："血弱气尽，腠理开，邪气因入，与正气相搏，结于胁下。正邪分争……"强调正邪抗争是影响疾病趋向和转归的重要因素。例如，太阴病至七八日后，邪正相持，可出现多种不同转归：①正复邪去。"脾家实"，脾阳恢复，奋起驱邪，病可自愈。②由阴转阳。当阳复太过，邪从燥化，大便硬而成阳明病。③阳虚更甚，病情转重。太阴病脾阳虚甚，可以累及少阴或厥阴。

"虚则补之，实则泻之"是扶正与祛邪治则运用的基本标准。以六经病而言，三阳病多邪气盛，所以总的治则是祛邪。如太阳病，邪盛于表，则以发汗祛邪为主；阳明病，邪盛于里，则以清、下二法为要，清气分之无形邪热，下胃肠燥结之有形实邪；少阳病邪郁于半表半里，则以和法疏解宣散达邪。汗、吐、下、和均属具体的祛邪治法。《伤寒论》三阴证多正气虚，所以总的治则是扶正。如太阴病脾阳虚弱、少阴病心肾两虚及厥阴病血虚肝寒等证，均采用温补的治法。

张仲景临床运用扶正祛邪法则时，细致地观察和分析正邪双方相互消长的盛衰情况，并根据正邪在矛盾斗争中所占的地位，决定扶正与祛邪的主次、先后，扶正避免留邪，祛邪谨防伤正。在处理扶正与祛邪这一对病程中的矛盾因素时，张仲景处处留心。

（一）邪实，急去邪存正

首先，在三阳证重在祛邪大原则的基础上，仲景并非等量齐观，而是在组方时处处突出祛邪不伤正的学术思想，以强调发挥人体自身正气的抗病能力。《伤寒论》祛邪之剂的服用，仲景也非常重视，要求中病即止，不可药过伤正，如承气汤"若更衣者勿服之"，仲景选方多用类方，如大承气汤类。大承气汤由大黄、芒硝、枳实、厚朴组成，具有攻下实热、荡涤燥结之功，主治阳明腑实重证，见腹满作痛，绕脐痛，发作有时，不大便或大便难，或乍难乍易，燥屎内结，烦躁谵语，潮热多汗，甚则喘冒直视，或如见鬼状，循衣摸床，苔黄焦黑，脉实大或滑数或沉迟有力。小承气汤为祖方去芒硝，枳、朴用量也减，泻热攻下之力较轻，主治阳明腑实，虽见潮热谵语，但以痞满为主者，或无潮热，"腹大满而不通"，为里虽实而燥结不甚者。调胃承气汤不用枳、朴，以大黄与甘草同煎，后纳芒硝，故泻热攻下之力缓和，主治阳明热结，燥实在下，而无痞满之证，见蒸蒸发热，或心烦，或谵语，为大便燥坚，痞满不甚，或腑实重证下后邪热宿垢未尽者。麻子仁丸由小承气汤加麻仁、杏仁、芍药润下燥结，主治脾约证，见大便结硬，或数日不下，或便出不畅，饮食小便如常，亦有"不更衣十日，无所苦也"。针对病证的危急程度，仲景用峻剂"存其正"。仲景急攻中的量、性、味、法的变化，体现出祛邪的灵活治则，和扶正的良苦用心。

（二）补泻兼施和其正

仲景善于补泻兼施，和其正气。如和调少阳，适于外感热病，其主方是柴胡类方，以及黄芩汤、泻心类方等。前者病偏半表，后者病偏半里。后世医家对于仲景和法推崇之至，如吴又可的达原饮，吴鞠通的蒿芩清胆汤等和解剂，可以说是仲景和法的演变和发展，所以把和法推而广之，凡是表里虚实的复杂证候，脏腑阴阳气血的偏盛偏衰，使其归于平衡，皆不能舍和法而取效。仲景和法的广泛含义则包括了寒热并用、补泻合方、苦辛合化、表里双解、上下分消、调和气血、调和肝脾等，都可以说是和法。仲景于温法、消法、补法等常合并使用，当和则和。如"血弱气尽，腠理开，邪气因入"的少阳病，是邪入半表半里位，正邪分争于此特殊病位，通过主动扶正，可以达到祛邪的目的，体现了扶正与祛邪的辩证关系。

仲景善于抓住正邪分争的关键。以泻心汤类方为例，泻心汤类方主治痞证。由于误下之后，邪气内陷，与无形之气相结，阻塞气机，痞塞于心下而成痞。在《伤寒论》太阳篇149条中曰："伤寒五六日，呕而发热者，柴胡证具，而以他药下之，柴胡证仍在者，复与柴胡汤……但满而不痛者，此为痞，柴胡不中与之，宜半夏泻心汤。"本条叙及半夏泻心汤证的形成，在于少阳证误用下法，损伤了脾胃之气，少阳邪热乘虚内犯，以致寒热错杂，气机痞塞而成，表现为"但满而不痛"，可与半夏泻心汤治疗。此外，151条中有如下描述："脉浮而紧，而复下之，紧反入里，则作痞，按之自濡，但气痞耳。"是由于表证误下，邪气内陷因而致痞。在158条中，指出："其人下利，日数十行，谷不化，腹中雷鸣，心下痞硬而满，干呕，心烦不得安。"此为误治之后，脾胃虚弱，食谷不化，食积内停而致痞。在157条中，指出："胃中不和，心下痞硬，干噫食臭，胁下有水气，腹中雷鸣，下利者，生姜泻心汤主之。"此为脾胃不和，水饮内停，与食滞互结而为痞。上述三种痞证均属寒热错杂痞，分别使用半夏泻心汤、甘草泻心汤、生姜泻心汤治之。中焦作为后天正气化养之本，以通降顺达为体用。泻心汤以半夏降逆止呕、消痞散结，半夏、干姜辛温散结，黄芩、黄连苦寒泻热，姜夏与芩连相配，既可平调寒热，又可辛开苦降，消痞散结；佐以人参、甘草、大枣等甘温之品，扶助正气，益气健脾。诸药合用，能辛开、苦降、甘补并用，寒温并用，阴阳并调。"泻"，并非补泻之泻，而是"疏泄"。"泻心"之义在于疏泄气机，以和其正，仲景用法之巧，可见一斑。

（三）急、缓适宜，补其正

仲景补法之具体运用，在方药配伍诸方面呈现出丰富多彩的治疗方法。《内经》曰"虚则补之"，"损则益之"。补法的作用在于补益气血不足，协调阴阳偏盛。仲景在外感病中善用权宜之补，如补益营卫的桂枝新加汤，温补中焦兼和营卫的桂枝人参汤，以及滋敛或养阴、缓急解痉的芍药甘草汤。桂枝新加汤以桂枝汤解肌祛风，增生姜用量以通阳和卫，增芍药用量以益营滋阴，加人参意在气阴双补。如是则补散兼施，合奏其功。对于外感病，仲景采用权宜之补，以防恋邪。《伤寒论》缓补多与温法并用，这是因为《伤寒论》以论寒病为主的缘故。同时，《伤寒论》是以急性病为主，且寒能伤阳，救急又以姜附为主。所以论中的补法，多是补而寓温。如补虚建中法适于脾胃虚寒之证。《伤寒论》说："伤寒，阳脉涩，阴脉弦，法当腹中急痛，先与小建中汤。""心中悸而烦者，小建中汤主之。"本方即由调和营卫的桂枝汤，倍芍药加饴糖，变为甘温补中的小建中汤，治疗脾胃阳气不畅的腹中急痛，用建中汤旨在建中补脾。补中温阳法适于脾阳虚寒之证。如论中自利不渴的太阴脏寒，病后喜唾的胸中有寒等中焦脾虚寒盛，应用理中汤或丸，以温中补虚，此即"寒者温之""虚则补之"的意思。论中补中温阳法，为后世理中补虚提示了范例，在理中汤的基础上根据病者的不同，加入苦寒伍佐或行气安蛔等药物，将理中汤化裁为连理汤、椒梅理中汤等，既丰富了临床运用，也发展了伤寒学说。补血复脉法适于阴血不足、心阳不振之证。论中"伤寒脉结代，心动悸，炙甘草汤主之"，脉象结代、心动悸是属阴血不足，心阳不振的证候，故用炙甘草汤通阳复脉，滋阴补血。温病学家以本方去参、桂、姜、枣加芍药，改名加减复脉汤，用于温热病后期，以滋阴退热，养液润燥。吴鞠通说："在仲景当日，治伤于寒者之结代，自有取于参、桂、姜、枣，复脉中之阳。今治伤于温者之阳亢阴竭，不得再补其阳也。用古法而不拘用古方，医者之化裁也。"吴氏在本方的基础上创一、二、三加减复脉汤，以治阴虚风动，是善用伤寒法的一大发展。干姜、桂枝等辛温以助阳，或用人参、白术、甘草、大枣等与寒凉清上之品相合，共奏温清并举之功。

四、三因制宜

"三因制宜"即因时、因地、因人制宜，是指治疗疾病要根据时令、地区以及病人等不同而制定适宜的治疗方法。"三因制宜"的思想源远流长，《内经》中即涉及"三因制宜"的大体内容，而《伤寒论》虽未明确提出"三因制宜"，但是对这一治则思想做了更为详尽的充实和发展。本文拟对此做一粗略的探讨及思考。

（一）因时制宜

因时制宜是指根据时令气候节律的特点，来制定适宜的治法和方药。《伤寒论》中论及时间的内容非常丰富，多达百条，可大致归纳为以下几方面：

1. 诊断中注重时间 《伤寒论》常常结合时间来考察病理情况的发展转化及预后。①《伤寒论》有"日传一经"的提法，一二日始于太阳，二三日传于阳明，三四日少阳，四五日太阴，五六日少阴，六七日厥阴，由时间可推知邪传何经，何经病变。②"病有发热恶寒者，发于阳也；无热恶寒者，发于阴也。发于阳，七日愈；发于阴，六日愈。以阳数七，阴数六故也。"太阳伤寒证的自愈期限一般为 7 日，太阳中风证是 6 日。"太阳病，头痛至七日以上自愈者，以行其经尽故也"和"风家，表解而不了了者，十二日愈"都是以时间来确定疾病的疗程。③"太阳病，欲解时，从巳至未上（9~15时）。""阳明病，欲解时，从申至戌上（15~21时）。""少阳病，欲解时，从寅至辰上（3~9时）。""太阴病，欲解时，从亥至丑上（21时~次日1时）。""少阴病，欲解时，从子至寅上（23时~次日5时）。"；"厥阴病，欲解时，从丑至卯上（1~7时）。"六经病欲解时借从时间上判断病势，并由此确定最佳的治疗时机。

时间是自然界变化规律的客观尺度，而"日传一经""自愈日""欲解时"则是在天人相应观指导下认识人体与自然界同步消长的内在时机。

2. 治疗中注重时间

（1）确定治疗的轻重缓急。《伤寒论》的辨证论治确立了先表后里、先里后表及表里同治的治法，论中有不少"急""先与""后与"等表述，体现了张仲景以时间为序分步治疗或分阶段治疗的思想。如"太阳病，外证未解，不可下也，下之为逆。""今脉浮，故在外，当须解外则愈。"强调表兼里病者当先解表后治里。"伤寒，医下之，续得下利，清谷不止，身疼痛者，急当救里；后身疼痛，清便自调者，急当救表。救里宜四逆汤，救表宜桂枝汤。"强调治疗的紧急和次序。

（2）确定治疗的方药。某些条文以发病的日数来确定治疗的方药。如："少阴病，得之二三日以上，心中烦，不得卧，黄连阿胶汤主之。""少阴病，得之一二日，口中和，其背恶寒者，当灸之，附子汤主之。""少阴病，下利便脓血者，桃花汤主之。""少阴病，二三日至四五日，腹痛，小便不利，便脓血者，桃花汤主之。""大下后，六七日不大便，烦不解，腹满痛者……宜大承气汤。"强调按照时间病程来治疗。

（3）确定治疗的宜忌。在确定治疗的宜忌上，时间也有很重要的指导作用。如："少阴病，二三日，咽痛者，可与甘草汤；不瘥，与桔梗汤。""少阴病，得之二三日，口燥咽干者，急下之，宜大承气汤。""若不大便六七日，恐有燥屎，欲知之法，少与小承气汤，汤入腹中，转矢气者，此有燥屎也，乃可攻之。若不转矢气者，此但初头硬，后必溏，不可攻之，攻之必胀满不能食也。"

3. 用药中注重时间 《伤寒论》中对于用药的时间论述较多，应用也比较灵活。

（1）煎药的时间。为了保证药物有效成分的煎出，《伤寒论》一些特定方剂中的特定药物都强调了煎煮的先后次序，即先煎、后下之别，先煎如石膏、厚朴、茯苓等，后下如薄荷、大黄、桂枝等。

（2）服药的时间。《伤寒论》中的服药时间主要有：①空腹服。在用餐之前服用，如十枣汤和桃核承气汤。②先其时服。在病症发作前服，如卫气不和的自汗出，在发汗之前服用桂枝汤。③不拘时服。如半夏散治疗咽痛，宜少少咽之服用。④昼夜服。如桂枝人参汤、理中丸等。

（二）因地制宜

根据不同的地域环境特点，来制定适宜的治疗原则，称为"因地制宜"。不同的地域，地势有高下，气候有寒热，水土有湿燥。因而，一方面，在不同地域长期生活的人就形成了不同的体质，另一方面，地理因素使得一些疾病呈现出地域性的差异。因此在治疗的方法和药物上应有所区别。

《伤寒论》的条文在因地制宜上直接论述的较少，但是在选方用药上还是可以看出非常注重因地制宜这一治则。如西北地区，人们多外感风寒或外寒内热；东南地区，人们多外感风热或内寒外热。再如外感风寒表证，西北地区就多重用辛温解表药，如麻黄、桂枝；而东南地区则多选用荆芥、防风，辛温解表药用得较轻较少。

（三）因人制宜

根据病人的年龄、性别、体质等不同特点，来制定适宜的治疗原则，称为"因人制宜"。不同的患者有其不同的个体特点，这些特点常常影响疾病的转化和预后，《伤寒论》非常注重由这些因素所导致的病症特点，从而制定出适宜的治法和方药。

1. 体质的分类 《伤寒论》没有明确提出体质的概念和内涵，但是对体质有了初步的认识和分类。①将体质总的分成阴阳、强弱两类。如："病有发热恶寒者，发于阳也；无热恶寒者，发于阴也。"②进一步又从临床病理出发，将体质分为平人、强人、盛人、羸人、亡血家、汗家、淋家、湿家、酒家等多种类型。

2. 体质与论治 体质与病理变化密切相关，患病后机体的反应，病证的性质，都会随之呈现出差异，并且各人的耐药性也不相同，《伤寒论》在论治过程中充分考虑这些因素，选择合适的治法，注意用药的宜忌。①治法上：如同为外感风寒，根据不同体质就有发为伤寒、中风的不同，故而用药上也分别给以麻黄汤、桂枝汤。②药量上：如脾胃虚弱之人的太阴下利，大黄、芍药应减量为宜；"十枣汤""三物白散"羸人也应减量。

《伤寒论》继承了《内经》的"三因治宜"理论，并在临床实践中做了进一步的深化和扩展，对后世治则学说的发展，起到了推动作用。

五、因势利导

（一）因势利导的含义和意义

"因势利导"原本是中国古代兵法的术语，即《史记·孙子吴起列传》所说："善战者，因其势而利导之。"将兵法的谋略思维运用于医学领域，并作为一种治疗大法，《内经》首先引入医学而影响到历代医学家。

张仲景所撰著的《伤寒论》一书以《内经》为重要的理论依据之一，不仅遵循了《内经》的理论，而且在治疗学的各个方面，尤其是在治疗原则、治疗方法、创制方剂以及药物加减运用方面，更给《内经》以补充和发展。

《伤寒论》是辨证论治的范例，被历代医家视为经典，细研其论，仲景在辨证论治过程中，非常注重审"势"，论中虽未明言"势"字，但其分析证候，推测证情，判断病变趋向，决定治疗法度无一不从"势"悟。论中几乎处处都体现着"因势利导"为治的思想。张仲景《伤寒论》可以说是全面继承了《内经》因势利导的治疗学思想，审症求因，察机度势，根据病邪的性质、病变的部位以及正气抗邪的趋势而采取不同的利导方法，驱病邪从最便捷的途径外达，以求"动小而功大，用浅而攻深"之效，为中医临床治疗学的发展奠定了坚实的基础。

1. 因势利导的含义　　"因势利导"即顺应事物发展的趋势而加以推动引导之意，是中国传统哲学中顺势思维的具体体现。将"因势利导"运用于医学领域里，自《内经》始，一直在指导并影响着中医的临床实践。如《素问·阴阳应象大论》曰："病之始起也，可刺而已；其盛，可待衰而已。故因其轻而扬之，因其重而减之，因其衰则彰之……其高者，因而越之；其下者，引而竭之；中满者，泻之于内。其有邪者，渍形以为汗；其在皮者，汗而发之……"均以顺应病位上下之势、病象状态之势、正邪盛衰之势而加以助势引导。因势利导法则始于《内经》，但却在《伤寒论》中得到了广泛、灵活的运用，是《伤寒论》中的一种主要治疗法则。

（1）因势："因势"者，顺势、就势、乘势、借势也。孙子云："势者，因利而制权也。"病亦有"势"，所谓"势"是指事物本身态势所形成的内在力量指向。即在疾病过程中正邪相争而形成的双方矛盾的力量指向。可见，"势"包括有两种含义：一是力量；二是指向。前者为正邪相争之势力，这种双方力量反映为病情的轻重、缓急等严重程度；后者为正气抗邪之趋向，它表现为证的向上、向下、向内、向外的动态趋势。

（2）利导：仲景承袭《素问·四气调神大论》"从阴阳则生，逆之则死，从之则治，逆之则乱"，提出"观其脉证，知犯何逆，随证治之"的原则。就是说要顺从病势治疗，有利于其势而引导，不要逆其病势治疗，不可无利于其势而引导。除此以外，"利导"还有一方面的延伸义，就是导邪于外者对正气有利还是有害，有利于正气则导，无利于正气则不可导，强调了治疗时必须固护正气。

总的来说，"因势利导"，是根据疾病过程中正邪相争而形成的多种态势，即病象状态之势、病位上下内外之势，而去最大限度、最有效地顺正逆邪，保护正气，祛除邪气的治疗原则。

2. 因势利导的意义　　疾病是一个不断变化发展的动态过程，因此，只有从动态变化的角度去观察、了解病情，才能全面准确地把握疾病，进行恰当的辨证论治。中医药治疗作用的实质是从整体功能方面进行宏观、动态的综合调节，而"因势利导"治则正是对疾病的动态变化而采用的针对性强的治疗原则，是《伤寒论》辨证论治最关键的内核之一。探索仲景"因势利导"的运用，可发现仲景对疾病的态度始终是主动的。仲景运用的"因势利导"实为临床治疗变被动为主动的要举，具有相当大的临床价值。

（二）《伤寒论》"因势利导"中的两大要素

1. 从定位看因势利导　　定位是正气抗邪的趋势所在，为因势利导诸要素中首要一项。即首先要辨清正气抗邪的趋势所在。以定位为标，可判断疾病的发生、发展、转变、转属的趋势而采用不同的利导方法。"六经"本身就体现了在伤寒病发展演变过程中的病变所处的位置和阶段。就六经病而言，三阳为表，三阴为里。就三阳病两言，太阳为表，少阳为半表半里，阳明为里。如第1条："太阳之为病，脉浮，头项强痛而恶寒。"仲景用"浮""头项"等字定位病变于体表。外邪入侵，正气奋起抵抗，气血奔涌于外，脉管充盈，脉气鼓动，故脉"浮"；头项为太阳经循行部位，风寒外袭，太阳经脉受邪，故"头项强痛"。第180条："阳明之为病，胃家实是也。""胃家"在此指整个胃肠系统，仲景用"胃家"二字指出阳明病的定位是人体内部的胃肠，属里证。第263条："少阳之为病，口苦、咽干、目眩也。"柯琴曰："少阳居半表半里之位，仲景特揭口苦、咽干、目眩为纲，奇语至当也，盖口、咽、目三者，不可谓之表，又不可谓之里，是表之入里，里之出表处，所谓半表半里也。"（《伤寒来苏集·卷三》）由此可见仲景在定位的描述上非常精当。

这些定位的判定，对"因势利导"治则的运用有着关键的意义。若逆正气抗邪之趋势而治疗，则变证蜂起，祸不旋踵。《伤寒论》明确指出："太阳病，外证未解，不可下也，下之为逆。""本先下之，而反汗之，为逆，若先下之，治不为逆。"这就告诉我们病位在表在外（正气抗邪于此），不可下，应遵"其在皮者，汗而发之"之旨；病位在下在里，不可汗，应遵"其下者，引而竭之"或"中满者，泻之于内"之法。所以伤寒有太阳禁下、阳明禁汗、少阳禁用汗吐下之诫。例如太阳经证，病位在表，正气抗邪之趋势向上向外，其目的欲令汗出邪去，治疗则应顺其趋势，用麻黄汤、桂枝汤等方，以发汗解表，助正气驱邪外出；阳明腑证，病位在里，正邪相争之势向下向内，治疗应顺水推舟，使用承气汤一下而解。

（1）"其在皮者，汗而发之"：仲景遵《素问·阴阳应象大论》"其在皮者，汗而发之"的原则，当邪气侵犯或留止于肌肤经脉，气血应激而趋于外，形成正邪交争，由表驱邪之势，用汗法辅助正气导邪外出，故把汗法作为太阳经证的正治法，通过发汗使邪随汗而解。因为太阳为六经之藩篱，主一身之表，统周身之营卫，在外起着保卫与固护作用，当外邪侵犯体表时，正气奋起抗邪，正邪交争反映在肌表，出现表病的脉证。"卫气者，所以温分肉，充皮肤，肥腠理，司开合者也。"（《灵枢·本脏》）此时，卫气受邪所伤，不能正常地温煦肌腠，故见恶寒。由此，正邪相争于肌表，气血应激而趋于外，形成由表驱邪之势，就当用汗法因势利导驱邪外出。如第45条"……今脉浮，故在外，当须解外则愈，宜桂枝汤。"第49条云："脉浮数者，法当汗出而愈……"太阳为病，此正气抗邪的趋势所在尚表浅，在肌肤腠理间，故当汗而解外。药用辛温发汗以振奋阳气，邪气随汗而解，驱贼于门外。

（2）"其高者，因而越之"：实邪阻遏于胸脘，机体应激抗病有从上涌出之势，治疗应顺势助推使之上越而出，此为吐法。仲景之用吐法，是继承《素问·阴阳应象大论》"其高者，因而越之"的原则，而又有所发展。仲景《伤寒论》中论及吐法者，虽仅数条，却明确地指出了邪气所在部位、病邪性质及临床症状特点，并以瓜蒂散为催吐的代表方剂。如第166条："病如桂枝证，头不痛，项不强，寸脉微浮，胸中痞硬，气上冲咽喉，不得息者，此为胸有寒也。当吐之，宜瓜蒂散。"由于痰饮实邪停滞胸膈，阻碍气机，故胸中痞硬；痰随气逆，故气上冲咽喉不得息。卫气出于下焦，开发于上焦，需赖胸中阳气的宣发，才能布散于全身，温养肌肤腠理，司汗孔之开阖。现胸阳由于痰实阻遏，而不能正常宣达，卫气也就不能正常地敷布于外，于是便有恶寒、发热、汗出等症。寸脉主上部病变，今痰实之邪阻滞胸中，正气欲抗邪外出，故寸脉微见浮象。因此，治疗上采取因势利导的方法，用瓜蒂散吐之。瓜蒂味极苦，涌吐力最强，是吐剂的主药。赤小豆味酸苦，能行水消肿而解毒，与瓜蒂相伍，酸苦涌泄而祛痰实之邪，适用于痰食之邪阻滞于胸中证。

（3）"其下者，引而竭之"：《素问·阴阳应象大论》中说："其下者，引而竭之。"《内经知要·卷下》谓："下者，病在下焦。竭者，下也，引其气液就下也，通利二便是也。""其下者，引而竭之"即谓实邪阻遏于下焦，机体应激抗邪有从下（主要是二便）驱除之势，治应顺势引导，将邪从下推荡而出，尽竭不留后患，此为通大便、利小便之法。第381条："伤寒，哕而腹满，视其前后，知何部不利，利之即愈。"所谓"视其前后，知何部不利，利之即愈"，就是说明一个治疗原则，即"因势利导"。从何处驱邪，应根据正气抗邪的趋势所在而采取针对性的利导方法。如果前部不利，则宜利小便；如果后部不利，则宜通大便。第71条："……若脉浮，小便不利，微热，消渴者，五苓散主之。"是发汗后外邪不解，仍见脉浮、身有微热等。同时，表邪随经入腑，膀胱气化不利，邪与水结而成蓄水证。因影响膀胱气化，津液无以输布，则表现为小便不利而渴欲饮水。邪与水结于下焦，治应因势利导，利小便，故用五苓散化气行水。

（4）"中满者，泻之于内"：《素问·阴阳应象大论》云："中满者，泻之于内。""泻"，《素问吴注·卷二》解为消削，即消导的意思，注云："此不在高，不在下，故不可越，亦不可竭，但当泻之于内，消其满是也。"然《类经》认为是攻下之意，注云："中满二字，最宜详察，即痞满大实坚之谓，故当泻之于内。若外见浮肿而胀不在内者，非中满也，妄行攻泻，必至为害。"按诸临床，中痞满大实坚者，自当用攻下，然本句似与上文"其高者，因而越之；其下者，引而竭之"为排比句，故当以《素问吴注》为切。泻，指消导、消除、消散的意思，并不是指肠胃实坚之以攻下为泻也。由此可见，"中满者，泻之于内"指中焦气机转枢不利，引起心下胀满痞塞之病证，治当调畅气机以从内部消散病邪。仲景据此治疗原则，按痞满之寒热虚实的不同性质，而制诸"泻心汤"。方名为"泻"者，正取《素问·阴阳应象大论》"泻之于内"的"泻"；"心"者，即指"心下"而言，心下亦即胃脘，属于中焦。仲景谓"心下痞满"，明示亦即《素问·阴阳应象大论》"中满"之意。因经言"中满者，泻之于内"，故名曰"泻心汤"，以治心下痞满之病。

《伤寒论》指出痞证的形成原因：第131条"病发于阴，而反下之，因作痞"，第151条"脉浮而紧，而复下之，紧反入里，则作痞"。说明本无实邪而反下或本属太阳表证却误下，均可导致里虚邪陷，结于心下，以致中焦气机不畅，反见中寒，而成痞。治疗这种中焦升降失常引起的痞证，吐之不能吐，下之不能下，仲景乃遵《内经》"中满者，泻之于内"的原则，且利用《内经》提出的"气味辛甘发散为阳，酸苦涌泄为阴"的理论，开创了辛开苦降法的先河而制半夏泻心汤及其类方。

辛开苦降法，是利用辛、苦两类不同性味药，在使用时，同时达到辛以开结，苦以降气目的的药物配伍方法。以半夏泻心汤为该法的代表方剂。《伤寒论》中甘草、生姜、半夏三泻心汤乃仲景为治痞证的辛开苦降法而设。

由此可见，正邪相争之势所在中焦而"中满"者，因脾胃属中焦，是气机升降之枢纽，上下交通之要道，故仲景创辛开苦降之三泻心汤，发挥出"泻之于内"的《伤寒论》"因势利导"法初探原则。

2. 从定量看因势利导　通过对《伤寒论》条文及汤证的系统分析与综合，发现《伤寒论》中定量辨证思想对研究"因势利导"治则有着一定的意义。"因势利导"中的"势"指正邪相争而形成的双方矛盾的力量趋向。它有两个内涵：一是趋向，二是力量。前者表现为疾病过程中证的向上、下、内、外的动态趋势，后者表现为疾病过程中病情严重程度之轻重。从其两者含义来看。"势"是对疾病定位与定量的高度概括。其中定量辨证，早在《内经》中，就对疾病提出了量度的概念，如《素问·至真要大论》中曰："气有多少，病有盛衰，治有缓急，方有大小。""微者调之，其次平之，盛者夺之。"此"多少""大小""微者""其次""盛者"就含有定量的意思。《伤寒论》继承了《内经》的这种定量化思维模式，并将其运用于临床，发挥了"因势利导"治则。由此可见，"因势利导"治则只有定位与定量相结合，才能使该治疗原则更完善和严密。因此从定量角度研究《伤寒论》"因势利导"治则具有重要的实践意义。

（1）势的轻重之别与不同层次的治法：

1）汗法的不同层次：若病位在表，其病势向上向外，就应顺其病势，因势利导，用发汗的方法，就近祛邪，令邪随汗外解。如外感病初期，风寒之邪在太阳之表，正气奋起抗邪，正邪相争，见"恶寒、发热、脉浮"，仲景指出"脉浮，病在表，可发汗"。风寒在表均用汗法，但仲景运用各有法度，不尽相同。同为太阳病，外感风寒，仲景根据病情严重程度，由重至轻分别采用麻黄汤、麻黄桂枝各半汤和桂枝二麻黄一汤。说明病性、病位虽同，但针对不同程度病情，仲景从量变的尺度，运用"因势利导"的治则。

其一，峻发其汗。本法适用于太阳表实证。第35条："太阳病，头痛发热，身疼腰痛，骨节疼痛，恶风，无汗而喘者，麻黄汤主之。"除本条所述症状外，其脉当为浮紧，头痛多为头项强痛，恶风乃恶寒之互词，是风寒俱恶。风寒之邪外袭太阳，卫气受其束缚，难以伸展，则必然恶风寒。唯其于此，则被束缚之卫气，必求其伸展而抵抗之，则邪正交争剧烈，是以发热而脉浮紧。足太阳经脉循头下项，挟脊抵腰。其受风寒侵袭，经脉为之不利，故头项强痛，身疼腰痛，骨节疼痛；营阴郁滞，毛窍闭塞，故无汗；肺主气，外合皮毛，既然毛窍闭塞，必然影响肺气之宣降功能，故喘，此为太阳表实证的主要特征。诸症反映了外寒束表，卫阳被遏，营阴郁滞，正邪交争于表，太阳经气运行不畅，以及邪干于肺，肺气失宣的病理。这些病理特点还说明风寒邪气之严重。由此可见，本证风寒邪气重，正气未衰，正邪相争剧烈而导致病情严重。此时仲景用开表发汗治疗，麻黄汤主之。

其二，小发其汗。本法适用于太阳表郁轻证。第23条："太阳病，得之八九日，如疟状，发热恶寒，热多寒少，其人不呕，清便欲自可……面色反有热色者，未欲解也，以其不能得小汗出，身必痒，宜桂枝麻黄各半汤。"太阳病表证不解，延迟八九日之久，当考虑有传经入里可能。但现患者不呕，说明未传入少阳；大便正常而不燥结，即"清便欲自可"，说明也没有内传入阳明；发热恶寒同时并见，说明病邪更没有内传三阴，仍在表。此证当因势利导，"汗而发之"。然邪气不甚，非麻黄汤所宜；肌腠闭塞，又非桂枝汤所胜任。故用麻黄桂枝各半汤使其得"小汗出"，而收正达邪解之效。

其三，微发其汗。本法适用于太阳表郁轻证之轻缓型，第25条："服桂枝汤，大汗出……若形似疟，一日再发者，汗出必解，宜桂枝二麻黄一汤。"见"形似疟，一日再发"，即发热恶寒呈阵发性，一日发作两次，为太阳病经发汗治疗后，大邪已去，余邪犹存，肌腠复闭，正邪相争所致。其治疗仍因势利导，用汗法解表，即仲景所言"汗出必解"。由于症候轻缓，且已经过大汗出之后，因而不用桂枝麻黄各半汤，而用桂枝二麻黄一汤，剂量更小，以微发其汗。

2）攻下法的不同层次：若病势偏下偏内，内实结滞，应采用攻下法，使邪从下而去。阳明腑实证是由于太阳病误治，伤阴转属阳明或由阳明经证内热伤阴，化燥成实所致。其病机是热结胃肠，热邪与糟粕互结，燥实内阻，腑气不通。燥屎不去，非但邪热无以肃清，反而更伤津液，助长热势，因此，阳明腑实证"其下者，引而竭之"，非用下法不可。然其下，又不能以一概之。《伤寒论》根据腑实证情严重程度（定量），对此分别采用调胃承气汤、小承气汤、大承气汤，予以缓下、轻下、峻下热结，以此示人"因势利导"治则的具体应用。

其一，缓下法。本法适用于阳明腑实的轻证或开始阶段。此为阳明燥热初结，燥热在胃而肠犹未全实的病变。症见"蒸蒸发热""谵语""腹胀满""心烦"等。胃脉通于心，胃中燥实热邪，循经上扰，则神明不安而心烦、谵语；邪热内结，胃肠之气不得通顺见大便不能、腹胀满。"心烦""谵语""腹胀满"等症，三承气汤俱有。唯"蒸蒸发热"，其热势蒸腾，有外达之势，则腑中结实未甚，尚无大实大满之候，以白虎清热，则不达病所；以大承气攻实，则无大实大满可泻。故于下法中，取道中和，泻其燥热，即是承顺胃气，保存津液，治疗宜调胃承气汤。方中大黄苦寒，泻热；芒硝咸寒，润燥软坚，通利大便；甘草甘缓和中，使大黄、芒硝缓恋于胃，从而变泻下为调和胃气。

其二，轻下法。本法适用于阳明腑实之中期阶段，是阳明病大便已经成硬尚未达到燥屎的程度，比调胃承气汤之缓下又深重一层。症见：汗多，潮热，微烦，谵语，腹大满不通，大便必硬，小便数，脉滑而疾。阳明病，里热盛，逼津外渗则汗出多；汗出多则津愈伤，以致胃肠干燥则大便成硬；燥热不解，上熏于心，故见谵语。柯琴说："多汗是胃燥之因，便难是谵语之根。"（《伤寒来苏集·卷三》）指出了上述两个证候之间的因果关系。若脉沉实有力，则腑中燥结已甚，乃可投大承气汤，泻其实热，破其坚满。虽潮热，而脉象滑疾，是热虽盛，而能内外充斥尚未全归胃腑，因知腑实未至坚结程度，故用小承气汤，泻热通腑，行气消滞。

其三，峻下法。本法适用于阳明腑实证之极期，是阳明病腑实而燥屎已成的程度，比小承气汤之轻下更为深重。症见：日晡所潮热，心烦，谵语，反不能食，手足骤然汗出，身重，短气，喘，舌苔黄燥或起芒刺。脉沉实有力，腹满痛，拒按，热结旁流，小便数或不利。重者循衣摸床，惕而不安，目中不了了，睛不和，喘冒不卧。此为大肠燥屎已成，痞满燥坚实等症俱备，甚至还可见到燥热下伤肾阴的证候。本证为阳明实热内盛燥屎已成，当以大承气汤峻下。方用大黄泻下热结，荡涤肠中燥屎；芒硝咸寒，软坚、润燥，助大黄以泻下燥屎；厚朴理气除胀，枳实破气消痞，并相互配合以推动硝、黄泻下作用。

3）下瘀法的不同层次：本法是破血逐瘀，消癥化积，荡涤血热通下的治法，主要适用于太阳病不解，病邪化热入里，循经深入下焦，与瘀血相结于下腹部，而见少腹急结或硬满，如狂或发狂，脉微而沉或沉结，小便自利等症状形成的蓄血证。既然是热与血结蓄于下焦，治当因势利导，使瘀血下行，才能痊愈。但蓄血证，从正邪相争之势的力量来看，其程度有轻重之别，亦有缓急之异，必须根据病情的轻重缓急选用不同的方药。

（2）势的缓急之别与表里先后：表里是分析病位的浅深。邪在经络肌表的为表证，邪涉脏腑的则为里证。发表攻里，就是根据病位的浅深而决定治疗的法则。所以太阳表证，宜用解表发汗；阳明里证，宜用清泄里热，或攻下里实。但有时症状表现在表里证疑似之间，或表里证同病的时候，那么此时辨别表里，尤其显得重要，如《伤寒论》中第56条："伤寒不大便六七日，头痛有热者，与承气汤。其小便清者，知不在里，仍在表也，当须发汗。"又如第91条："伤寒，医下之，续得下利，清谷不止，身疼痛者，急当救里；后身疼痛，清便自调者，急当救表。救里宜四逆汤，救表宜桂枝汤。"前者是根据小便的情况，来分辨头痛发热的属表属里，决定或汗或下的治疗；后者是根据大便的情况，来分辨表里的缓急，而决定先里后表的治疗。如果对表里证辨认不清，或不能掌握其孰缓孰急，必致治疗失当。

《伤寒论》在疾病表里同病时，一般认为表里同病的治法当视其里之虚实而定。即：表病而里实的，当先解其表，而后攻其里；表病而里虚的，当先救其里，而后解其表。但从因势利导角度来看，表里同病的治法，仍应根据其表里病情的缓急而定。如第90条："本发汗而复下之，此为逆也；若先发汗，治不为逆。本先下之，而反汗之，为逆；若先下之，治不为逆。"即指治疗表里同病的先表后里或先里后表两法而言。由于表里同病，既有可汗之表证，又有可下之里证，究竟应该先用汗法解其表而后用下法攻其里，还是应该先用下法攻其里而后用汗法解其表，必须根据病情的缓急来确定表里先后治法。即表急于里，当先治其表，而后治其里。

以上所论是表里同病，势有缓急，治分先后。但是仲景对表里同病之证，更多的是采用表里同治之法，而这类表里同病之证和表里同治之法在临床上则是更为多见和常用的。仲景常用表里同治之法处理表里同病之证，是在复杂病情中，抓住其势之缓急，照顾全面的另一种更为巧妙的手法。例如：表寒里热证之用大青龙汤或麻杏石甘汤，前方即侧重于表寒（方中麻黄用量重于石膏），后方即侧重于里热（方中石膏用量重于麻黄）；表实里虚证之用麻黄细辛附子汤或麻黄附子甘草汤，前方侧重于表实（方中只用一味附子治里虚，而用麻黄、细辛二味治表实），后方则侧重于里虚（方中只用麻黄一味治表实，而用附子、甘草二味治里虚）；等等。

总之，仲景对表里同病之证确定治则时，以病势之"缓急"为依据，在缓急兼顾的基础上，遵循急者急治、缓者缓治的原则，这种以病势的"缓急"来确定表里先后的原则，也就是从定量角度来看"因势利导"治则的另一方面。

六、表里先后

表里同病时分清表里缓急以决定治法先后，称为表里先后治疗原则。表里同病，即表证里证同时兼有。表证、里证是相对的概念，《伤寒杂病论》中有三阳为表，三阴为里；太阳为表，少阳阳明为里；少阳为表，阳明为里等。其中主要指外感病中的太阳表证与他经病证合病、并病，也包括太阳表证与六经病以外的病证合病。仲景对表里同病的辨治，既有规律性，又有其灵活性。

（一）表里分治法

表里分治法，是根据表证、里证的先后缓急，采取解表达里、治里达表或先表后里、先里后表的治疗措施。

1. 解表达里法 此法指单治表证，通过解表而达到里和的目的。适用于表里同病以表证为主，里证基于表证所致者。《伤寒论》中第 36 条："太阳与阳明合病，喘而胸满者，不可下，宜麻黄汤。"以"太阳阳明合病"冠首，示其既有太阳表证又有阳明里证，但从症状上分析，喘的同时兼有胸满而非腹满，病机重点仍在太阳。故用麻黄汤发汗解表，宣发肺气，表解则喘满自除。又如第 276 条："太阴病，脉浮者，可发汗，宜桂枝汤。"患者素体脾阳不足，内有寒湿，复感外邪而致太阴表证。太阴脾虚属宿疾且程度较轻，尚未出现吐利腹痛等太阴里虚寒证。故其治疗可单用桂枝汤发汗解肌、调合营卫，表邪解则里气自和。

2. 治里达表法 患者虽有表证，但表证的产生是由于各种原因导致的里气不和，影响了气机的升降出入所致。治疗过程中通过调节里气，以消除表证。如第 28 条的桂枝去桂加茯苓白术汤证，症见"头项强痛、翕翕发热、无汗"等表证，治以发汗解表，表证仍在，患者兼见"心下满微痛，小便不利"。其病机为水饮停滞于心下，影响了营卫之气布达于体表。治当通阳化气行水，小便通利，水邪得散，则表证亦解。体现了"通阳不在温而在利小便"的治疗学思想。

另外，第 230 条中提到的"上焦得通，津液得下，胃气因和，身濈然汗出而解"，讲明了以小柴胡汤治大便硬的机制。服药之后，少阳枢机运转，气机通畅，津液敷布，胃肠滋润，大便自然而通。非但如此，由于津液四布，输于肌腠，身濈然汗出，邪亦从汗解。临床上以小柴胡汤解表也是通过调升降以利出入，治里达表。

3. 先表后里法 表里同病其发病大多由表入里、由阳入阴，里证大多由表证传变而来，治疗上以祛除表邪，防止内传为首要。第 106 条："太阳病不解，热结膀胱……其外不解者，尚未可攻，当先解其外；外解已，但少腹急结者，乃可攻之……"本证是在外感热病过程中表邪内传，邪热结于下焦血分所致。既有太阳表证，又有蓄血里证。鉴于蓄血里证病势不重，又有"血自下，下者愈"的机转，而表邪不解有进一步内陷的可能，所以治疗当先解表，后以桃核承气汤活血祛瘀、通下泻热。

此外，仲景在第 44、45、48 条中反复强调了表证未解不可使用下法。第 170 条又指出"其表不解，不可用白虎汤"。第 131、151、152 条中列出若不遵其法致使表邪内陷可致结胸、痞、悬饮证。第 163 条桂枝人参汤证亦是由于"外证未除而数下之"致使"利下不止，心下痞硬，表里不解"。可见，表兼里病，先解表后治里为治疗常法。

4. 先里后表法 除上述常法外，当症情危重，关系病者安危时，亦可采用先里后表法。其具体应用有两个方面：①先回阳，后解表。第91条："伤寒，医下之，续得下利清谷不止，身疼痛者，急当救里……"本证是伤寒误用泻下之后，损伤少阴阳气，形成的表兼里虚证。"下利清谷不止"是脾肾阳虚程度较重，阳气有欲脱之势，故当急救其里。待阳气回复，再以桂枝汤解表。②先攻实，后解表。本法适用于表兼里热里实证，里热里实急重者。原文第124条："太阳病六七日，表证仍在，脉微而沉，反不结胸，其人发狂者，以热在下焦，少腹当硬满……抵当汤主之。"本证表证仍在，但脉沉而不浮，可见邪气内陷里热里实证较重。较之第106条更见"发狂"，病重势急，故不待表解，即以抵当汤攻逐瘀血。

先里后表法属表里先后治则的变法。仲景于《伤寒论》中反复强调了表兼里虚证而里证甚急者，当先回阳后解表。第91条还见于《金匮要略》首篇。与之内容相似的条文还有第92、364、372条。这体现了仲景重视保护正气、祛邪不伤正的治疗学思想。

（二）表里同治法

表里同病，表里证均不甚急或表里证相互影响而单纯解表治里难以取效者，当表里同治。具体应用时，根据里证之虚实可分为以下两种情况：

1. 扶正解表 表证未解兼有正气不足者。如兼有卫阳虚漏汗不止的可治以桂枝加附子汤，兼有营阴亏虚的治以桂枝新加汤。表邪未解，屡用下法致使脾阳虚损，"表里不解者"，可治以桂枝人参汤。《金匮要略·痉湿暍病脉证治》以瓜蒌桂枝汤治疗风淫于外、津伤于内的痉证等。

2. 解表攻里 适用于表证未解内有实邪者。如表邪不解兼肺气上逆作喘者，治以桂枝加厚朴杏子汤；"伤寒表不解，心下有水气"者，治以小青龙汤；表邪未解，寒闭阳郁而致烦躁，治以大青龙汤；太少并病，治以柴胡桂枝汤等。

综上所述，仲景运用表里先后治则具有以下特点：①依据《内经》"从外之内者，治其外"及"间者并行，甚者独行"的原则，在临床上以表里分治、先表后里为治疗常法。这与仲景诊治的疾病以外感病、急重证为主有关。②《伤寒杂病论》中虽不乏表里双解方，但主治病证的范围有限。书中提到咽喉干燥者、疮家、淋家、衄家、亡血家、汗家禁用麻黄汤，"脉微弱，汗出恶风者"禁用大青龙汤。但上述病证当如何治疗却未论及，尤其是表证兼阳明胃家实，仲景为了纠正当时习用"丸药下之"导致变证的偏弊，过于强调先发汗后攻下法，而后世医家之凉膈散、双解散等方补充了经方之未备，是对仲景表里先后治则的补充和发展。

七、同病异治与异病同治

（一）"异病同治"和"同病异治"的来源、形成与发展

1. 始见于《内经》 "同病异治"一词首见于《内经》。

（1）《素问·五常政大论》："西北之气散而寒之，东南之气收而温之，所谓同病异治也。"西北方天气寒冷，患者多为外寒而内热，故治疗时宜发散外寒，清解里热；东南方天气温热，患者多阳气外泄，寒从内生，故治疗时宜收敛阳气，温其内寒。

同样一种疾病，由于地理环境对人体的影响不同，治疗也就不一样，这就是"同病异治"的道理。

（2）《素问·病能论》："有病颈痈者，或石治之，或针治之，而皆已，其真安在？岐伯曰：此同病异等者也。夫痈气之息者，宜以针开除之。夫气盛血聚者，宜石而泻之。此所谓同病异治也。"同是颈痈，有的用针灸治疗，有的用砭石治疗，治法虽不同，但都能痊愈。其根本原因在于，病名虽同但病性不同，对于气血留止郁积所形成的痈肿，宜采用针刺的方法开泄其郁滞；对于邪气盛血气结聚所形成的痈肿，宜采用砭石泄其血气。这就是"同病异治"的道理。

从上可以看出，《内经》体现了最早的三因制宜法。

2. 成熟于《伤寒杂病论》　　"同病异治"不仅在以《内经》为代表的理论医学著作中有上述详细说明，而且在以《伤寒杂病论》为代表的临床医学著作中也有使用该法的记载。《金匮要略》一书中就有 5 处运用了"同病异治"之法，这也是从临床实践的角度对"同病异治"最好的证明。

这 5 处就是人们常说的"一病二方"条文，如《金匮要略·痰饮咳嗽病脉证并治》的"病溢饮者，当发其汗，大青龙汤主之；小青龙汤亦主之。"《医宗金鉴》曰："溢饮病属经表，虽当发汗，然不无寒热之别也。热者以辛凉发其汗，大青龙汤；寒者以辛温发其汗，小青龙汤。故曰：大青龙汤主之，小青龙汤亦主之也。"并进一步说明，大青龙汤证，以发热烦喘为主，治以发汗、散水、清热；小青龙汤证，以寒饮咳喘为主，治以行水、温肺、下气。这便是仲景"随证治之"的具体体现。

（二）"同病异治"与"异病同治"的含义

同病异治是指同一疾病，可因人、因时、因地的不同，或由于病情的发展，病机的变化，以及邪正消长的差异，治疗时根据不同的情况，采取不同的治法。

异病同治是指不同的病证，在发展的过程中，出现了相同的病机变化或相同的证候表现时，可以采用相同的方法进行治疗。"异病同治"一词《内经》中并无明确的文字表述，但与"同病异治"相对已体现了这种治疗思想，尤其是《金匮要略》在辨证治疗方法和具体方药的运用上已经充分体现了"异病同治"的精神，于是后人根据"同病异治"的精神提出了"异病同治"，进一步丰富了中医学的治则治法。

1. 同病异治

（1）病邪侵犯部位不同，治法各异。如《金匮要略·水气病脉证并治》："诸有水者，腰以下肿，当利其小便；腰以上肿，当发汗乃愈。"说明同为水气病患者，若见腰以下肿，因腰以下肿为阴，属里，水湿之邪在里在下，故用利小便法，使水湿通过小便而排出；若见腰以上肿，因腰以上为阳，属表，水湿之邪在表在上，故用发汗法，使水湿通过汗液而散除。

（2）病因不同，治法各异。如《金匮要略·痰饮咳嗽病脉证并治》："病溢饮者，当发其汗，大青龙汤主之，小青龙汤亦主之。"溢饮除当汗出而不汗出、发热恶寒、身体疼痛等共同的症状外，如兼有无汗而喘、烦躁、其脉浮紧，为外感风邪，内有郁热之候，当治以大青龙汤发汗兼清泄郁热；如兼有胸脘痞闷、干呕、咳喘、痰稀量多、其脉弦紧或弦滑，为外感风寒，内停水饮之候，当治以小青龙汤发汗兼温化里饮。

（3）疾病发展阶段不同，治法各异。如《金匮要略·痰饮咳嗽病脉证并治》："膈间支饮，其人喘满，心下痞坚，面色黧黑，其脉沉紧，得之数十日，医吐下之不愈，木防己汤主之。虚者即愈；实者三日复发，复与不愈者，宜木防己汤去石膏加茯苓芒硝汤主之。"同为支饮病，若服用木防己汤后能使心下痞坚变成虚软，是水去气行的标志，病即可愈；若心下痞坚变成坚硬，是水停气阻，坚结成实之证，病情反复，再用此方，已不能胜任，故用木防己汤去石膏加茯苓芒硝汤以治之。

（4）病性虚实不同，治法各异。如《金匮要略·胸痹心痛短气病脉证并治》："胸痹心中痞，留气结在胸，胸满，胁下逆抢心，枳实薤白桂枝汤主之，人参汤亦主之。"本条是在胸痹主症的基础上变化而来，若偏实者以祛邪为先，当通阳散结，降逆除满，方用枳实薤白桂枝汤；若偏虚者以扶正为急，当补气助阳，方用人参汤。

同病异治是中医辨证论治思想的充分体现，同病异治的基础是相同的疾病所处的病理阶段、病性虚实、邪处部位、病理机制等的不同。在临床疾病治疗过程中必须抓住相同疾病的特殊点进行辨证论治，否则难见成效。

2. 异病同治

（1）同一病因，治法相同。如《金匮要略·腹满寒疝宿食病脉证治》："寒疝腹中痛，及胁痛里急者，当归生姜羊肉汤主之。"《金匮要略·妇人产后病脉证治》："产后腹中痛，当归生姜羊肉汤主之。"寒疝与产后腹痛虽是不同的疾病，但二者的病因相同，都是血虚里寒所致，故皆用当归生姜羊肉汤以养血补虚，温中散寒止痛。

（2）同一病性，治法相同。如《金匮要略·中风历节病脉证并治》："崔氏八味丸，治脚气上入，少腹不仁。"《金匮要略·血痹虚劳病脉证并治》："虚劳腰痛，少腹拘急，小便不利者，八味肾气丸主之。"《金匮要略·痰饮咳嗽病脉证并治》："夫短气有微饮，当从小便去之，苓桂术甘汤主之，肾气丸亦主之。"《金匮要略·消渴小便不利淋病脉证并治》："男子消渴，小便反多，以饮一斗，小便一斗，肾气丸主之。"《金匮要略·妇人杂病脉证并治》"问曰：妇人病，饮食如故，烦热不得卧，而反倚息者，何也？师曰：此名转胞，不得溺也，以胞系了戾，故致此病，但利小便则愈，宜肾气丸主之。"脚气病、虚劳、痰饮、消渴和转胞是截然不同的五种疾病，但是这五种疾病的病性相同，皆是肾气虚衰所致，故皆可选用肾气丸以振奋肾阳，温补元气。

（3）同一病机，治法相同。《金匮要略·百合狐惑阴阳毒病脉证治》："病者脉数，无热，微烦，默默但欲卧，汗出，初得之三四日，目赤如鸠眼；七八日，目四眦黑。若能食者，脓已成也，赤小豆当归散主之。"《金匮要略·惊悸吐衄下血胸满瘀血病脉证治》："下血，先血后便，此近血也，赤小豆当归散主之。"此二病，虽然病因、病名、病症不同，但病机相同，均为血中有热，湿毒不化，所以同用赤小豆当归散清热利湿，活血化瘀排脓。

（4）同一证候，治法相同。《金匮要略·肺痿肺痈咳嗽上气病脉证治》："肺痈，喘不得卧，葶苈大枣泻肺汤主之。"《金匮要略·痰饮咳嗽病脉证并治》："支饮不得息，葶苈大枣泻肺汤主之。"二者皆以呼吸困难，病在肺为主要证候，故选用葶苈大枣泻肺汤泻肺逐饮，开闭利气。

异病同治固然可以治好不同的疾病，但既然是不同的病种，其间必然有不同的特点和临床表现，可能有时只有细微的差别，如果以某一方不加改变给予治疗，其疗效可想也会是参差不齐的。这就要求我们在采用相同的治法时，要考虑疾病的特殊之处以及药物作用的细微差别，这样才能体现出中医学辨证论治的灵活性。

八、正治与反治

正治和反治，出自《素问·至真要大论》的"逆者正治，从者反治"。在临床实践中可以看到，多数的疾病临床表现与其本质是一致的，然而有时某些疾病的临床表现则与其本质不一致，出现了假象。为此，确定治疗原则时就不应受其假象的影响，要始终抓住对其本质的治疗。

（一）正治

正治是指疾病的临床表现与其本质相一致情况下的治法，采用的方法和药物与疾病的证象是相反的，又称为"逆治"。逆，是指采用方药的性质与疾病的性质相反。即通过分析疾病的临床证候，辨明疾病的寒热虚实，然后分别采用"寒者热之""热者寒之""虚则补之""实则泻之"等不同方法去治疗。《素问·至真要大论》说："寒者热之，热者寒之，温者清之，清者温之，散者收之，抑者散之，燥者润之，急者缓之，坚者软之，脆者坚之，衰者补之，强者泻之。"此皆属正治之法。大凡病情发展较为正常，病势较轻，症状亦较单纯的，多适用于本法。如风寒外感患者，用辛温解表法即属正治；胃寒而痛者，用温胃散寒法，亦是正治法。

正治法适用于疾病的征象与本质相一致的病证。由于临床上大多数疾病的征象与其性质是相符的，如寒病即见寒象，热病即见热象，虚病即见虚象，实病即见实象等等，所以，正治法是临床上最常用的一种治疗方法。

1. 寒者热之　是指寒性病证出现寒象，用温热方药来治疗。即以热药治寒证。如表寒证用辛温解表方药，里寒证用辛热温里的方药等。

2. 热者寒之　是指热性病证出现热象，用寒凉方药来治疗。即以寒药治热证。如表热证用辛凉解表方药，里热证用苦寒清里的方药等。

3. 虚则补之　是指虚损性病证出现虚象，用具有补益作用的方药来治疗。即以补益药治虚证。如阳虚用温阳的方药，阴虚用滋阴方药，气虚用益气的方药，血虚用补血的方药等。

4. 实则泻之　是指实性病证出现实象，用攻逐邪实的方药来治疗。即以攻邪泻实药治实证。如食滞用消食导滞的方药，水饮内停用逐水的方药，瘀血用活血化瘀的方药，湿盛用祛湿的方药等。

（二）反治

反治是指疾病的临床表现与其本质不相一致情况下的治法，采用的方法和药物与疾病的证象是相顺从的，又称为"从治"。从，是指采用方药的性质顺从疾病的假象，与疾病的假象相一致而言。究其实质，还是在治病求本法则指导下，针对疾病本质而进行治疗的方法，故其实质上仍是"治病求本"。主要有"热因热用""寒因寒用""塞因塞用""通因通用"等。《素问·至真要大论》说："微者逆之，甚者从之""逆者正治，从者反治"，是指反治法一般多属病情发展比较复杂，病势危重，出现假象症状了才可运用。

1. 热因热用　是以热治热，即用热性药物治疗具有假热症状的病证。适用于阴寒内盛，格阳于外，反见热象的真寒假热证。例如《伤寒论》"少阴病下利清谷，里寒外热，手足厥逆，脉微欲绝，身反不恶寒，其人面色赤……通脉四逆汤主之"，就是热因热用的范例。由于阳虚寒盛是其本质，故仍用温热药治其真寒，则假热就自然会消失。

2. 寒因寒用　是以寒治寒，即用寒性药物治疗具有假寒症状的病证。适用于里热盛极，阳盛格阴，反见寒象的真热假寒证。例如热厥证，因阳盛于内，格阴于外，出现四肢厥冷、脉沉，很似寒证，但有壮热心烦、口渴而喜冷饮、小便短赤等，因为热盛是其本质，须用寒凉药治其真热，而假象方能消失。这就叫"寒因寒用"。

3. 塞因塞用　是以补开塞，即用补益的药物治疗具有虚性闭塞不通症状的病证。适用于因虚而闭阻的真虚假实证。例如脾虚患者，常出现脘腹胀满、时胀时减、不拒按、纳呆、舌质淡、脉虚无力，且并无水湿、食积留滞等征象可循，故以健脾益气治之，脾气健运，则腹胀自消。此外，如久病精血不足的便闭，血枯、冲任亏损的闭经等，都应采取补益药治疗。这种以补开塞的治疗方法，叫"塞因塞用"。

4. 通因通用　是以通治通，即用通利的药物治疗具有实性通泻症状的病证。适用于食积所致的腹痛、泻下不畅、热结旁流，瘀血所致的崩漏，膀胱湿热所致的尿频、尿急、尿痛等病证。治疗可分别采用消导泻下、清热泻下、活血祛瘀及清利膀胱湿热等方法，都属于"通因通用"范畴。

第四节　仲景医学对方剂学的影响

《内经》之组方理论为仲景撰写《伤寒杂病论》奠定了坚实的基础，透过经方配伍可以看出仲景对《内经》所述"君臣佐使""七方""气味阴阳配伍""升降浮沉""反佐"等经旨进行了全面的实践，并以此构建了特有的方药配伍理论体系。经方组成，精明简练，配伍恰当，药少效宏，经过千百年的实践验证，其价值永盛不衰。

一、仲景用药的规律

综观仲景临床施治，始终从全局出发，而不是追寻个别症状去处理。

1. 针对病机，注重药物组合　仲景用药有专病使用专药，充分发挥单味药的功效。如茵陈退黄、百合以治百合病等均含有专病专药的意义。但这种专病专药的情况很少，单味药的加减多在整体方阵中发挥作用，更多的还是依据病机，运用药物组合成方。

在《伤寒论》和《金匮要略》中，由多首类方分析发现，有些药物常与其他药物以组合方式出现，发挥多种协同功能。如桂枝甘草汤、桂枝去芍药汤、桂枝甘草龙骨牡蛎汤、茯苓桂枝甘草大枣汤等，在这些方剂中，桂枝与甘草为其唯一相同的药物组成，显示出这二者之间存在着稳定的配伍关系，这个配伍是针对主治病证中心阳虚的病机而设置的，并且这种配伍关系并不是由同类功效药物单纯地、任意地叠加构成，而是具备着一定的规律性。再如桂枝汤、桂枝加杏仁厚朴汤等方中，桂芍组合，调和营卫；五苓散、苓桂术甘汤，桂苓组合，化气行水。又如附子的组合应用，配干姜回阳救逆，配白术温散寒湿，配大黄温阳通便等，不胜枚举。如上述，药物的原有功能经过组合既可增强疗效，又能扩大应用范围，从而形成许多"药对"，是仲景用药的一大特长，为后人揭示了用药规律。

2. 针对病机，灵活化裁药物 唐宗海在《金匮要略浅注补正》说："仲景用药之法，全凭乎证，添一证则添一药，易一证亦易一药。"这正是在辨证论治、治病求本的前提下，当病机发生变化时，随证用药的典范。对药物的变化采用如下方法：第一，药味增减。如太阳中风证，用桂枝汤调和营卫，解肌祛邪。若阳虚漏汗者，加附子，成桂枝加附子汤；若兼项背拘急不舒者，加葛根，成桂枝加葛根汤；若太阳病下后，脉促胸满者，桂枝汤去芍药；若微恶寒者，桂枝去芍药加附子汤。第二，药量增减。如桂枝加桂汤加重桂枝用以平冲降逆，小建中汤倍芍药以缓急止痛、健运中气，通脉四逆汤重用干姜温阳散寒等，均是药物剂量的增减而增强或扩充了方剂的功用，体现了仲景用药既有按法立方，又有据病机化裁的灵活性。

二、仲景组方的原则

仲景是在辨证立法的基础上，选择适当的药物组合成方。

1. 审机辨证，立法用方 仲景组方的一大特点，是以"凭脉辨证"为基础，根据四诊所获得的具体资料，严格依据病证病机而确定立法组方的原则。仲景指出，"病皆与方相应者，乃服之"，可见组方要以调和病机整体功能关系失调，恢复机体正常的功能关系为标准和依据，处处体现"观其脉证，知犯何逆，随证治之"的严谨组方原则。如风寒表证，风寒袭表，肺卫郁闭之表实证当发汗，用麻黄汤；风邪袭表，营卫不和之表虚证当解肌，用桂枝汤；里证热实，当攻下清里，则用承气剂；里证虚寒，当建中温里，则用建中、理中剂；表寒里饮、表寒里热，当表里双解，则用青龙剂等，皆是先行审机辨证，继而立法，然后用方，这是固定不变的原则。同时，在方剂加减变化时，亦严格遵守"方随证变"的原则，即在辨清主要病机的基础上，查明兼症，根据主方加减变化，如太阳中风证兼喘，治以解肌祛风，兼以平喘，用桂枝加厚朴杏子汤；少阴病阴盛戴阳证，服白通汤发生格拒之象，治以破阴回阳，宣通上下，兼以咸寒反佐，用白通加猪胆汁汤等。诸如此类，充分说明运用方剂及其加减变化，均以审机辨证为用方的恒定原则。

2. 综合药效，组合成方 仲景尊重《内经》组方理论，在辨证立法组方的基础上，通过选择功能恰当、疗效卓越的药物并组合使之成为组方的基本功能单元。如被誉为"群方之冠"的桂枝汤，是在辨清基本病机为"营卫不和"的基础上，尊《内经》"辛甘发散为阳，酸苦涌泄为阴"，"风淫所胜，平以辛，佐以苦甘，以甘缓之，以酸收之"，"风淫于内，以甘缓之，以辛散之"的经旨和治则，选择以桂枝、芍药、甘草、生姜、大枣五药组合，辛甘化阳，酸甘化阴，共奏疏风散邪、解肌和营卫、化气调阴阳功效。仲景所组之方，结构层次分明，配伍协调，功能明确，充分发挥药物组合后的整体综合药效。也有两味药物组合成方的，如桂枝甘草汤，辛甘化阳，针对心阳虚的病机；芍药甘草汤，酸甘化阴，针对肝阴血虚的病机而设，是最简明的药物组合方式。

此外，仲景组方中还有一方之中包括不同治疗途径的药物组合，与复杂病机相适应，达到综合药效的作用。如：①开合相济法。桂枝汤治太阳中风证，病机为风邪外袭，营卫不和。方中桂枝通阳解肌祛风，芍药和营养阴固表，桂芍相配，一开一阖，相济而彰。②寒热并用法。半夏泻心汤治疗寒热错杂之痞满证，方中黄芩、黄连苦寒以泄热，干姜、半夏辛热以散寒，寒热并用。③阴阳两补法。炙甘草汤治阴阳气血皆不足，以阴血不足为主之"脉结代，心动悸"，方中炙甘草、人参、桂枝益心气壮心阳，生地黄、阿胶、麦门冬、麻子仁养心血滋心阴，甘温壮阳，甘寒滋阴，阴阳互根，两补皆受益。④攻补兼施法。十枣汤治悬饮，方中甘遂、芫花、大戟逐水攻邪，大枣甘温益气而扶正，乃收攻补兼施之效。⑤滋利共用法。猪苓汤治阴虚之小便不利证，方中二苓、泽泻、滑石淡渗清热利水，阿胶益阴润燥，而收利水不伤阴、滋阴不碍湿的效果。⑥润燥同治法。柴胡桂枝干姜汤治疗少阳病兼气化失常证，方中干姜、天花粉具有润燥同治之功。诸如上述，仲景组方往往使一方多途，综合调节以适应错综复杂的疾病中存在着的相互矛盾的病理机转，而收卓效。这一组方方法，开拓了临床辨证和治疗用方的思路。

3. 合并病机，创立合方　"合方"之词，始见于林亿等校注《伤寒论》时的按语中。合方是指两首或两首以上固有的方剂（经方或时方）相合而组成的方剂。《伤寒论》中合方之用有两种命名：一是以合方之名直接标出者，如桂枝麻黄各半汤等；二是重新命名者，如厚朴七物汤、大柴胡汤、黄芩加半夏生姜汤等，此虽无合方之名，但行合方之实。

合方的产生，是基于审机辨证的需要。合方的依据，须从两方面考虑。第一，病机病证的转化是合方的前提。如桂枝去芍药加麻辛附子汤，是桂枝去芍药汤与麻黄细辛附子汤的合方。若仅从主症上去分析，两方无相同的主症，但于病机上却更多接近，皆有阳虚阴凝的病机要点。第二，方剂功效的对应是合方的条件。由此，合方也可以看作是两方或多方各自作为一个大的药物规律性的组合，针对具体适应的病证而用。此为将复杂的病机条理化、复杂的问题简单化的有效途径。

合方的优势在于将不同方剂依据病机进行再组合，能扬长避短，既有原方功效的协同，又可产生新的功效。仲景合方论治堪称创举，是仲景组方的一大特色，对后世医学的发展影响深远。

仲景用药组方的规律、原则，始终是遵循"审机求属"，药物有机组合成方来调整人体脏腑使之臻于平衡协调。在临证中如能"审机求属"准确辨证后，注重仲景的用药组方规律和原则去论治，能更好地为临床服务。

三、仲景方药的煎服方法

方虽中病，而煎服不得其宜，则非特无功，反有其害。是以《伤寒论》于此，颇为讲究，其所载之内容，对后世之临床具有很大的指导价值。

1. 煎煮方法　根据药物入煎的顺序，分为先煎、后下两种基本方法。先煎者，多为各方之主药，或用量较大而又宜于加热时间较长者，以使其药性充分析出，突出其功效；或缓和毒性，减轻副作用。后下者，常宜于易于析出而加热时间过长会影响其疗效者。后下之目的，或减少挥发性药物有效成分的损失，或充分利用贵重而量微之药物，或避免胶质、糖类溶出过多后影响其他药物有效成分的析出。

烊化是一种特殊的后入煎法，多用于盐类、胶类及其他易溶之品。而兑冲亦是后下方法之特殊情况，适用于不甚适合煎煮而可直接服用的药物。

去滓再煎，是《伤寒论》中较有特色的煎煮法之一。与药物组成、剂量、药物溶出量、药物间相互化合作用等密切相关。既可浓缩药液，且可保留有效成分以增强疗效。

浸渍，是取其药性、弃其药味之法。而丸药煎煮，汁滓同服，是丸剂作汤之法，而取汤液性速之义也。对于毒剧之品，则当久煎或与蜜同煎，以缓其性。

就煎煮时间而论，大凡补阳剂、清解宣散剂煎煮时间偏短，而温寒剂、补阴剂和寒热并用剂煎煮时间偏长。而煎取量在1~6升，以3升、2升者居多（此处"升"为《伤寒论》中剂量单位，与现今之"升"不一）。煎煮药物所用溶剂，以水最为主要，又有甘澜水、潦水、清浆水之分。另有用酒、蜜为之者。

2. 服药方法　服药方法包括服药次数、服药时间、服药剂量等内容。

（1）服药次数：有顿服及2~6次等。顿服者，取其药力集中、疗效迅速之意；2次服者，多用治阳虚阴盛或湿热壅滞之证；3次服者，常以治陈年痼疾、正虚邪实病证；4~6次服者，小量频服之意，使其药力续而不断。服药次数取决于病情轻重缓急、药后病情变化及方剂特性等因素。

（2）服药时间：有昼夜服、空腹服、择时服等，据不同病情而定。其择时服药方法，体现了时间医学思想对临床治疗的指导作用。

（3）服药剂量：大凡体质较弱或病证较轻者，剂量较轻，中病即止；久病或难治者，剂量较重，常通过增加单次量或服药次数的方式达到目的。而毒剧之品，服之小量开始，渐次增量，或间隔给药。

近代医家系统总结为常规服药法、中病即止法、人体效应法、祛邪顿服法、食疗相佐法、连续用药法、逐渐加量法、试探用药法、提前服药法等。大凡病在表者以汗为度，病在里者随证变通；病在上者少量多次，病在下者少次多量；病轻缓者常规服用，病重危者多次连服，病急者顿服；体壮者量大次少，体弱者量小次多；峻剂分次，缓剂连续；效显症轻减量服。

四、经方的临床运用研究

《伤寒论》方以其卓越之疗效，受到历代医家之推崇，而应用广泛。现代研究者对其主要方剂的临床运用规律，开展了大量卓有成效的工作。

湖北中医药大学梅国强教授提出扩大《伤寒论》方临床运用范围的七条途径，是经方运用思维方法的一次系统总结。

其曰：扩大《伤寒论》方临床运用之来由有三：一者，辨证论治，原理互通，故《伤寒论》之方，可兼疗杂病；而杂病之方，略加变化，亦可兼治伤寒。二者，大论文辞古朴，示人以规矩，多显而彰之，示人以灵活，则往往隐于幽微，因之探隐索微，条分缕析，或因其证，或假其方，或合其理，乃可扩大其方治范围。三者，六经者，脏腑经络之总称也。以其为有机整体，则论中调治脏腑之方，常可移作经络病证之法；疗经络病证之方，亦可易为脏腑病证之用。而其具体之途径，可概括为七：

（1）突出主证，参以病机：此言主证，其义有二。一为某方所主之证候，一为某证之主要症状。以临床典型者少，而不典型者恒多，故有主证虽同，而病机难以丝丝入扣者，此时用方，但求病机大体相合，无寒热虚实之径庭。而主要症状者，常为证候之重心，病机之主脑，是以据主症选方，用之多验。

（2）谨守病机，不拘证候：是不拘其临床表现，而专注于其病机者。这一运用思路，在临床尤为多见。盖以症状为表象，病机为实质，若表象迥异而实质相同者，异病而同治可也。

（3）根据部位，参以病机：此言部位，指体表而言，即胸胁、心下、少腹、头颈、项背等。一定部位之症状，每与相应脏腑功能失调相关。然须别其寒热虚实，故据部位选方用药，仍宜参考病机。

（4）循其经脉，参以病机：经脉内属脏腑，据其经脉循行之部位，以病机为参照，借鉴脏腑治法，扩展其方之用。

（5）斟今酌古，灵活变通：学术发展，不无沧桑之变。有古今病名不一者，有方药、主证所见不同者，或有证无方、有方无证者，种种变迁，尤须基今酌古，予以灵活变通，以理为据，扩展《伤寒论》方之运用范围。

（6）厘定证候，重新认识：《伤寒论》一书，散佚有年，传抄之际，易多错漏，或因古言质朴、义有未详者。于某些条文，或某方某证，义理未必尽明，故有厘定之必要。或考之以据，或证诸临床。其证候厘定之日，便是扩大经方运用之时。

（7）复用经方，便是新法：经方配伍谨严，功效单纯，以其疗复杂之病，是其扩展之可行途径。其复用之根据，一者，上下病情歧异；二者，脏腑病变不同；三者，兼证明显；四者，表里寒热不一。如此推演，经方复用，是为新法。而经方复用于时方，更属意境深远。

经方的临床运用研究，除上述之运用思维方法是其重要方面外，尚包括许多具体方剂的应用研究。研究者在经方的临床大规模应用治疗某些系统常见疾病或疑难病症方面，做了大量工作。20世纪50年代后期，成功应用经方防治大面积乙型脑炎的流行，其疗效肯定。其他的如四逆汤、真武汤等对心血管系统疾病的治疗，诸泻心汤对胃肠系统病症的治疗，柴胡剂对肝胆系统病症的治疗，以及承气类方对急腹症的治疗等，均取得了显著成效。而与之相应的剂型改良研究工作，亦曾促进经方的临床运用。

五、经方的药理实验研究

为揭示经方及其组成部分的作用机制，研究者们运用现代科学技术手段和方法，开展了大量的药理实验研究工作，初步阐明了部分主要方剂及其药物的作用机制。

《伤寒论》第一方桂枝汤，外证得之，解肌调营卫；内证得之，化气和阴阳。其调和阴阳气血之作用，受到研究者的广泛重视。研究结果表明，桂枝汤能抑制蛉蟾肽脑室注射引起冷环境中大鼠的降温效应，可能是通过干扰蛉蟾肽同其受体结合，促进蛉蟾肽的代谢分解，作用于其他产散热机制起作用。而在发热机体中，桂枝汤可以翻转蛉蟾肽拮抗剂的升温作用，提示桂枝汤的解热效应部分通过干扰蛉蟾肽受体及其功能起作用。不同研究结果亦证实，桂枝汤可使酵母所致发热大鼠的体温下降，使阿尼利定所致低体温大鼠的体温升高，提前恢复至正常水平；且其下丘脑及血浆 PGE_2 水平出现双向变化。说明该方对体温及其他相关指标，具有明显的良性双向调节作用。

少阴虚寒证主方四逆汤，温补心肾，回阳救逆，其作用类同于抗心衰及抗休克药物。自由基是心肌缺血损伤的主要因素之一，研究结果表明，四逆汤能显著改善心肌的灌流，降低缺血心肌中的 OFR（氧自由基）浓度，显著提高缺血心肌中 SOD（超氧化物歧化酶）活性，降低缺血心肌中 MDA（丙二醛）含量，提示四逆汤对缺血心肌的保护作用，具有多重机制。

大承气汤为阳明腑实首选之方，具有推陈出新、荡涤积滞之功。研究者以原方加桃仁、赤芍、炒莱菔子组成复方大承气汤，以原方减枳朴、加槟榔组成新方，比较三方之作用异同，以探讨其配伍规律。结果表明，三方药味虽有异同，但对推进胃肠运动都有显著意义，说明君、臣药不变而随症加减，可创立新方。然则从各时段肠道推进速度而论，则复方大承气汤优于大承气汤，大承气汤优于新方，说明其峻下热结之功虽同，但有程度之别，进而证实加减变化对方剂的影响。

小柴胡汤合五苓散，是经方复用之典型，后世多谓之柴苓汤。临床及实验结果表明，该方对慢性肾功能衰竭具有良好疗效，对腺嘌呤诱发的肾功能衰竭状态的大鼠具有明显的改善作用，具有降低尿素氮、血肌酐、尿溶菌酶、增加尿相对密度、红细胞数、血红蛋白及降磷升钙、提高二氧化碳结合力、改善氨基酸代谢、拮抗腺嘌呤代谢产物的沉积、减轻毒物对肾小管的损害等作用，从而改善肾功能，调节电解质和酸碱平衡，缓解贫血，纠正氨基酸失调，缓解和改善症状。

就研究结果总体而论，大凡活血类方药，多具改善循环和改善血液流变性等作用；回阳救逆类方药，常有抗休克、抗衰竭等作用；调和阴阳气血类方药，每有调节神经系统及内分泌系统功能的作用；柴胡类方，具改善肝胆系统功能；泻心汤、承气汤，具有促进胃肠系统功能的作用……随着研究工作的逐步推进，经方作用机制将日渐显露。

六、经方方药剂量

仲景制方精妙，药简效宏，为历代医家推崇备至。其方剂药物用量，因时移物换，原貌不可得窥，是以争论颇大。剂量之多寡、比例之大小，与疗效息息相关，实有考证之必要。近年来有关经方剂量的研究报道不少，今据近 10 年有关文献，勾勒其研究动态如下。

（一）古今度量衡制的考证

仲景著书于东汉末年，其计量单位自为彼时所习用者。因时隔近 2 000 年，度量衡单位屡经变更，原制已不可知，故今人采用各种方法以考证换算之。

根据新莽币和嘉量推算，则论中剂量之 1 两约今之 13.92g，1 斤约今之 222.72g。另据"药秤"之说，则其量当减半而论，则 1 两约今之 6.96g。有据药物相对密度推算者，认为 1 两约今之 8g，1 斤约今之 126g。据古代衡器东汉铜权实测，则 1 斤约今之 250g，1 两约今之 15.625g。据"十黍为一铢"之说，实测结果表明，1 两约今之 1g，最大不超过 1.6g。

容量推算，据各种容器实测结果，1升约今之200mL，1合约今之20mL，1斗约今之2 000mL，1斛约今之20 000mL。有研究者认为，1药升约今之6.34~10.4mL。而1方寸匕约今之5mL，或曰相当于12cm³者，或曰2.7mL者，论其重量则金石药末约2g，草木药末约1g。

而根据《金匮要略》乌头桂枝汤方后注，经换算得出：汉制1斤约为126g，1两约8g，与前述结论不符。

更有研究认为，古代常用市秤不符合药物计量实际，古时另有古药秤和古药升，经实测计算得出：汉时每药两为1g左右，最大不超过1.6g；而每药升容积按同制为6.34mL，按南北朝制应为10.4mL，汉制不越此值。

有人通过对《伤寒杂病论》桂枝汤的药物剂量、煎药加水量、煎次、煎出量用服用量的古今差异进行考证，并结合自身临床实践，认为现行"1钱等于3g，尾数不计"的定量换算关系不符合中医传统用药1钱有效量之实际数值，提出今旧市制1钱应折合公制3.731 25g，临床使用可约为3.5g。

从上述可知，大部分研究结果接近于吴承洛《中国度量衡史》（1两 = 13.9g，1升 = 198mL）和范文澜《中国通史简编》（1两约合15.6g，1升约合258.14g）的记载，与现行换算关系量不符，然亦存在古市秤、古药秤之争。

如按上述研究结果折合，则仲景经方剂量明显大于或小于现代常用量。对此，各家认识不一。有认为，量重味寡是仲景用药特点之一，符合原意，且从中医学角度来看，也是合理的；也有的认为，对经方药量不必凿求，而应以临床药效为准，现代《伤寒论讲义》的折算标准符合临床实际。

由于考证结果出入较大，故目前多数医家主张，处方应用时，一方面根据考证的量制折算，更重要的是依据临床实践。故凡论中1两者，折今之约1钱，即3g；1升者，按重量折今之6钱至1两不等，即18~30g，按容量可折今之60~80mL。

（二）经方剂量运用规律和特点

仲景对剂量的应用有严格的原则性和规律性，表现为：

（1）制短扬长，如瓜蒌薤白半夏汤辛热药与寒润药为3∶1，故制其寒而用其开通之性。

（2）量依病变，即根据症候的主次、轻重而确定药量。

（3）动静相合，即动静药物配伍须依比例而行。

（4）量变性变，即药物剂量变化会导致方剂性质的变化。

因而，在运用经方时应重视：①每剂量，即每一剂药物中某药的分量，它主要是通过调整各药间的相互比例而影响药物的配伍关系。②每服量，即每次服用的剂量，通常此量为该药的治疗量，显示了药物的量效关系。而根据量效关系原则，在一定剂量范围内，随剂量的增减，其方剂药效也相应增减。③每日量，即一日中某药服用量总和，此量决定于每服量和每日服用次数，即药物时效关系的影响。而根据时效关系原理，每种药物在服用后均有相对稳定的潜伏期、高峰期和残效期，间隔一定的时间重复给药可以维持药效的连续性。

从另一种角度认识，也应注意：①单一方剂中的药物用量，尤其要掌握方中较重要的药物用量；②重视复合方剂中的每一方剂用量；③重视加减方剂中的方药用量，即基础方的取用量、加味药物用量和药味相同方的用量等；④重视方剂的每次服用量。

简言之，经方剂量的具体应用要注重药物的绝对量，绝对量反映了药物的有效用量，但不能生搬硬套，应因人因时因地制宜，如病情重者宜大，轻浅者宜小；药质轻者宜小，质重者宜大；急性病宜重，慢性病宜轻等。同时，更应注意药物的相对量，相对量体现了各药用量的比例，寓有组方之法度，其变化既能影响方剂的性能，又能影响其功效的大小。古今衡量虽异，然其比例恒定。

（三）专病专方不属量大

在《伤寒论》和《金匮要略》中有些方剂中某味药物的用量特别重，远远超过了目前一般常用量的数倍以上，故为一般医生不敢轻用其剂量。但这些大剂量的方剂或药味在全书方剂中只有小部分，并且多是属于大疾大剂，专方治专病，而恰有特点的方剂。如桂枝，在乌梅丸中用 6 两，以配合其余药味治疗蛔厥；桂枝加桂汤方中，桂枝用 5 两，以平冲降逆治疗奔豚气病；当归生姜羊肉汤方中，生姜用 5 两，以治疗血虚寒滞的寒疝病；吴茱萸汤中，生姜用 6 两，以治疗寒厥头痛；小建中汤中，芍药用 6 两，以建中补虚，缓急止痛；大陷胸汤中的大黄用 6 两，以泄满除实治疗结胸证；诸承气汤均用大黄 4 两，以通导积滞之重疾；去桂加白术汤中，白术用 4 两，以温脾除湿治疗便秘；在《伤寒论》中用有柴胡的方剂 7 首，其中有 3 首方剂中用柴胡半斤，2 首用 4 两，小柴胡汤方中用柴胡半斤，以和解少阳而除热；在越婢汤、越婢加术汤、越婢加半夏汤和大青龙汤方中，麻黄重用 6 两，以治疗重证喘咳气逆及水肿诸证；在白虎汤、白虎加人参汤、白虎加桂枝汤、竹叶石膏汤等方剂中，石膏重用 1 斤，以清泄炽盛之热。诸如此类，皆为有是病则用是方，大疾大剂，专方治专病，量大不属大。

对某些特殊病证用特殊剂量，这也是属于张仲景遣方用药，辨证用药的一大特点，特殊情况用特殊方法解决。往往有些药物治疗有些疾病需要用大剂量方能收到最佳效果，这一点在临床上不断地得到证实。如上海市卢湾区中心医院焦东海等人用单味生大黄治疗急性胰腺炎 20 例，收到很好疗效。其中曾有一例患者服用煎剂时，24h 内最多累积量达 250g 而未发现不良反应。南通市中医院陈森等人在小青龙汤中重用细辛治疗寒饮性支气管炎哮喘取效甚切，曾于方中用细辛 15g，持续时间达 1 个月之久而未出现不良反应，但单味用本品宜慎重。刘沛然《细辛与临床》认为汉代方药剂量多为宋人所减少，故对细辛做了深入研究，并亲自取用细辛生药 120g 煎汤一次服用而未见毒副作用，冲破"细辛不过钱"限量的禁锢，阐发了细辛的潜在力量，集 50 余年临床运用细辛的经验——细辛的常用量为 15~30g，特殊病证用 60~120g，治愈了许多疑难重病，并附有医案 73 例，与仲景方中细辛常用量 1~3 两相近，特殊病的用量超过了仲景用量，对临床用药有启发和参考。

（四）某些常用药物的剂量运用探讨

1. 甘草　《伤寒论》中甘草的用量很严格，根据方剂功用不同，选用大剂量为君，有复阳益气作用；中小剂量多为佐使，可缓和药性。其剂量的掌握亦根据以下原则而定：表证轻，里证重；实证轻，虚证重；热证轻，寒证重；治湿轻，敛阴重；治痢轻，治泄重。

2. 生姜、大枣　《伤寒论》中姜枣剂量运用有如下规律：①用小量者，生姜 1~2

两（3~6g），大枣 4~6 枚，多用于风寒较轻、病势较缓、邪正抗争不剧、须微微发汗者；②一般用量，生姜 3~4 两（9.5~12.5g），大枣 10~15 枚，多用于风寒束于肌表、邪正抗争的病证；③用大量者，生姜 5~6 两（15.5~18.7g），大枣 25 枚，大量生姜多用于邪气较重的病证，大量大枣多用于正气较虚者。

3. 桂枝、白芍 根据仲景应用桂枝的剂量变化规律，临床上多以 6~9g 为中等量，小于 6g 为小剂量，大于 9g 为大剂量，应用大剂量时，采用逐步递增或累加方式缓缓多次进服之方法。而在经方中，桂枝、白芍常配伍并用，其剂量特点有：常量等用，小量等用；大剂量重用桂枝，小剂量多用桂枝；大剂量重用白芍，小剂量多用白芍等。大凡等量并用，不论常量或小量，通常都发挥调营卫的作用；反之，则或偏调卫，或偏和营。一般重用桂枝主要为平冲降逆，重用白芍主要为缓急止痛。若小幅度变更桂芍比例，同时伴有配伍药物变化者，则其作用主要取决于配伍药物变化。

4. 石膏 石膏在经方中用量一般较大，现代临床运用亦然。但有人认为凡水煎服的药物剂量，应根据其药物的溶解度而定，矿物、贝类药的溶解度小，因此，缩小麻杏石甘汤等方剂中的石膏用量，同样能获得与大剂量用药的相同效果。

5. 附子 《伤寒论》对附子的使用有以下特点：①根据病情的轻重及不同病因来确定其用量及生熟，一般阳虚重证宜生用重用，阳虚轻证则炮用轻用，而风寒湿痹则炮用重用；②根据性别及体质强弱确定用量。

6. 半夏 对脾不化湿、酿痰停饮、胃逆呕恶诸症，一般可用 9~15g，如旋覆代赭石汤等；小半夏汤等也可用 15g，但应与生姜基本持平，不能明显高于其量；对于心下痞结较甚、呕吐较顽固、逆气冲咽或不寐证，则应投大量，30~60g，其至 120g（久煎），如生姜泻心汤等；对于阴虚气逆、脾虚生湿、胃气呆滞诸证，宜以小量 6~9g，为佐为使，尤其是脾胃阴虚者，其量宁小勿大，如麦门冬汤；化痰和胃小量即可（10g左右），重症痰饮呕逆适当增加，15g 左右，不寐者则重用至 30~60g，其效方显。

7. 细辛 细辛剂量，历来争议颇大。据后世习俗，则经方剂量大大超越常量（按古药秤折算除外）。是以后世用经方，细辛常减量。而临床实践表明：阳气虚、寒湿重者，可用大剂量（可达 20g），待病情好转，便须减量；若发病纯属风寒外感、阳气不虚者，则用中量（10g）；若病情热象较重、兼有湿浊不化者，可用小量 2~5g 佐之；然痢、泄、咳喘等，若病久、虚寒较重者，亦可用大量。

综上可知，有关古今度量衡的考证，其结论不太一致，临床运用并未照之而行，强调根据病情、体质等因素而定；对经方的绝对量不拘泥，更注重相对量的确定。

因此，关于经方剂量的研究，考证度量衡变化诚然必要，然不宜以古绳今，生搬硬套。要知古今体质、气候、环境等因素变化甚大，岂能等同视之？加上汉时度量衡制虽属统一，然仲景身处战乱之际，其方剂药量是否悉依国家统一计量，实难肯定，也有可能习用民间土法计量，或另有药秤计量等。观其著述，同一药物，其计量单位亦不尽一致，如厚朴有一尺、半斤之异，石膏有如鸡子大、一斤之别等，竹叶有一把之量等，即可知其计量单位不一。所以，研究时不宜过分强调计量之考，而应以临床为基础，以实验为手段，观察不同剂量、不同比例的方药疗效。如以动物模型为实验对象，进行古量、今量的比较，经典比例与变更比例的对照，或不同地域、不同气候等因素对方药剂量影响的比较等。真正做到辨证论治，辨证施药处方，大小剂型恰当，既不可不遵循常量治常病，也不可忽略大疾大剂，专方治专病的特点。而专方治专病，原方用量比较大时，为慎重安全，一般可以从中小量开始，逐渐加至原方用量，中病即止，既安全可靠，又不妨碍专方治疗特殊病证的特点。

第五节　仲景治未病思想对后世的影响

一、未病先防

很早以前，祖国医学就已经认识到，疾病的发生固然与外在的邪气侵袭人体有关，但必须是在人体气血脏腑不和的情况下，才会发病。也就是说，疾病的发生是外因（邪气）作用于内因（正气）的结果。所以临床上十分强调固护正气，防患于未然。

（一）治未病思想的理论渊源

"未病"一词首见于《素问·四气调神论》："是故圣人不治已病治未病，不治已乱治未乱，此之谓也。夫病已成而后药之，乱已成而后治之，譬犹渴而穿井，斗而铸锥，不亦晚乎！"这段话从正反两方面强调治未病的重要性，已成为预防医学的"座右铭"。

《内经》中出现"治未病"一词的还有2篇。《素问·刺热》说："病虽未发，见赤色者刺之，名曰治未病。"此处所谓"未发"，实际上是已经有先兆小疾存在，即疾病早期症状较少且又较轻的阶段，类似于唐代孙思邈所说的"欲病"，在这种情况下，及时发现，早期诊断治疗无疑起着决定性作用。《灵枢·逆顺》中谓："上工刺其未生者也；其次，刺其未盛者也……上工治未病，不治已病，此之谓也。"两篇均强调在疾病发作之先，把握时机，予以治疗，从而达到"治未病"的目的。

《内经》中除上述三段明确提出"治未病"的概念外，还有一些隐含治未病思想的篇章，如《灵枢·贼风》提出的"故邪"概念，《素问·刺法论》所云之"以法刺之，预可平疴"。又如《内经》的小金丹方"服十粒，无疫干也"，开创了药物预防之先例。

（二）后世医家对治未病思想的发挥

张仲景对于治未病有独到的研究。据《针灸甲乙经·序》记载，一天，仲景与侍中王仲宣相遇。仲景说他已患病了，40岁时眉毛要脱落，然后过半年就要死去，并告诉他服五石汤可免除。王嫌他的话逆耳，就没服药。后果如仲景所言，先是眉落，继则死去。由此可见，仲景诊察未病的造诣很深。

仲景对治未病理论亦有独到的阐发，如：《金匮要略》中云"见肝之病，知肝传脾，当先实脾"。《伤寒论》中治阳明腑实证创三承气汤，实为急下存阴之法。唐代大医家孙思邈是位极重视治未病的医家，他比较科学地将疾病分为"未病""欲病""已病"三个层次，"上医医未病之病，中医医欲病之病，下医医已病之病"。他反复告诫人们要"消未起之患，治未病之疾，医之于无事之前"。他论治未病主要从养生防病和欲病早治着眼，所著《千金要方》中载有一整套养生延年的方法和措施，很有实用价值。

明末清初医家喻昌深谙仲景治未病思想的深义，他的著作《医门法律》就是以未病先防、已病早治的精神贯穿始终。如"中风门"中的人参补气汤便是御外入之风的绸缪之计；又如"虚劳门"中对于男子平人谆谆致诫，是望其有病早治，不要等虚劳病成，强调于虚劳将成未成之时，调荣卫，节嗜欲，积贮渐富，使虚劳难成。治未病思想的内涵实际上包括未病先防和既病防变两个方面。

清代名医叶天士对于既病防变研究颇深，他在《温热论》中指出："务在先安未受邪之地。"温病属热证，热偏盛而易出汗，极易伤津耗液，故保津护阴属未雨绸缪、防微杜渐之举，对于温病是控制其发展的积极措施。后来吴鞠通在《温病条辨》中提出保津液和防伤阴，其实与叶氏"务在先安未受邪之地"之意吻合，体现了治未病的思想。此外，东汉华佗创五禽戏健身法，晋代葛洪强调气功摄生等，注重强身健体以预防疾病的经验，也是很可贵的。

"治未病"的概念为防止疾病复发、恶化，事先采取预防措施来预防疾病的发生和发展，即治未显之症，促进已病向愈，防止未病显露。未病一词可有两层含义：无病和潜而未发。有医家提出，得到公认的"未病"基本形态有四种，即健康未病态、潜病未病态、前病未病态、传变未病态。"治未病"理论可从五个方面来体现：即未病先防、已病早治、既病防传变、未盛防盛、已盛防逆。

（三）未病先防的具体方法

防病于未然，仲景称为"养慎"，他在《金匮要略·脏腑经络先后病脉证》中有详细论述。

1. 祛微邪　"若人能养慎，不令邪风干忤经络，适中经络，未流传脏腑，即医治之，四肢才觉重滞，即导引吐纳，针灸膏摩，勿令九窍闭塞。"外邪侵袭人体，郁闭腠理，未流传脏腑、闭塞九窍，当及早医治，防止病情深入。

2. 节房事　肾为先天之本，仲景重视内养精气。养精之法，首先不可过用。须节房事、勿过劳，故仲景强调"房室勿令竭乏"。其次需要充养，通过饮食、针灸、膏摩、导引吐纳法以助之。

3. 避灾伤　身体的任何损伤都会耗散正气，应当"无犯王法，禽兽灾伤"。尽量避免对身体不必要的损伤，遵纪守法不受刑罚；避免虫兽灾伤这样的意外伤害。

4. 节饮食　脾胃为后天之本，仲景十分重视"胃气"的养护，强调"饮食节其冷热苦酸辛甘"。

通过以上的综合方法，即"不遗形体有衰，病则无由入其腠理"。连人体第一道屏障腠理病邪都侵犯不了，经络脏腑自然安全，人也自然很难得病。

万一真的得病了呢？仲景又特别重视不要只顾眼前的脏器病变，要预见到疾病的转变，提前考虑到有可能受牵连的脏器，强调高明的大夫要考虑到对疾病传变的预防。"上工治未病，何也？师曰：夫治未病者，见肝之病，知肝传脾，当先实脾。"而普通的大夫呢？"中工不晓相传，见肝之病，不解实脾，唯治肝也。"这只是举的例子而已，其他脏腑病变呢？仲景认为："余脏准此。"

至于防止传变的手段，仲景分别谈到了用药和用针，《金匮要略·脏腑经络先后病脉证》："肝之病，补用酸，助用焦苦，益用甘味之药调之。"《伤寒论》第8条："太阳病，头痛至七日以上自愈者，以行其经尽故也。若欲作再经者，针足阳明经，使经不传则愈。"

二、既病防变

《内经》云："圣人不治已病治未病。"是故大医治病，当既病防变，治之于早，则医家事半功倍，病家早脱所苦。《伤寒论》在辨证论治的基础上熔原则性与灵活性于一炉，其于辨证论治中，每每透出"既病防变"之意，现以太阳表剂中葛根汤证为例，加以说明。

《伤寒论》第14条："太阳病，项背强几几，反汗出恶风者，桂枝加葛根汤主之。"第31条："太阳病，项背强几几，无汗恶风，葛根汤主之。"伤寒六经，太阳为诸经藩篱。风寒之邪侵袭人体，太阳首当其冲，若邪盛或邪不解，则可顺传阳明。上二条病机，即风寒之邪侵入太阳，经输不利，筋脉失养，且因太阳邪盛，有溢于阳明之经的迹象。程郊倩说："项背强几几者，太阳之脉满，而连及阳明之经也。"

《灵枢·经脉》云："胃足阳明之脉……旁纳太阳之脉。""足阳明之别……上络头顶……下络喉嗌。"可见二经相联络，皆布行于颈项、喉嗌，且太阳行后主背，阳明行前主胸，今二经有邪，见项背强几几。几几者，颈项俱病，俯仰不能自如，非太阳病之但颈项强直也，正如《医宗金鉴》所云："太阳之强，不过颈项强，此痉之强，则不能俯仰，项连胸背而俱强。""不能俯仰"四字，最能透其中消息，学者当反复琢磨。

于是治法除解表外，而有葛根之用。葛根乃阳明经之药也，此入太阳剂中何用？正为顾及阳明而防之于早耳！葛根性平，味甘、辛，甘平能益阴生津，辛能升阳发表，此处用之，固能发表而祛太阳之邪，升清以濡润经脉，然亦虑及邪入阳明，多欲热化，故以此益阴生津之品，达于阳明，实可扶胃阴以防邪热，截太阳之邪以防变也。故徐大椿曰："鲜葛根，本草治身大热。大热乃阳明之证也，以太阳将入阳明之经，故加此药。"此仲景明规律预料发展，早准备用药御变之深意也。又第14条方后语云"不须啜粥"，盖恐啜粥助汗，津伤而经脉愈失其养，此又异于桂枝汤证处，是故治固勿过不及，即服药之法亦不可忽视，以防伤正而致变矣。

而第31条不用麻黄汤加葛根，亦防过汗伤阴而致变也。

进而论之，邪初在阳明经不解，可郁而渐次化热，若表不解而热不泄，则成表实内热之证。其轻者如桂枝二越婢一汤证：太阳病而见热多寒少、烦躁等，即已露阳明经热之端倪，故张志聪曰："此表阳从肌入里，故桂枝二以解肌，越婢一以发越表阳之内陷。"越婢中用石膏，即为阳明设防，此意尤显于大青龙汤证中。

更进一层，表郁内热轻证不解，阳明经热益盛，内迫阳明之腑，斯时两经热盛，故除太阳证外，阳明呕、利等证遂作。第32条："太阳与阳明合病者，必自下利，葛根汤主之。"第33条："太阳与阳明合病，不下利，但呕者，葛根加半夏汤主之。"此之谓也。太阳之邪不得外解，内迫阳明，若上逆于胃则呕；若下走大肠，使其传导失职，水谷不别则下利。如尤怡所云："两阳合病，邪气盛大，不特充斥于上，抑且浸淫于里，故曰必自下利。其不下利者，则必上逆而呕。晰而言之，合病下利者，里气得热而下行也；不下利但呕者，里气得热而上行也。"

再参之于大青龙汤之用石膏治烦，可知《伤寒论》用太阳表剂有相承相连之用心，既病防变之脉络清晰：若邪盛于太阳，可溢于阳明之经而项背强几几，即加葛根以防变并升清濡润。若邪仍不解，则可邪实太阳之经而热郁阳明之经，其轻者即可酌加石膏以防变。若邪再不解，阳明经热益盛，斯时或内迫阳明之腑而下利，或热扰神乱而烦躁，下利者仍用葛根截之防变而兼止利，烦躁者急用石膏救之防变而兼清热透邪。总之，或明规律用药御变，或察细微防微杜渐。病可渐次而进，治则层层设防，因证施治不可含混，服药之法亦须重视，则"既病防变"之言虽未明示，而其意昭然不晦矣！又葛根治利，石膏治烦，均系于太阳病中见一二阳明之证，即及早预防，可知仲景立法，每在极微处设防，恐人于微处易忽也，医者临证当据脉明察丝毫，审病机见微知著，早治疗防微杜渐，斯能防患于未然。

以上充分显现了《伤寒论》"既病防变"的思想。

三、瘥后防复，防贯始终

仲景强调瘥后调理，以防病复。《伤寒论》于六经病篇之后，设有"辨阴阳易瘥后劳复病脉证并治"，指出伤寒热病，基本近愈，但脏腑余邪未了，气血阴阳未平，此时若行房事，就会发生男病易于女、女病易于男的"阴阳易"之变；伤寒新愈，正气未复，起居作劳，或饮食不节，就会发生劳复、食复之变。从而示人大病新愈，正气未复，或余邪未了，应该忌房事、慎起居、节饮食、勿作劳，做好疾病后期的善后治疗与调理。如此方能巩固疗效，防止疾病复作，以收全功。

对"阴阳易"一证，尽管历代注家争议纷纭，但对大病之后要戒房事这一点的认识是统一的。《高等中医院校教学参考丛书·伤寒论》（第2版）对本条的提示："一为伤寒大病瘥后，正气未复，邪气未尽，应忌房事；二为论述阴阳易的证治，示人要防患于未然，必须注意病后慎养之法。"至于劳复、食复，则与病后调摄相关。

成无己说："病有劳复，有食复。伤寒新瘥，血气未平，余热未尽，早作劳动病者，名曰劳复；病热少愈而强食之，热有所藏，因其谷气留搏，两阳相合而病者，名曰食复。"钱天来说："凡大病新瘥，真元大虚，气血未复，精神倦怠，余热未尽，但宜安养，避风节食，清虚无欲，则元气日长，少壮之人，岂唯复旧而已哉。若不知节养，必犯所禁忌，而有劳复、女劳复、食复、饮酒复剧诸证矣。夫劳复者，如多言多虑，多犯多哀，则劳其神。梳洗沐浴，早坐早行，则劳其力，皆可令人重复发热，如死灰之复燃，为重复之复，故谓之复。"皆示人注意病后调护，以防疾病复发或生变。重视瘥后诸证治疗，示人祛邪务尽，不留隐患。

仲景在论中还论及了大病瘥后余热、遗寒、水气及正虚气逆等证治。而对瘥后诸证的证治，其劳复用枳实栀子豉汤、水气用牡蛎泽泻散，皆示人不可以虚概之。若在病势初退之时，不问虚实，不察寒热，皆以温补为急务，则难免变证丛生。可见仲景治病后余邪，其用药之法，总以证候表现为依据，因证而论治之。

祖国医学的预防医学思想，虽导源于《内经》，实完备于《伤寒杂病论》。《伤寒杂病论》中有关这方面的内容十分丰富，特别是防寓于治、防治结合的思想，是仲景预防医学思想体系的重要组成部分，一直有效地指导着临床实践。仲景预防医学思想体系是对《内经》预防医学思想的充实、丰富和发展，对后世预防医学的发展无疑有着积极的影响。

第五章　近代仲景医学发展概况

　　中西医学的百年流变，在中国近代史上算不上惊天动地的大事件，也构不成夺目耀眼的篇章。但作为一门关涉国计民生的应用技艺，医学却与社会生活和历史发展息息相关，且其学术构架脚踏义理与实用两端，既有工具性浅层文化的特点，也包含思维方式、价值观念等深层文化的内涵。诚如熊月之先生所言："西医最得西方古典科学重具体、讲实证的精神，中医最得中国传统文化重整体、讲联系的神韵，如果在各种学科中，举出最能体现中西文化特征的一种，我以为医学最为合适。"可以说，中西医学的命运恰似一面巨大的文化透镜，聚敛着近代百年来中学与西学、传统与现代、民族主义情绪与科学思潮等各种冲突与张力。从这个意义着眼，医学无疑可为活生生的文化标本，而中西医学的扞格与汇通，实质上就是两种文明与文化的冲突与融合。这一特性决定了中西医学的论争极易跳出单纯的学理之争，跨出医学界而拓展到文化、社会甚至政治领域。因此，从思想文化史的角度来考察中西医论争问题和近代中医的发展问题，或许可以找到一个揭示近代中国传统文化命运的解剖标本。仲景学术作为中医学的一个支柱，其发展无疑也极大受到近代思想文化的影响。

第一节　近代中国历史文化的嬗变与中西医之争

一、中西医论争：近代思想文化史上的一道景观

　　近代中西医论争始发于清末民初，国学大师俞樾著《废医论》，构成废止中医思想之滥觞。民国以后提出"废医论"者渐多，1916年余云岫著《灵素商兑》，提出废止中医，非偶发之论，乃是有深厚的思想渊源，几年后杜亚泉、恽铁樵等出面应战，开中西医学术正面论战之先河。1925年，中医界再次请准中医加入学系，中西医之争卷入国家层面。同年，上海医师公会创立，废止中医之营垒开始形成，于是中西论战了无虚日。1927年南京国民政府肇建，政府设卫生部，权柄为西化派所握，中西医之间形同冰炭。激进派甚至视中医为全盘西化的最后障碍，他们不惜以"规划现代化的卫生工作"为名，动用政府行为立法干预，意欲废止中医，开辟了"五四"以来以政治法权解决文化论争的先例，中医的命运问题第一次被提到现实层面，中西医冲突骤然升级。1929年"废止中医案"出台，由此引发全国性大抗争，双方剑拔弩张，势如洪水，不复可遏。这场混战持续近10年因抗战而搁置，其间，医界、学界、政界乃至社会公众纠缠其中，集会、请愿、抗争、论战此伏彼起，此为近代中西医论争的主要过

程。

近代中国医学格局的演变，是在复杂的历史条件和社会文化背景下完成的。中国文化在近代的发展，是在西方文化的强烈冲击下，经历了特殊的分化与裂变过程，在冲突中形成了新的文化特色。在民族危机日趋深重的近代社会，"文化救亡"一直是进步知识分子们孜孜以求的主题之一，他们急于找到中国落后挨打的原因，寻求救国强民之道，开始把目光投向给自己带来创伤的西方世界。岂料，这个相对陌生的世界让他们眼花缭乱，不少人开始对传统的旧学体系进行检讨和反思，对比中西文化的优劣，致力于从西方文化中求索富强之术，同时，对中国传统文化进行了深刻批判。经由维新变法和清末新政，这些思想上的寻求与探索、批判与更新不断升华，直到"五四"新文化运动时期达到了高潮。

尽管长期以来中国人形成了"天朝大国"的意识，其特有的文化优越感驱使着人们历数国学之长，但近代中国遭受的耻辱和严峻的现实还是迫使中国走上"师夷长技""采西学"的道路，由最初器物层面的效法到政治层面的套用，再到对西方民主、科学精神的推崇。一部分思想文化界人士从认为中学不如西学，发展到中学全部不如西学；从认为西学只是在枝叶上优于中学，发展到认为西学在根本上优于中学。在这些讨论中，出现了推崇西学、鄙夷中学、主张兴西破中的全盘西化思潮，体现在医学领域就是"废止中医论"。由于西医理论是建立在比较严密的观察和实验基础上的实证性理论，容易使人信服；相反，中医理论建立在中国古代自然哲学之上，有很大的思辨性、猜测性和模糊性。中医理论的这些特点容易使人肯定西医而否定中医，做出西是中非的判断。正是这样一锅异质医学理论交织所形成的"夹生饭"以及由此形成的文化对决，为近代中西医的大规模论战埋下了伏笔。

医学是文化的一个组成部分，因此始终受着整个文化体系的制约。中西医冲突自然是自晚清以来中西文化冲突的一个组成部分，是两种体制、两种文化思潮的交互激荡、纷争与对话的一个侧面。在这样中西不同视野的交汇中，作为传统文化的中医始终是被动的，是被剥夺了话语权之后的有关话语权的争夺。正因为中医与传统文化的关系过于密切，所以当传统文化发生动荡时，中医的被动局面就无可避免。也正因为二者的密切关系，在对传统文化的怀疑、反思过程中，中医的发展必然会受到同样的质疑与反思。

社会和文化变迁的历史趋势牢牢地左右着中国传统医学变迁的走向。"覆巢之下，岂有完卵"，20世纪初的中国医学恰恰穿行于文化激进与文化守成的漩涡之中。在整个中学都遭到抨击、破坏，整个西学都受到推崇、提倡的全盘西化的思想氛围中，中医学不可能不遭到冲击，医学界的欧化思潮是中国近代医学发展史上必然的伴随现象，也是中国近代社会欧化思潮的必然组成部分。最先主张引进西方医学和批判中医之弊端的本为中医界人士，而且后来的中医界内部也逐渐形成一股势力强大的欧化势力，这足以证明欧化是中国医学近代化历程中不可避免的趋势，而西医人士中主张全面废止中医的言行则是极端的欧化论，它的产生和盛行更有深厚的思想文化渊源。

二、骂中医："五四""中西"之争的话语场

今天，我们讨论中医在近代的历史命运时，无法绕开"五四"。因为"五四"新文

化运动及其派生的欧化思潮、反传统主义对传统中医的命运产生过不可估量的影响。在"五四"激进主义思潮的冲刷下，深受西方科学文化影响的知识分子，习惯于采用以西例中的方式，对中医理论大加批判和否定，几乎达到登峰造极的程度。其后的东西文化优劣之争导致中西医矛盾的进一步加剧，中医甚至被海归派视为弱势文化的行列，倍受打压，几乎沦落到了"失语"的境地。一时间，享有几千年历史荣光的中医学，一下子被推上了文化批判的公堂，成为激进主义者声讨的对象，被指责、攻击甚至谩骂，"骂中医"一时成为欧化知识分子们的一项饭后运动。当然，这也与当时中医界一些庸医对中医形象的不良影响有关。

陈独秀作为新文化运动的领袖，在极力呼唤民主与科学，声讨专制与蒙昧，对中国传统文化进行鞭挞的同时，将中医列入封建糟粕予以批判，其批判中医的标准就是西医。他在《新青年》创刊号上发表的"敬告青年"中说："（中）医不知科学，既不解人身之结构，复不事药性之分析，菌毒传染，更无闻焉。"

胡适虽然没有强烈而过火的批判中医的言辞，也没有直接介入之后的中西医论战，但他是个西化思想很浓的现代学者，自称是"信奉西医的人"，并且支持他的友人批评中医。可以说，他对中医的态度总体上是持否定态度的。他明确指出过，现代医学只能在西方文化背景上产生，"我们现在尊为'国医'的知识与技术究竟可比人家第几世纪的进步"，他甚至断言中医还处在西洋文化的巫术时代。

在鲁迅、周作人、傅斯年、郭沫若等人的著作里，也有一些批判传统中医的辛辣文字。

在"五四"新文化运动中，这种以西方科学文化来比照中国科技与传统文化、以西医来比较中医的方法在当时留洋派中几乎成为一种定式，有的甚至将此作为判断一种学术"正当与合法"的黄金标准。在"五四"以来所形成的以科学为准绳的话语体系中，东方文化与西方文化孰优孰劣不言自明。中学即是旧学，国粹就是垃圾。新旧的差距，就是进步与倒退、科学与迷信的差距。所谓中学、国故、经典、中医，全被归入旧的、倒退的、迷信的、必须抛弃的范围。在"五四"新文化运动所建立的话语霸权之下，带"中"的一切事物都失去了合法性，而唯一的合法的话语便是科学。

在这种思想氛围下，中西医被强行地推到了"新与旧"的语境中。传统中医的守卫者当然不会束手就擒，反映在医学界，就是一场沸沸扬扬的围绕"中西""新旧"名称问题的笔墨官司。中西医双方互赐恶谥，西医称中医为旧医，称自己为新医，将中西医之争视为"新旧之争"、进步与落后之争；而中医自称为国医，不承认西医是新医，称之为西医甚至洋医，将中西医之争视为"中西之争"。一时间，"新""旧""国""西"成为中西医对攻战中相互杀伤对方的飞弹。如果说中医界对西医的攻击缺乏冷静和客观的话，那么，西医界激进人士对中医的批评则更近于苛刻和羞辱，双方讥讽谩骂之言日趋激烈，而整个进程是以西医的主动进攻而中医防守反击为特征。

这场名称之争暗含了中西医冲突的思想史内涵。近代以来，在中西文化的对峙中，随着中学的节节败退，不经意间，从原先的华夷之争演变为中西之争，最后又变成了新旧之争。透过单纯的斗争形式的演变，可以看到，这不是一种简单的此消彼长，从"华夷"语境中对西方文化的鄙薄，发展到"中西"语境中双方的对等，再到"新旧"

语境中双方地位的倒置，其中包含了进化论意义的肯定和否定。

这场知识界对中西文化孰优孰劣的问题的激烈争论，进一步导致中医和西医之间的对峙升级，大量赞扬西医的文章见诸报刊，同时，偶有社论主张废弃中医。不可忽视的是，整个过程从一开始就是西医主动进攻，而中医处于守势。

1923 年的"科玄之争"，实际上是"五四"思想启蒙运动和东西文化论战的继续。吸引了几乎中国全数的知识精英参与其中，尽管参加讨论的人数、派别颇多，观点各异，讨论的范围极广，涉及古今中外诸多思想流派，但讨论的焦点还是集中在科学是什么与科学的功能（即科学与人生观及中国文化的关系）这两个问题上。而对这两个问题的回答，则反映了当时中国知识界对科学和科学精神的理解。

在这场论战中，虽然没有形成最终的理性结论，但就阵容、气势与说理的知识性、逻辑性而言，科学派占据绝对上风。科学派坚信：科学之权威是万能的，能使玄学鬼无路可走，无缝可钻。这种论战的格局直接影响到知识界对作为传统文化支脉的中医学的立场与姿态。可以说，这种感染力一直影响到后来中央卫生行政的决策者，并为他们确定"废止中医"或"废医存药"的政纲提供了思想和舆论依托。医学被贴上"玄学""旧学"的标签，背上了"玄学鬼"的骂名。

中医是否科学甚至有无存在的必要，是近代中国思想史上一个反复辩论的话题。显然，这些在"五四"时期出炉的思想和言论有着巨大的历史影响与学术影响。或许可以说，民国时期大规模的中西医论争，在"五四"时期就埋下了思想的根苗，因为思想界的导向对历史的影响往往是关键性的。

三、传统性与现代性：中西医冲突之文化表征

清末民初，中国人对现代性的渴求达到了登峰造极的程度。此时的反传统主义和欧化思潮，体现了社会转型时期传统与现代化的冲突，其本质则是渴求现代化的焦虑，即在国家现代化受挫的时刻，追问现代化困难的文化因由。因此，这种文化反思和追问尽管包含有大量偏颇性、片面性的内容，但无疑是中国近代知识分子在追求现代化的过程中对这一进程进行反思的重要组成部分，同时也是一部分知识分子以及他们所代表的社会公众在这一进程中的情绪体现。他们运用的理论依据，是西方的进化、竞争、民主、科学、平等、个性、实用等文化观念，由此显示了中国近代文化转型的重要的历史内容。它蕴含着对传统的挣脱，对现代化的追求与憧憬。

众所周知，中医是中国传统科学与传统文化的一个重要组成部分，有着极强的传统性。中医有着与其他传统科学不同的命运。近代以来，随着西学东渐的逐步深入，中国古代的天文学、数学、生物学等传统科学先后被近代科学所取代而成为历史，唯有中医一枝独秀，非但没有被西医淘汰，而且至今还保持着一定的生命力，这一特有的现象被称为"科学史上的一个奇迹"。

中医药学自成体系，在 16 世纪以前，一直处于世界的领先水平。此后西方医学借助于其他自然科学取得了重大的突破，先进的科学技术使西医焕然一新，从经验医学阶段发展到实验医学阶段进而形成现代医学，并以快速的方式发展。进入 20 世纪以来，现代医学已经成为中国医学界的主流。中医学的危机悄然而至，从此面临实现现

代化的抉择，因为如果不用现代科学知识去整理发展中医，就不会有任何重大变革的希望，也只能停留在经验医学水平上。中医药学要真正的发展，必须走用现代科学武装起来，用现代科学技术（包括现代医学）加以整理、提高、发展的道路。尽管中医也在发展，但由于速度较慢，与现代医学的差距越来越大。传统中医面临革新与发展的选择，这是摆在中医界面前的一个严峻的现实，这无疑是一场传统性与现代性的矛盾与冲突。

矛盾由此凸现，因为中西医的碰撞会让很多人担心一个问题：在中医革新的道路上，在与西方医学的交融中，中医药一旦现代化以后，中医传统会丧失吗？中医的特点会淹灭吗？中医还有属于自己的阵地吗？这些困惑久久不能消散，至今仍令人难以释怀。对立的观点自始至终都存在着，一种观点认为："一国固有其特具性之固有文化，保存其固有文化，庶不失其民族之特有精神。"另一种"新兴者则毫不怀疑，全加接受"。折中的观点是："西医有科学之根据，实无攻击之余地，而中医有数千年历史，不能不有部分之价值，吾人应用科学方法，加以研究，合者存之，误者去之，将新旧医学，形成混一，创造我国之新医学。"又要现代化，又害怕失去传统与个性，反映了大部分处于社会变革前沿人士的真实心态。

"传统"与"现代"的对立以及废止和反废止的斗争相始相终。当请愿、抗争运动此起彼伏之际，恰逢民国政府面临内外交困的多事之秋，政权的稳定和统治地位的挽救成为当务之急，政府不愿因为中医的存亡问题而扰乱政局，息事宁人的策略成为上乘之举。从政策层面上，政府设立国医馆，从立法层面上也对中医逐渐让步，先是于1931年将《医师暂行条例》修改成《西医条例》，继之于1936年公布《中医条例》，中医由"医士"改为"医师"。1943年，国民参政会通过孔庚等人提出中西医待遇平等的议案，同年立法院接纳中医界请愿，将《西医条例》和《中医条例》合并为《医师法》，中、西医统称为"医师"。从此，传统中医学被认为与现代医学永远地分了家。

事实上，中医药界关于中医科学化的呼声和行动从未间断，但实际收效却未尽如人意。我们注意到，在中医追求现代化的过程中，由于受唯科学主义思潮的影响，所谓中医现代化基本形成了一种"以西解中"的研究方式，用西医学的方法和标准作为唯一的尺度来要求和衡量中医，造成了符合西医标准的便是"科学的"，否则就是"非科学的"。由于中医学的人文内容和人文方法不符合西医的标准，因此在中医现代化过程中，中医的人文文化被抛弃了，中医的人文精神被消解了，中医学成了现代科学和现代医学验证和改造的对象。脱离人文文化和人文精神的中医现代化的结果就只有一个，那就是西医化。因此，在许多人看来，科学主义在中医现代化过程中是乏力的，提出科学主义应从这一领域退却。

我们认为，将人文主义和科学主义截然对立起来是无益的，中医的现代化并不等于中医科学化，中医科学化的确需要高扬科学主义大旗，但中医现代化不仅仅是强调中医学能够科学化的部分的现代化，同时也包括有关人文内容部分的现代化。换句话说，中医现代化不仅是中医科学文化的现代化，同时也应该是中医人文文化的现代化。中医学具有深厚的人文传统和人文精神，"医乃仁术"便是这种精神的高度概括，所以中医现代化过程中应坚持科学精神与人文精神的有机统一。中医现代化首先是中医科学文化的现代化，在中医现代化的尝试中，必须弘扬求实、求真、怀疑、批判、创新和奉献的科学精神。中医学研究对象是人，这是中医现代化过程中人文精神复归的一个重要前提。人除了具有自然属性，还具有社会文化属性。单纯的生物医学模式的弊端日益暴露，现代医学模式已转向生物—心理—社会医学模式，主张从更广阔的社会心理文化背景去认识人体健康和疾病。仁者爱人，人道主义的爱心和济世精神是"仁"的内核。在医学领域，"仁"是通过丰富的临床经验和精湛的医疗技术，即"术"来具体体现的。发掘和弘扬"医乃仁术"的科学精神及人文精神，结合时代精神予以提高，是中医现代化的必然选择，同时对于克服当前医学技术主义和医学科学主义的弊端有着积极的现实意义。

四、豁达与从容：走向未来的文化姿态

今天，我们在总结近代中西医论争的历史教训时不难发现，废止中医案的最终失败，主要还是失之于西化派余云岫等人的"浮躁"，缺乏全国通盘的考虑，同时，也确实低估了中医和民间学术的反弹力，所以，提案一出，无异于捅了马蜂窝，结果不言自明。而在程序和手段上，西化派过于迷信和依赖政府的权威，忽视了社会公众的话语权及诸多制约力量。其实，在商业社会中，改革的真正动力在于社会公众，比如广大消费者，而不是政府这样的权力机构，更何况，西医作为外来文化的一部分，本身也不具备考评和衡量中医的权威，试图通过权力机构实施强行限制，自然无法服众，遭到猛烈回击也在情理之中，结果也显而易见。

这次中医废止之争也揭示了这样一个社会法则：在医学改革的路径选择上，作为现代国家制度的政府行政部门，其实也不具有绝对的权力掌握国家的医疗卫生方向，无法凌驾于社会消费群体之上。欲效仿日本，采取行政措施自上而下地强行"废止中医"，自然不能奏效。今天看来其实很简单，政府要做的，完全可以在充分尊重社会意愿的基础上，提倡和建立社会统一的商业法则，实行优胜劣汰。因为正当而可行的改革，不仅仅是针对社会公众，最重要的是社会效率的提高，政府手中的权力实际上来自于公权。所以，民国时期的中医废存之争中，废止派一方的最大犯忌就在于主体的彻底错位。废止中医案之所以遭到全国性的抵制，最终导致流产，其核心问题在于社会公众的话语权是政府和西化派所无法淹没的。在任何时候，政府法权都不具备学术评审的权威，如果政府凌驾于学术之上参与这种评价，无疑会引起公众的反感。废止派的失误在于不在提高自身的公信力和竞争力上做文章，而是一味依傍政府的力量（更何况这个政府的内部不同派别的分化又为中医界所利用），他们本想动用政府这块巨石压倒中医，结果却不慎砸伤了自己，或许可以说，是废止派自己打败了自己。

近代中国医学的发展必然顺应东西文化大撞击、大交流的背景，走向杂合与多元的格局。中国医学的发展走向，一直是近百年来医学界和思想界孜孜探求的主题。自近代西方医学初履东土以来，一元化与多元化的抉择就成为无法回避的问题。起初，一元论者占有明显上风，从罗定昌、唐宗海到余云岫、陆渊雷，无一不是持医学一元论主张者。他们或主张以经典中医理论为准则，或主张中西医参合，或汇通、化合、折中，或坚守国粹、或力求西化，凡此种种，都是坚持中国医学只有一种。

中国医学格局的形式，应该由中国的国情与医学的实效原则而定。在当时的情况下，强行将中西医学整合为一体显然是荒谬的，但是，单纯的西医或单纯的中医的实效都远不及中西医并存的总体实效。今天看来，坚持中医一元化（国粹论）和坚持西医一元化（欧化论）都有偏颇与弊端。而二元医学格局更符合实效原则，也符合中国的实际与国情。事实上，在世界范围内，无论是历史上还是现实中，医学格局多半是多元化形式。因为不同的国家或民族有着不同的自然和社会环境，不同的生活和生产习惯以及不同的文化背景，由此，便形成多元化的格局与风格。

在中外医学交流中，以及国内各民族医学的交流中，彼此吸收所长共同发展，是医学精进的重要规律。就此而论，中国医学的发展必须具有多元之胸怀，豁达之姿态。因为近代以来，冲突、对抗与并存是中西医学之间的共生形式，是无法改变的铁定事实。异质医学的差别是永恒的，我们不必完全以调和的心态去面对其中的冲突。

一部近代医学史见证了这样的结果：中医药界并没有拒绝西方现代医学，在所谓传统与近代化、现代化之间并没有不可逾越的鸿沟，因为传统医学本身就包含了足以引起变化的内在矛盾与合理内核，这是它能够接受新科学的基本条件。因此，二者在实际的接触和交流中，中医学不是简单地为了自身的生存而吸收新的成分，而是其自身也在不断地变化、发展，保持自己的独立性。近代以来的学术论争和医界变迁就是这一发展的真实反映。

中西医学共同面对人类医疗与保健的命题，共同承担保卫众生的使命，二者又恰恰在 20 世纪这个时空关节点上相遇，倒是一份历史的机缘。一个多世纪的历史表明，对抗与排拒不能解决问题，多元与共生才是合理的发展路径。而宽容心态与兼容学风更是双方互相学习与沟通的佳境，因此，是否可以说，豁达与从容是中国医学走向未来最为舒展的文化姿态？

第二节　西医东渐及其与中医的碰撞

一、早期的西医东渐

具有近代意义的西方医学是在明末随耶稣会士的传教活动进入中国的。当时传入的主要是解剖学、生理学知识，如传教士邓玉涵草译、毕拱辰润饰的《泰西人身说概》，罗雅谷的《人身图说》与巴多明的《解体全录必得》。虽然早在他们之前以维萨里的七卷本《谈人体构造》为标志的现代解剖学已经诞生，但是传教士带来的解剖学并不是现代意义上的解剖学，并且传入的医学与宗教也是无法截然分开的。

当时传教士关注到中医学与西方医学不同，如利玛窦批评中医学不发达，但肯定其疗效。同时代的中国士大夫也注意到了西方医学，如毕拱辰向汤若望询问关于西方医学之事，当时唯一以中文写成的西洋本草《本草补》就是在中国士大夫刘凝的说服下由石铎琭著成的。因此，此时的中西医之间只能说是处于最初的接触阶段。这之后的中医学依然以它特有的步伐向前发展，对生命有了进一步的认识，比如在病因学上吴又可提出"疠气"为病的创见，已开始认识到人的思维器官是脑而不是心，药学巨著《本草纲目》的问世，医学流派的繁荣显示着中医学向前发展的劲头，一直持续到18世纪温病学说的兴起。

这个时期的西医东渐还处于试探阶段，近代西方医学还在发展的初期，它只是作为传教士传教的附带品，还未成为传教的手段，当然也谈不上与中医相抗衡。但进入19世纪，随着整个世界格局的变化，这种状况开始发生改变。

二、19世纪至民国时的西医东渐及中医学的回应

（一）西来和缓——被接受与认同

西医学最终在中国立足并与中医学相抗衡经过了一个过程。到19世纪，西方世界的实力已经从军事上得到了显现，西医学也处于蓬勃发展阶段，特别表现在与中医学相较更有实力的外科学上。

最初来华的西医师均有另外一个最主要的身份——传教士。传教才是他们的唯一任务。正如传教士郭实腊曾经这样说过："在当今的日子里，上帝的荣光一定要在中国显现，龙要被废止，在这个辽阔的帝国里，基督将成为唯一的王和崇拜的对象。"这种信念也成为支撑传教士们不顾在中国的各种危险坚持传教的动力，他们坚定地相信拯救中国人的灵魂是上帝派遣他们来此最重要的任务。他们注意到，如果能给中国人解除身体的痛苦，那么信奉上帝的人就会增加，他们也是这样做的。

首先，西医学要被中国人接受，必须在某一个方面优于中医学，这个优势就是外科手术，这主要表现在白内障手术上。在当时的中国，因患白内障而失明的人很多，且一般来说这些患者的处境非常艰难，因此这些拥有近代医学知识的传教士们就成了他们的救星。这些重新见到光明的患者及其家属就相对比较容易接受传教，这对传教士们来说，无疑是一个很大的鼓舞，也刺激着他们不遗余力地将当时正在发展中的西方医学技术及时带入中国，如外科手术需要的无菌技术、麻醉剂等，它们提高了外科手术的成功率。传教士展现西医学的优势，这些技术自然不会被放过，如乙醚麻醉法在被发明的同年（1846年）就由传教士医生伯驾（Peter Parker）传入中国。

传教士医生不仅为下层民众治疗，也与当时的权贵结交，为他们治病。如伯驾曾经给林则徐治疗过疝，其他传教士医生与李鸿章、曾纪泽等官要交往甚密，等等。除这些医疗活动及其社会交往外，他们也培养中国本土的医生，最初主要由教会医院负责。包括早期给传教士医生当助手后来可以独立行医的中国人和从英美等国家留学归来的中国人。他们的目的无非是为传教，却也从客观上促进了西医学在中国的发展。随着西医学的自身进步带来的吸引力和中国本土西医生人数的增加，西医学在中国的影响也在扩大。

这说明作为一种医疗技术，西医学已经得到接受与认同，但还不足以说明它在中国的医疗活动中处于支配地位。此时西医学还不是纯粹的医学科学的传入，它只涉及那些能取信于中国人的医疗技术方面。在西医取得绝对优势之前的几十年中，除外科手术外，传教士们大多会使用中药，甚至会采取中医诊断治病的方法。比如切脉，创建湖南湘雅医院的胡美起初就是模仿中医看病的方式给患者切脉，以取得他们的信任，不过随着观念的变化，到后来他为蒋介石看病时，就不用再模仿中医了。这大概算得

上是中国医疗思潮变化的一个反映。

这个时期的活动为西医学在中国立足打下了基础，当时的社会变革又为其提供了一个契机。借着这个契机建立了现代医事制度，这才是西医学得以立足的保证。

（二）西医东渐成功的标志——现代医事制度的确立

中国现代医事制度是伴随着社会变革产生的。现代医事制度主要包括医疗保健制度、公共卫生与防疫、医学教育、出版研究、药学等，这些变化在清末就已开始。本土西医生教育起初由教会医院后来是教会大学负责，到了清末，开始自办医学校，如成立于 1898 年的京师大学堂开设医学科，在 1901 年增设医学实业馆。医疗保健制度、公共卫生与防疫等也开始仿效西方施行。到 1911 年，随着共和政府的建立，现代医事制度也随之确立，虽不完善，却是按照现代医学的模式发展，这标志着西医东渐的成功。

但是这个现代医事制度在初建立时就排除了中医，其表现是民国初年北洋政府定制新学制，将中医摒于教育系统之外。它没有完成从旧有的医事制度与现代医事制度的连接，也没有完成中医学与西医学在医疗活动自身内部的融介，就完全拥有了独立的现代医事制度的外壳。原因是现代医事制度的建立不是由医疗自身所推动形成，而是由时局所致。这是引起后来中西医论争的直接根源。

潘公展在《东方杂志》创刊二十周年（1924 年）纪念号上谈到 20 年前中国之三大变局，第一是鸦片战争，第二就是中日战争。他强调的是在中日战争后导致的政治权力的丧失，"自是中国积弱之势已成，国家之体面已失，列强分割中国之野心亦渐暴露矣"。洋务运动经过甲午战争之考验已然失败，日本明治维新之效果也经此一战得以显现。在这种形势下，有识之士已经感到了时局的紧迫，他们意识到单纯的造船、火器之术并不是富国强民的根本办法，于是开始引进西方的思想、文化、政治制度等一切在他们看来可以使国富民强的思想和方法。此时，与西方文化已经有了近百年的接触，最初的那种抵制感也亦消弭。以日本为榜样，他们希望通过变法图强。但维新变法的失败使他们认识到模仿明治维新的道路已经行不通，自然就要寻找另外的路子，即革命，于是在 1911 年，终结了清王朝的统治。现代医事制度就是在这样的背景下开始的。

事实上，从北洋政府国务院给为使中医纳入学系的请愿书的回复来看，北洋政府对于中医没有列入学系之事，持有无可无不可的态度。其批示为："查中国医学肇自上古，传人代起，统系昭然，在学术上固已蔚为专科，即民生亦资其利赖。前次部定医学课程专取西医，良以岐行不至，疑事无功，先其所急，致难兼采。非有废弃中医之意也。"此话应是不虚，医学问题并不是当时急需要解决的问题。本来民国建立，便是模仿西式制度，西医学属于西式制度的一部分，本身有其一套现代化的制度，中医本不属于这个制度所有。因此，北洋政府此举也属当然，但却开始了之后中医的艰难生存之路。

（三）中医学对西医东渐的回应

任何一种文化在面对异质文化时，在理论上会有三种态度：第一是完全排斥；第二是部分接受，只是多些少些的问题；第三是用异质文化来取代固有文化。通常以前两种态度居多。就历史发展来看，往往第一种态度在开始很强硬，却无法阻止这两种文化之间的交流，从某种意义上说，排斥也是一种交流，最终的结果是融介。从19世纪西医的传播来看，大致是这个情况。就近代中医发展史来看，中西医接触是主流。

中医学在经过了18世纪温病学说的繁荣之后，开始了其缓慢的消化、发展进程。不能说19世纪的中医学没有进步，不过它与现代医学的进步相比，则相形见绌。但中医学从来就不是一个封闭的体系，它在历史上的每个时期都会随着社会状况的变化，对其自身进行改造。如宋代局方的盛行，金元四大家的出现，明代医家辈出，明清之际的经方学说与伤寒学说的盛行，18世纪温病学说的繁荣，这些都是随着医疗实践的变化而丰富起来的中医学。随着19世纪西医学的传入，中医学也在发生着变化。

在19世纪西医传入之后，有识的中医学家就开始了融通中西医的活动。在思想界也有人提出中西医汇通思想，这也是受到了当时"经世致用"的思想及洋务运动"中学为体，西学为用"思想的影响。洋务派主要人物李鸿章被认为是近代明确提出中西医汇通的第一人，他在为《万国药方》所做的序言中这样说："是书专用药方剂，亦如葛洪肘后、思邈千金之体以便循省。倘学者合中西之说而会其通以造于至精极微之境，与医学岂曰小补。"即明确提出"合中西之说而会其通"的观点。

洋务派另一主要人物郑观应曾经就中国的医事制度提出过改良的建议。他本人熟识中医学，自述"少习岐黄，足迹遍天下"。在其《论医道》中，倡引西医之医事制度对中国医生进行考核："尝闻西医所论，病症纷繁……西国有医院听人学习，剖验死人，医师指授，助以图书。先讲部位功用，次论病证，次究药性。分别内科、外科、妇科、儿科，考试其能否，品第其高下。鄙见宜表奏朝廷，略仿《周礼》设立医官之遗意，救令各直省都会，股户集资合建医院……"其思想已经带有近代医学教育的因素在内，虽然教学内容是为中国传统医学之内容，却借鉴西医学之形式。

人们是主动地接触、比较、吸收西医学融入中医学发展进程中，因此，中医学也可以说是处于自我革新之中。对于传统医学存在的问题，人们并不是没有看到，只是医事制度并不是亟须解决的主要问题。当时的中国正处于社会变革的风口浪尖，内忧外患的压力，也不能使清政府对医事制度的发展有过多的关注。在西医东渐百年之后，它之所以能在中国确立其地位，除了自身的医疗优势及其强劲的发展势头之外，还与当时的社会状况为其提供了合适的土壤有关。由于社会的变革，使得中西医接触的方向发生了突变，也致使中医在面对这些问题时有些措手不及。

（四）西医与中医的碰撞

1. 被排除在现代医事制度之外——中医生存的危机 在现代医事制度建立的同时，就直接将中医学拒之门外，这是上文提到的第三种态度，以俞樾的弟子余云岫为代表，也可算是中西医第一次真正的碰撞。从一开始，西医就凭借行政的力量占据着优势，中医只是被动地争取生存的机会，进而争取能够融入这个以西医为主体的现代医事制度里，直至现在。此时中西医之间的碰撞，其根本表现是在医学人才培养方面。在这个时期，中国本土已经储备了相当的西医学人才，也建立了相应的现代医学教育体系。其时在政府卫生部门担任职务的多是留学归来的西医生，他们大多留学日本，对当时的卫生政策有很大的影响，"中医政策"自然也受到日本的影响。下面就来分析日本对当时中国的影响。

甲午战败后，有识的中国人感到亡国灭种的危机，他们急切地想了解被认为其文化源于中国的日本何以会如此强大。张星烺在《欧化东渐史》中有这样一段话："甲午（西一八九四）战后，中国自知国力远逊日本。日本以前步趋中国，明治维新以后，模仿西洋，一举而为强国，自有其长，可作中国之镜鉴也……日本固非西洋之国，但中国留学生所学者，皆日本人自西洋贩来之西学。此间接输入之欧化，较之自接自欧美输入者为尤要。一则留日人数众多，二则文字相近，驾轻就熟故也。清末革命之演成，几全为留东学生之功绩。今国中所用之新名辞，全自日本输入。每年出版书籍，多自日文翻译。三十年来，中国文体变迁，当导源于日本。大小工厂中技师亦多留日毕业学生。法庭中判官，多位归自日本法政学生。中国每年所受精神上之刺激与兴奋，悉来自日本。"

此可看作当时知识分子普遍的看法。此书初版于 1934 年，距甲午战争不过 40 年，可见甲午战败在中国人心理上的刺激之深，西化思潮通过日本对中国影响力之大。官派学生去日本留学始于 1896 年，即甲午战败后不久，也可见政府对日本维新成功之重视。出洋留学虽是学习专业，但大多数人抱着改造中国之心去的，因此学成归来时多会将所学付诸实施来改造中国。戊戌维新虽然失败，但其提出的新政在之后仍得以逐步实施。新政建制多是仿照欧美，而日本又为欧美制度之实验田，且得验其效，因此，这些建制可以说是多从日本转借而来。这自然会波及医学上。在"废止中医案"中，中西论争双方的人物，许多均有留学日本的经历。如余云岫，是"废止中医案"的发起者；丁福保，则是反对废止中医的中坚人物，却是介绍西医最有力之人，当时传入的日本医学译著全部为其所译。从一些史实来看，"废止中医案"确与日本明治维新时期废除汉医的成功有关，最早提出"废止中医案"的汪企张就是根据日本取缔汉医的经验，并将其与中国相比较，给出在中国废止中医的三种方法。这是提出"废止中医案"的思想文化背景。

在医学人才培养上，上文已经说到，北洋政府定制新学制，将中医摒于教育系统之外。但当时民间也可以自由办医学培训学校。在清末时就已经有民间办的中医教育机构，1904～1910 年间，主要有九家，分布在绍兴、上海、吴淞、山西、北京、镇江，它们成为民国时期培养中医的中坚力量。其中以丁福保函授新医学讲习所旗帜最鲜明，是向中医界介绍西医知识的，绍兴医学讲习社和中国医学会研究所实际上是中医讨论西医的学术团体。虽有这些民间学校担负起了中医教育的责任，但是作为一个国家的政府，却没有将关系民生、在中国卫生行业中占有很大比重的中医学教育列入国家教育系统之中，恐属不当，而且也使得这些民间学校的生存没有保障。这是中医所遭遇的第一次遗弃。

1925 年中医界再次动员舆论请准中医入学系，中西医之争反映于上层。同年上海医师公会成立，废止中医之核心形成，于是中西对垒从此论争无虚日。至 1927 年政局变化，南京政府设卫生部，委协和院长、中华医学会会长刘瑞恒为副部长而掌实权。在 1928 年全国教育会议上，汪企张首先提出"废止中医案"，在 1929 年，余云岫在中央卫生委员会上提出"废止中医案"并获通过。这也从政治上证实了中医学的困境。

即使要从政治上来排斥中医，但也要有学理的根据，毕竟中医学经过了几千年的发展，有其自己的医疗传统、医学理论，那么排斥中医就必须有学理上的依据。这一时期真正的学术论争主要是在1916年，余云岫写成《灵素商兑》，1917年发表。此书用西医学的观点完全否定了《内经》的价值。恽铁樵分别在1922年发表《群经见智录》，1923年发表《伤寒论研究》，以作为对余云岫《灵素商兑》的回应。

这个时期有一个人依照其临床实践为这次"中西医论争"做出了要回到医学自身的回答，这就是张锡纯。张锡纯幼年学医，早有声名，并不擅长辩论，主要潜心于临床治病。中西医界在当时论争激化，誓不两立，他认为是医界之耻，曾论中西医理相同，希望中西医和衷共济，因此著《医学衷中参西录》。此书为其一生治学临证心得，也正是他的医学思想的反映，且至今仍为人所重视。他在自序中说："夫事贵师古者，非以古人之规矩准绳限我也……贵举古人之准绳而扩充之，变化之，引申触长之。""读《内经》之法，但于其可信之处精研有得，即能开无限法门。其不可信处或为后世伪托，付之不议可也。此孟子所谓书难尽信之义也。"虽有"其不可信处或为后世伪托"句，但却不影响其临床实践。由此可见，他主张既可参西医之长又不泥古人旧说，此为治医之一大要。现代医家赵洪钧评价说，"以今天而言，治中医者能精读张氏书并用于实际，已近于道。西医学中医者读此书尤觉可信、可学，即因为张氏辨证、论药、立论绝大多数证以临床。这可为中西医论争提供一个有益的方向。"有人评价说这本书"十分细致和具体地描述临床所见，力求客观，富有现代的学术风格"。这是受到良好的西方医学教育的西医生的评价。论此，张锡纯的思想及实践于今天的医疗事业实有极大可借鉴之处。

2. 对此次中西医论争之评价　此次争论，不纯是外来的西医学和本土的中医学之间的争论，而已经是在本土立足的西医与本土成长起来的中医之间的争论。他们很多人既具有本土文化背景，又接触到西方文化，并且他们对西方文化的认识是以改造现实为目的。这样，单纯的医疗问题演变成了社会、政治甚至是文化问题。

现代医事制度建立伊始，也就是中医争取生存的历史。本来西医作为一种外来文化的成分进入中国，若说是排斥也应当是中医对其表现排斥的态度才对，殊不知西医反客为主，要废止中医。从当时中医培训学校教学内容来看，中医并未有排斥西医之意，相反却是积极学习并研讨西医。这应是19世纪"汇通中西"思想的延续，并且这种态度也越来越演变为中医学界的主流认识。由此，在这场论争中的中西医双方态度之差别也颇耐人寻味！

就医论医来说，张锡纯所采取的"衷中参西"方法是在医疗实践中总结出来的，不失为一种可取的态度与中西医融合的方向。只是在当时的中国，挽救国家危亡才是最急迫的任务，从文化上来反思传统，希望能寻出一条救亡的出路来。许多人反思的结果就是：传统文化已经腐朽了，依附其上的中医学也是腐朽的。当时，中医学也因各种原因所致，医疗事故频出，更让人感觉到它的腐朽不堪，怎么还能承担得起拯救生命的任务呢？干脆直接挖掉，换上新血液就好。由此，当时许多文化界、思想界甚至是政界的人物参与了这场中西医之争。其实这正反映了因外强入侵，主权丧失导致的对民族文化的反思，同时也反映了外来文化对中国人的思想的冲击。这场冲突，也只是这些小同文化相撞击时的外部表现之一。文化相碰撞在近代的中国表现得如此强烈，则又与中国近代的社会政治历史息息相关。没有任何一件事是可以在一个大的生存空间独立地发生的，之后中西医之争牵涉到了政治权力的斗争即是一例。

中医学对西医学的三种态度，与当时"中学"对"西学"的态度是一致的。在对待"西学"的态度上，就有顽固派、中西汇通、全盘西化三种。由此看来，当时的"废止中医案"与其说是一场学术争论，倒不如说是一场制度的斗争，一场文化的碰撞，是传统与现代、"中学"与"西学"相交锋时一场小小的表演。就医学本身来说，"废止中医案"不过是一场历史剧而已，但由于这场历史剧反映了古今中西之争，其余波延续至今。

三、对西医东渐及其与中医的碰撞之评价与反思

中西医学是在两种不同的文化背景下独立产生的，西医学在其东渐过程中与中医发生碰撞是必然的。这本应该是医学自身问题，却由于当时社会政治环境的剧变，使得这次碰撞在近代中国是畸形的，它夹杂有各种各样的因素，包括宗教、文化、政治、心理等，热闹非凡，却又有某些悲哀。医学要面对的对象始终是人，可就是这个"人"很复杂，甚至在某些时候也无法掌控自己的命运，甚至无法掌控自己的身体。

尽管"废止中医案"的通过得到了中医界的反对，但是国民政府时期，中医始终没有达到与西医平等的要求，新中国成立后以国家行政的力量促成了中西医结合的发展方向，但是并没有从学理上根本解决这个问题，如争论的核心问题：阴阳五行学说的存废，特别是五行学说问题。民国时期这场争论的阴影延续到现在，终于也以"告别中医中药"为导火索而爆发，不过这却是一个绝佳的反思历史的时期。当然反思历史决不仅仅是为了历史，它是一面镜子，可以给现实提供一条可能的途径，抑或仅仅是一个解决现实问题的引子，这也是其价值。

从在西医东渐过程中中医学的应对可知，在一开始，中医学就对西医学采取了宽容的态度，给了西医学在中国发展的空间，并在一定程度上，主动地接触西医学，希望将其纳入中医学体系之中。这种态度在中医学界占有主流的地位，甚至是在将中医排除现代医事制度之外后，中医界一方面为生存权而斗争，另一方还不忘学习西医学来改造自己，使其成为"新中医"。

西医学对待中医学的态度则是发生了很大转变。一开始它要求的是在中国的生存权，即如何在中国立足的问题。这个时期它不仅利用其自身的优势，同时也利用中医学来获得患者的心理认同，尽管以它的标准来看中医是不科学的。然而当它获得绝对的优势后，便抛弃了中医学这个手段。西医学在中国确立其不可动摇的地位，并不是中西医学在医疗实践中竞争的结果，而是很大程度上借助了中国的社会政治形势。新政权的建立便确立了西医学的地位，同时也将中医排除在现代医事制度之外。

由于西医学的发展是建立在现代科学基础之上的，古老的中医学在他们眼里，便是不科学的，这也是提出"废止中医案"的最根本理由，目前社会上有人提议"取消中医"的理由也在于此。因此，"中医是否科学"的问题，也成为争论的中心。但是，中医是科学不是保留它的理由，不是科学也不是废除它的理由，这虽然牵涉到如何定

义科学的问题，但中医存废问题也不单单是科学的问题。中医一开始被排除现代医事制度之外，就不是因为它不科学，而是因为现代政治制度包括医事制度是以西方为模式而建立的，在建立的最初就没有将中医考虑在内，中医在现代医事制度内取得的地位是它争取来的。

在中西医论争中，很多人忽视了论争的基本问题是医疗实践问题。医疗技术就是要在医疗实践中取得实效，解决患者的痛苦，在这个问题上，中西医之间没有分歧。恰恰是因为这个原因，中医学才会在百年争论中没有消失。因此，我们可以将中西医争论的问题转移到如何认识人体生命规律上，使中西医按照各自不同的发展特征为维护人的健康而服务。就中医学本身来说，经过了百年来与西医学接触、碰撞之后，它已经发生了很大的变化，不再是传统意义上的中医学。它随着人们对人体生命规律的进一步认识而对自身进行改造。

西医东渐及在此过程中的中西医之间的碰撞，很大程度上属于两种异质文化的交锋，而在医疗实践中，它们并不是不可融合，这已在实践中得到了证明。

第三节 中西医汇通学派的产生及影响

一、中西医汇通学派产生的背景

近代中医药发展史的主要特征之一是出现中西医汇通学派，他们在处理中西医两种医学的关系，确立近代中医发展方向方面做了艰难的探索，迈出了可喜的一步。

清代晚期，西医学在我国逐渐发展，引起了中医界的普遍重视，与建立在近代自然科学基础上的西医学相比，传统的中医学面临着严峻的挑战和生存危机。中医将何去何从？当时医学界出现了几种不同的态度：民族虚无主义者主张全盘西化，对中医抱蔑视态度；保守主义者则认为西医不适合中国国情，拒绝接受；而中医队伍中具有改革精神的进步医家，认识到中西医各有所长，试图把两种学术加以汇通，他们从理论到临床提出了一系列汇通中西医的见解，逐渐形成了中西医汇通思潮和学派。汇通学派以唐宗海、朱沛文、恽铁樵、张锡纯等为代表，他们各有著述，各张其说，对近代中医药学的发展产生了深远的影响。

二、中西医汇通学派主要代表人物及对中医药学发展的影响

（一）形成中西医汇通思潮

中国的近代社会，充满内忧外患，当时一些主张"科学救国"的人认为，中国要富强，必须抛弃传统的封建文化，向西方学习。以余云岫为代表的民族虚无主义者错误地将中医也视为封建文化的一部分，主张废除。余云岫早年赴日本大阪学医，受日本明治维新时代取消汉方医，代之以西医做法的影响，错误地认为日本近代医学的兴盛，是因为废止了汉方医的结果，只有废止中医，中国的医药卫生事业才能发展。他在《灵素商兑》文中对《内经》进行全面批判和否定，认为《内经》"无一字不错"，他这种轻率否定中医的态度，激起了中医界针锋相对的反击。恽铁樵是第一个与余云

岫论战的医家，他指出中西医是两个基础不同的医学体系，中医的脏腑与西医的解剖概念不能一一对应，以此释彼。他说："西医之生理以解剖，《内经》之生理以气化"，"故《内经》之所谓心病，非即西医所谓心病"，提出了中西医学术本质上的差异。他认为高明的中西医生都能治重病。他强调重视生理、细菌、病理、局部病灶固然重要，但不知四时五行变化对人体疾病的影响也是不行的。他还指出，医生不应当以《内经》为止境，肯定西医学有先进之处，中医学要不断发展。但改进中医应以中医本身学说为主，改进中医不能废除《内经》。他驳斥了余云岫对中医否定一切的观点，主张"今日中西医皆立于同等地位"。恽氏对中西医的分析深刻而中肯，从而获得众多医家的首肯。

另一位持汇通论的医家朱沛文提倡中西医应通其可通，存其互异。首先，他认为中西医学"各有是非，不能偏主"，西医"长于格物，而短于穷理"，中医"精于穷理，而拙于格物"。两种医学思想体系不同，因此应通其可通，但不可强通。对于论述不同之处，当存其互异，不能因为不能相合而遗弃。其次，认为汇通应以临床验证为准则，应保持中医合理部分，因为中医理论是医家从长期临床实践中总结出来的，中医理论的科学性应以是否有临床验证为客观标准。

通过汇通学派医家的努力，确立了中医在医学理论和临床实践中的重要地位，在提倡学习西医先进性的同时，也维护了中医的存在，从而引导了中西医汇通思潮的形成。

（二）进行中西医汇通的尝试

与西医学相比较，传统的中医学必须进一步提高和发展，这是一个客观存在的实际问题。中医学如何发展？怎样正确对待两种医学的关系？汇通学派的成员从基础到临床做了多方面的中西医汇通的尝试。

唐宗海认为，中西医由于产生的地域不同，理论体系、说理方法也不相同，但两者内在的义理基本上是一致的，所以互相之间可以汇通结合。比如他提到："西医谓心有出血管，导血出，又有回血管，导血入，西医名管，中医名脉，二而一也。"朱沛文认为，中医西医"各有是非，不能偏主"。他试图各取其是，加以汇通。他对中西医汇通的尝试比较客观，认为中西医有可通之点，也有不通之处，应通其可通，存其互异。例如：西医对脑的论述很详备，可补充中医不足，但中医对脑与肾的关系的论述却是西医所不及的，从这个角度而言，中医的理论也可补充西医的不足。恽铁樵主张以中医为主，强调要注重实际效果。比如中医判断血瘀停经与怀孕，以环唇的颜色为鉴别要点。环唇青色为血瘀停经，环唇颜色华好为有孕。虽然用西医理论无法解释，但在临床上确是行之有效的方法。因此他主张"不能使西医同化中医，只能取西医学理补助中医"，即以西医理论来深化、提高中医学理论。张锡纯进行中西医汇通的最大特点是主张中西药并用，他认为中西药应相济为用，提出："西医用药在局部，其重在病之标也；中医用药求原因，是重在病之本也。究之，标本原宜兼顾。若遇难治之证，以西药治其标，以中药治其本，则奏效必捷。"因此他在临床上经常以西药加中药复方治病，为后人积累了许多宝贵的用药经验。

以上医家从不同的角度对中西医汇通做了大胆的探索，为推动近代中医药的发展做出了杰出的贡献，也为现代中西医结合开辟了道路。

（三）承前启后，引导中西医结合的发展趋势

在我国半封建半殖民地的社会背景下，当西医被帝国主义作为文化侵略手段大规模传入我国时，当反动派统治者崇洋媚外，妄图消灭中医之际，汇通学派成员凭借他们渊博的学识、丰富的临床经验，向民族虚无主义者发动了有力的反击。在提倡向西医学习的同时，以不争的事实，保护了中医这一宝贵的民族文化遗产，并积极探讨中西医并存的途径，在引导近代中医药学正确发展方向上起了重要的作用。这是符合我国医学发展需要的。同时他们在汇通方面所做出的努力，也为现代中西医结合工作提供了宝贵的经验和教训，很值得我们深思。

首先，他们坚持中西医汇通应以保持中医特色为前提。他们客观地评价中西医的优劣，比较两种医学体系的异同，多方位地探讨中西医汇通的途径，一致认为汇通不是简单地用西医比照中医，同化中医，应是两种医学学术的取长补短，明确提出汇通时首先要维护、发展中医学，他们把吸取西方医学的科学方法作为发展中医学的途径之一。其次，他们认为中西医汇通不能违背中医的发展规律。中医和西医由于形成和发展的环境、条件不同，认识事物的方法有异，由此两者所提出的关于人体和疾病的概念也就有着本质的区别。西医是在现代自然科学成就的基础上同步发展起来的，它的发展与实验室分不开，以实验动物为基础；而中医的发展与临床分不开，中医理论的提高往往来自于临床的观察，它是以人为基础的。如果用西医模式去套中医，当然套不上，但并不能由此就否定中医的科学性。他们强调检验一门医学是否有科学性，应以临床疗效为标准。中医和西医两者，只要经得起实践检验，都是属于科学的理论。并以自己的治验有力地论证了中医的科学性，肯定了中西医在临床治疗中的地位，保护了中医学的存在。他们还对民族虚无主义者废除中医的错误主张进行了批驳，成为近代维护中医的生力军。同时，面对西医的传入，汇通学派也客观地认识到中医有不足之处，决不能故步自封，妄自菲薄，必须吸收西医的先进内容，提高、发展中医学理论。当然，汇通学派各家勇于接受新的科学知识，取长补短这一点是可取的，但因他们没从两种医学体系的实质上用科学手段加以探讨、研究，在方法上存在牵强附会与简单幼稚的现象，所以未取得重大成就。

汇通学派的出现不仅对近代中医药学的发展产生了重大的影响，而且还为我们今后开展中西医结合工作，创造祖国新医学提供了很多可以借鉴的经验教训。

第四节　近代仲景医学学术研究

近代特别是辛亥革命以后，随着西方文化思想及西方医药学在我国的迅速传播，作为中医学术研究的支柱，张仲景学术研究受到很大冲击。虽然经历了一系列政府明令"废止中医"等的打击，但仲景医学以其卓越的临床疗效、顽强的科学生命力及深厚的民众基础，仍然获得了较大的发展，仲景学术研究掀起新的高潮。

一、近代早期仲景学术研究

近代早期，尤其是"五四运动"之前，西学影响相对较少，以传统方法研究《伤寒论》者居多。如周学海《伤寒补例》，即大致尊奉柯、尤之说。陆九芝则是尊经崇古较甚者。受王丙（朴庄）的学术影响，他恪守仲景之法，旁及柯、尤两家，对后世医家尤其是温病学家，多加非议。他认为温病及其治法，均隶于《伤寒论》之中，且"仲景为医中之圣，师表万世，黄芩、白虎即守真所本也，建中、理中即东垣所本也，炙甘草汤、黄连阿胶汤即丹溪所本也"。被推崇为近代经方大家的曹颖甫，对《伤寒论》的注解，推崇张志聪、黄元御两家而有所发明，其《伤寒发微》中多取二家之说。他对全书考据重订达 40 余条。这些订误并不单纯拘泥于文字考辨，而是注重依据临床实践的辨析。因此，既不乏洞赜发微之见，某些内容的修改也未必轻率。黄竹斋之《伤寒杂病论集注》亦多守钱塘二张，是近代较典型的注疏之作。

二、近代后期仲景学术研究

自清代末叶开始的近代仲景学术研究，至辛亥革命后逐渐达到高潮。这一研究高潮以其特定的历史背景、特有的研究形式以及与历史上的仲景学术研究迥然不同的学术特征而引人注目。

（一）近代后期仲景学术研究兴起的背景

近代仲景学术研究高潮的兴起，并不是一种孤立的现象，其形成有着特定的社会文化背景和特定的学术环境。鸦片战争后西学东渐的日趋迅速，近代的思想解放运动对传统经学研究和思维方式的冲击，近代科学技术尤其是西方医学的大量引进，对中医学产生了难以估量的影响。民国初年的教育制度、行政立法对中医的干预，使中医面临着"张皇学术、存亡续绝"的重大选择。奋起抗争、求存图兴成为中医界的共同目标。仲景学术研究在中医学低潮中的崛起，正是以《伤寒论》为核心的仲景学术的临床实证性适应了中医学求存图兴的迫切需要。此外，近代中医教育的教学需要，日本汉方医学著作的大量译介、出版的兴盛和中医报刊的创办等，都对近代仲景《伤寒论》研究高潮的兴起，起到了推波助澜的作用。

（二）近代后期仲景学术研究述评

这一阶段反映的主要是辛亥革命至新中国成立前后国内学者对《伤寒论》研究的状况。这一时期，国内先后出现过各种医学报刊 500 多种，绝大部分都不同程度地刊载了关于《伤寒论》的研究文章，有的甚至是杂志的主题。南方及东南地区对《伤寒论》的研究工作一直处于比较活跃的地位，广东的《中医杂志》《杏林一谔》，上海的《神州医药学报》《医界春秋》，浙江的《绍兴医药学报》，江苏的《苏州国医》，湖南的《湖南医专期刊》等，都把对《伤寒论》的研究文章列为主要版面。其他如天津的《国医正言》、北京的《国医砥柱月刊》、山西的《山西医学杂志》等，也都刊登过在全国有较大影响的研究性文章。值得一提的是广州医药专门学校出版的《杏林医学月报》和 1936 年春季创刊的《国医文献》杂志，前者连续出版了 8 年半时间，共 101 期，其中有关《伤寒论》研究的文章是从没有间断过的，陈应期、陈渔洲、陈芝高、张确余、何奎垣、刘琴仙等一批岭南伤寒学家脱颖而出。后者的第一卷第一期即为"张仲景特辑"，收录了陆九芝、章太炎、黄竹斋、曹炳章、恽铁樵、周学海、秦伯未、曹颖甫、陈存仁等学者撰写的精华之作，其学术价值是弥足珍贵的。

1. 对张仲景生平事迹的考证和研究　围绕对张仲景生平事迹的考证和研究的主题，这一时期的文章包括对张仲景的一般性介绍、对张仲景生卒年代的考证、对张仲景故里的考证、对张仲景墓祠的考证等。如郭象升的《张仲景姓名事迹考》[《山西医学杂志》1926（29）：23]、邹趾痕的《医圣曙光》[《医界春秋》1932（68）：23]、陈摩的《张仲景先生之墓祠》[《光华医药杂志》1934（7）：16]、洪贯之的《张仲景郡望生卒的推测》[《中西医药》1935（3）：252]、章太炎的《张仲景事状考》[《中医新生命》1935（10）：22]、徐衡之的《中国文化史上之张仲景》[《中医新生命》1935（10）：29]、秦伯未的《张仲景之伟人贡献》[《国医文献》1936（1）：93]、凌学涵的《莫忘仲景之伟人贡献》[《吴兴医药月刊》1937（10）：27]、陈无咎的《仲景非张羡辨》[《国医导报》1941（4）：42]等。

值得注意的是，这期间部分医家已多次提出重修张仲景纪念地、寻求仲景遗书和举行祭祀张仲景活动的倡议，从黄谦1934年发表在《医界春秋》第94期上的《黄谦、周柳亭等联合首都医药界同仁募捐重修南阳医圣祠呈请中国文史馆备案文》《重修南阳医圣祠董事会章程》、黄竹斋《宁波访求仲景遗书记》[《医界春秋》1932（96）：19]和黄谦《谒南阳医圣张仲景祠记》[《光华医药杂志》1934（8）：28]等文章可知，对张仲景的研究在当时已引起医学界的重视。

上述文章的作者，大多是当时中医药界具有较大影响的学者，有不少还是当时中医的领军人物。

2. 对《伤寒论》文献理论的研究　对《伤寒论》文献理论的研究，始终是《伤寒论》研究工作的重点，其内容包括对《伤寒论》的版本研究、文字学研究、核心思想的研究等。

（1）版本研究：版本研究是传统研究方法的滥觞，在这一时期是相当活跃的。如1928年第30期《医界春秋》刊载济民的《〈伤寒论〉亟应鉴定的几点》，1934年第1期《中国出版月报》刊载曹炳章的《中国历代伤寒书沿革略史》，1934年第21期《医药卫生月刊》刊载张志诚的《论王叔和伤寒叙例》，1935年第2期《中西医药》刊载周莎的《历代研究伤寒文献的统计》，1935年第10期《中医新生命》刊载顾惕生的《〈伤寒论〉考》，1935年第104期《医界春秋》刊载陈无咎的《从中国医学界限说到〈伤寒论〉真伪》，1936年第1期《国医文献》刊载邓本仁的《论何刊〈古本伤寒杂病论〉之真伪》、1937年第2期《中华医药》刊载陈震异的《介绍〈康平本伤寒论〉》等。

（2）文字学研究：这类文章虽然数量不多，但毕竟显现出了使用文字学方法研究《伤寒论》的苗头。如《吴兴医药月刊》1937年第6期开始连载的宋鞠舫的《〈伤寒卒病论〉简注》，《制言半月刊》1937年第37期发表的孙世扬的《〈伤寒论〉字话》，《复兴中医》1941年第3期发表的周岐隐的《〈伤寒论〉原文之订正》等。

（3）全文注释：全文注释是这一时期内《伤寒论》文献研究表现出的重点，大多都是以连载的形式出现的（本书以第一次刊载的杂志为例，下同），影响较大的如熊鸣旭的[《〈伤寒论〉之新注释》[《中西医学报》1914（9）：1]、朱阜山的《〈伤寒论〉纲要》[《医药学报》1930（2）：7]、魏时庵的《伤寒新解》[《长沙市国医公会月刊》1930（10）：15]、孙师韩的《伤寒论》[《铁樵医学月刊》1934（10）：10]、郑膺显的《伤寒新解》[《现代中医杂志》1937（2）：30]、谭次仲的《〈伤寒论〉讲义》[《国医砥柱月刊》1937（5）：27]、张方舆的《〈伤寒论〉新解》[《国医砥柱月刊》1937（17）：20]、程迪仁的《〈伤寒论〉探髓》[《国医导报》1940（4）：8]、徐柏英的《伤寒论试释》[《中国医学》1941（2）：15]、杨医亚的《〈伤寒论〉新解》[《国医砥柱月刊》1941（24）：21]、沈伯超的《伤寒入微》[《平民医药周报》1945（49）：4]、张公让的《康平本伤寒论》[《华西医药杂志》1946（7）：4]、吴瑞甫的《伤寒纲要讲义》[《医碎》1948（下）：287]等，不少学者都用一个"新"字来体现自己的新意。除全文注释外，也有不少对伤寒六经逐条注释的文章，主要作者如李耀常、冯瑞銮、陈惠言、梁湘岩、何梦瑶、邓鹤芝、张山雷、杨鸣皋、周子荣、陈惟清、陈渔洲、陈芝高、邓侣农、恽铁樵、曹尹甫、吴玉纯、邢锡波等，主要作品见于《广东中医杂志》《广东光汉医学月刊》《广东医药旬刊》《杏林医学月报》《医界春秋》《克明医刊》《国医文献》《新中医刊》《绍兴医药月刊》等。

（4）综合研究：综合研究是本阶段内对《伤寒论》研究非常活跃的领域，影响较大的如程迪仁的《读〈伤寒论〉的研究》[《医界春秋》1928（29）：13]、曾慎斋的《伤寒正名》[《医林一谔》1931（29）：19]、倪梦若的《读伤寒札记》[《国医学报》1932（1）：10]、周岐隐的《伤寒汲古序及其举例》[《医药卫生月刊》1933（10）：16]、路登云的《伤寒漫谈》[《现代医药》1935（8）：5]、周学海的《读〈伤寒论〉杂记》[《国医文献》1936（1）：99]、恽铁樵的《〈伤寒论〉六经》[《国医文献》1936（1）：134]、杨守仁的《伤寒当言》[《国医导报》1940（1）：16]、时逸人的《我也谈〈伤寒论〉》[《复兴中医》1941（6）：9]、姜春华的《〈伤寒论〉新论》[《广东医药旬刊》1943（1）：19]、祝味菊的《伤寒质难》[《济世日报·医药卫生专刊》1947（创刊号）：16]、梁世绍的《仲景医学新义撮要》[《大汉医药》1949（创刊号）：3]等。

其中，对《伤寒论》方证研究文章的分量颇大，并且多是连续性刊载的。如《杏林医学月报》，自1931年29期至1934年的第60期，共刊登张确余的《伤寒方证对参》21次之多。其余各刊零星刊登的这类文章几乎每期都有，此不一一赘述。

3. 对《伤寒论》理法方药的研究　这一时期，对《伤寒论》理法方药的研究表现出如下特点：一是研究者众，名家辈出，章太炎、张山雷、吴玉纯、陈惠、蔡陆仙、张锡纯、张赞臣、陈伯坛、梁湘岩、宋鞠舫、叶橘泉、曹颖甫、李健颐、黄子信、温碧泉、时逸人、刘亚农、杨淑澄、潘澄濂、程门雪、章次公、余无言、任应秋、刘明、金寿山、姜春华、史沛棠、章真如、陆渊雷、张镜秋等都有大批文章问世。二是医学期刊多，不少地区都有自己的学术阵地，仅以地名命名的杂志就有《广东中医杂志》《广东光汉医药月刊》《广东医药旬刊》《浙江医药月刊》《绍兴医药月报》《嘉定中医周刊》《苏州国医杂志》《南汇医学月报》《吴兴医药月刊》《吴县医学杂志》《湖南医专期刊》《长沙市国医公会月刊》《广西省立梧州区医药研究所汇刊》《华西医药杂志》《台湾国医药报》等，同时有大批新的杂志创刊或复刊，如1930年创刊的《中国药报》、1931年创刊的《杏林一谔》、1933年创刊的《国医评论》、1934年创刊的《中医新生命》和《苏州国医杂志》、1935年创刊的《广西省立梧州区医药研究所汇刊》、

1936 年创刊的《吴兴医药》、1937 年创刊的《国医砥柱月刊》、1945 年创刊的《现代医药杂志》、1947 年创刊的《中华医学杂志》和复刊的《医药之声》等。三是学术空气活跃，研究领域宽广，研究内容丰富。除突出理法方药的主线外，还表现出比较和鉴别研究的特点。除国内学者的文章外，还有国外学者的论文和国内学者介绍国外研究情况的译文。

（1）有关《伤寒论》理法方药的研究

1）理的概念非常广泛。大体涉及生理、病理、机理、原理、道理等各个方面，研究性文章既有总体概括性的，也有局部分述性的。重要论文如章太炎的《论厥阴病》[《绍兴医药月报》1924（10）：6]、何宗岳的《发热而渴不恶寒者为温病论》[《中医杂志（广东）》1927（4）：92]、马小白的《发热而渴不恶寒者为温病论》[《中医杂志（广东）》1927（5）：107]、致逸的《伤寒六经病机传变概论》[《医界春秋》1927（14）：12]、张锡纯的《〈伤寒论〉以六经分篇未言手经及足经，后世论温病言入手经不入足经且温病不宜发汗义》[《医界春秋》1927（18）：4]、丁郁文的《热深厥深、热微厥微之原理》[《医界春秋》1928（19）：10]、张赞臣的《厥阴经病变论治》[《医界春秋》1928（30）：5]、朱阜山的《伤寒主犯小肠赤痢主犯大肠之理由》[《杏林医学月报》1929（1）：25]、陈伯坛的《证象阳旦解》[《杏林医学月报》1929（1）：27]、曹颖甫的《伤寒一日二日为一候二候解》[《医界春秋》1929（33）：5]、李健颐的《诸病皆由于伤寒之原理》[《医界春秋》1929（42）：8]、周岐隐的《伤寒六经分论》[《长沙市国医公会月刊》1930（6）：10]、杨晓东的《中风伤寒与桂枝麻黄之概论》[《广东光汉医药月刊》1931（9）：5]、林名章的《辨〈伤寒论〉之中风》[《国医杂志》1932（4）：21]、严祖庇的《伤寒与六经》[《克明医刊》1933（4）：10]、时逸人的《六经与营卫气血》[《医药卫生月刊》1934（18）：4]、陈泳鹤的《伤寒坏病概论》[《杏林医学月报》1935（71）：21]、史志昌的《何者小柴胡汤之主证》[《吴兴医药》1936（创刊号）：24]、陈半痴的《伤寒温病平议》[《明日医药》1937（6）：459]、潘澄濂的《伤寒六经新研究》[《明日医药》1937（6）：481]、张玉珍的《少阳腑证之研究》[《文医半月刊》1937（6）：5]、金绍岐的《〈伤寒论〉淋家禁汗之研讨》[《中国医药》1938（1）：23]、程门雪的《伤寒用下与肠出血之研究》[《中医疗养专刊》1939（2）：6]、余无言的《〈伤寒论〉六经提纲新解》[《国医导报》1940（6）：3]、任应秋的《尿——仲景病理学案之一》[《广东医药旬刊》1943（7）：28]、姜春华的《〈伤寒论〉之病的问题》[《中华医学杂志》1947（创刊号）：7]、闵挽斓的《不整脉与炙甘草汤》[《中国医药研究月报》1947（12）：122]、谢颂彭的《伤寒六经提纲新说》[《医粹》1948（上）：111]、张明仲的《伤寒桂枝二越婢一汤症》[《汉兴校刊》1949（1）：2]等，其中不乏名家、大家之作。

2）法的研究多有建树。内容涉及诊法、治法、药法、用法等。如章太炎的《霍乱论治》[《医界春秋》1927（14）：13]、张赞臣的《伤寒哕吐论治》[《医界春秋》1928（25）：6]、张锡纯的《详论咽喉证治法》[《医界春秋》1929（32）：32]、黄子信的《伤寒方法表解》[《长沙市国医公会月刊》1929（2）：22]、李健颐的《阴阳易病之原因及治疗》[《医界春秋》1931（66）：4]、邓鹤芝的《论大青龙汤之证治》[《广东光汉医药月刊》1931（10）：7]、李荣的《服桂枝汤大汗出、脉洪大者，与桂枝如前法，若形如疟日再发者，汗出必解，宜桂枝二麻黄一汤之治法》[《现代医药》1934（3）：19]、覃益明的《治太阳病的要诀》[《医界春秋》1935（98）：11]、陈明钦的《论桂枝人参汤与葛根芩连汤之证治》[《广西省立梧州区医药研究所汇刊》1936（3）：30]、黄仲贤的《五泻心汤证之检讨及用法之标准》[《国医砥柱月刊》1937（创刊号）：40]、张亦凡的《伤寒方煎法服法谈》[《医药之声》1937（2）：6]、刘亚农的《伤寒越传直趋太厥阴治案》[《国医砥柱月刊》1938（11）：30]、陆奎生的《伤寒发汗与衄血在治疗上之检讨》[《新中医刊》1939（8）：15]、徐经郭的《中风以续命汤为主方，但世医往往弃之不用特申说以辩护之》[《复兴中医》1940（3）：48]、施纪云的《桂枝相似证之研究》[《国医砥柱月刊》1942（26）：33]、张平权的《论伤寒脉浮、自汗出、心烦、微恶寒、脚挛急证未误治前之治法》[《现代医药杂志》1946（11）：13]、黄熊飞的《葛根芩连汤及泻心五汤治下利用法标准》[《国医砥柱月刊》1948（71）：8]、曾志远的《柴胡汤证治之通变法》[《医粹》1948（上）：114]等。

3）方的研究文章颇多。几乎涉及《伤寒论》所有常用的方剂。从分类上讲，有单方研究的，有合方研究的，也有类方研究的；从内容上看，有考释方源的，有解释方义的，有阐发机制的，有侧重应用的等。如吴玉纯的《少阴病四逆散方通解》[《绍兴医药月报》1925（1）：65]、史久华的《三承气汤解》[《绍兴医药月报》1925（12）：15]、陈惠言的《伤寒承气汤、麻仁丸论》[《中医杂志（广东）》1926（1）：24]、沈仲圭的《论小建中汤与桂枝汤药类用殊之理》[《医界春秋》1928（19）：10]、张赞臣的《四逆汤、四逆散、当归四逆汤三方合论》[《医界春秋》1929（32）：4]、温碧泉的《桂枝去桂加茯苓白术汤之研究》[《医界春秋》1930（44）：8]、沈德修的《黄连汤方解》[《国医杂志》1931（1）：9]、冯绍蓬的《〈伤寒论〉四逆散之研究》[《国医杂志》1931（2）：25]、钱公玄的《桂枝汤方义》[《医界春秋》1931（65）：18]、林葆予的《论小建中汤》[《国医学报》1932（1）：13]、严祖庇的《小柴胡汤之研究》[《克明医刊》1933（4）：13]、余鸿仁的《炙甘草汤方解》[《国医杂志》1933（6）：29]、陆渊雷的《调胃承气汤之新解释》[《医林一谔》）1934（1）：8]、梅退安的《麻杏石甘汤之效用》[《医林一谔》1934（2）：22]、周自强的《栀子豉汤之真理》[《苏州国医杂志》1934（2）：30]、朱彩霞的《白虎汤之科学观》[《苏州国医杂志》1934（3）：44]、华志诚的《大、小陷胸汤合论》[《苏州国医杂志》1934（3）：46]、谢子民的《桂枝二越婢一汤证论》[《广西省立梧州区医药研究所汇刊》1935（创刊号）：26]、谭锡奎的《桂枝汤简易的见解》[《广西省立梧州区医药研究所汇刊》1935（创刊号）：27]、陈渔洲的《杏石甘汤解》[《杏林医学月报》1935（77）：16]、陆以梧的《炙甘草汤诠释》[《吴兴医药》1936（4）：28]、倪强的《大承气汤与白虎汤合论》[《苏州国医杂志》1936（9）：32]、陆清源的《麻黄升麻汤》[《文医半月刊》1937（1）：6]、袁镜涛的《五泻心汤解》[《国医砥柱月刊》1937（3）：8]、凌煦之的《四逆汤及其连类剂之研究》[《吴兴医药月刊》1937（9）：21]、陈玉祥的《国医方剂之研究：栀子豉汤》[《国医砥柱月刊》1938（10）：20]、薛寒鸥的《汉方新考：解热剂桂枝汤》[《中国医药》1939（2）：7]、金绍岐的《五苓散与猪苓汤之分析》

[《中国医药》1939（7）：16]、曹赫民的《桃核承气汤之仲义》[《复兴中医》1940（2）：12]、邵近仁的《〈伤寒论〉中五泻心汤之功用》[《复兴中医》1940（3）：46]、陆渊雷的《桂枝汤新解》[《国医导报》1940（5）：13]、单培根的《茯苓甘草汤新释》[《复兴中医》1941（3）：35]、施纪云的《桂枝相似证之研究》[《国医砥柱月刊》1942（26）：33]、刘明的《论桂枝去桂加茯苓白术汤》[《现代医药杂志》1945（3）：26]、吴琢之的《试解竹叶石膏汤》[《台湾国医药报》1946（112）：19]、黄毓琦的《论麻黄汤》[《嘉兴中医周刊》1947（1）：46]、张水霖的《论苓桂术甘汤》[《中华医学杂志》1947（3）：10]、黄从周的《小柴胡汤之剖析》[《中国医药研究月报》1947（3）：40]、李重人的《方剂研究：小青龙汤》[《华西医药杂志》1947（11）：33]、张平权的《漫谈四逆散》[《现代医药杂志》1947（25）：15]、田修德的《大青龙汤证病原药理之研究》[《医铎季刊》1948（2）：19]、张廷栋的《关于桂枝加葛根汤证之研讨》[《中国医药研究月报》1948（10）：75]、张明仲的《伤寒桂枝二越婢一汤证》[《汉兴校刊》1949：（1）：20]等。

4）药的研究相当活跃。内容涉及药物的本来作用、延伸作用、传统用法、特定用法、现代研究等。如吴舆可的《桂枝或言解肌，或言发汗，试释其理》[《中医杂志（广东）》1928（6）：58]、赵倚江的《麻黄的讨论》[《中医杂志》（广东）1930（29）：11]、江惠民的《麻黄发汗的讨论》[《医界春秋》1930（46）：13]、杨晓东的《中风、伤寒与桂枝、麻黄之概论》[《广东光汉医药月刊》1931（9）：5]、谢安之的《仲景用附子之研究》[《医界春秋》1931（57）：18]、沈警凡的《释白通加猪胆汁汤用胆汁之理由》[《国医评论》1933（创刊号）：118]、叶占红的《人参的真面目》[《医界春秋》1933（85）：48]、常友通的《伤寒今释：桂枝作用之探索》[《中医新生命》1934（创刊号）：33]、袁云端的《麻黄和石膏之医疗作用》[《苏州国医杂志》1935（7）：90]、吴凝轩的《闲话桂枝》[《中医新生命》1935（15）：20]、宋鞠舫的《由文蛤散与文蛤汤说到文蛤与五倍子》[《吴兴医药》1936（创刊号）：25]、王绍堂的《桂枝功用谈》[《医铎月刊》1936（6）：1]、张亦凡的《黄连之功用》[《医药之声》1937（2）：18]、唐思义的《仲景对于桂枝之使用律》[《中国医药》1939（1）：9]、黄毓琦的《桂枝不是发汗药》[《新中医刊》1939（5）：15]、章次公的《猪苓汤中之阿胶研究》[《新中医刊》1939（7）：17]、培根的《论芍药之禁忌》[《国药新声》1941（25）：99]、陈芝高的《黄蕊之研究》[《国医砥柱月刊》1942（25）：29]、覃桂馨的《厚朴治效之研究》[《医药研究月刊》1947（5）：11]、陈桐侯的《桂枝之研究》[《南汇医学月刊》1947（5）：6]、樊天徒的《国药座谈：附子》[《济世日报医药卫生专刊》1947（7）：17]、江静波的《麻黄与桂枝》[《华西医药杂志》1948（4）：36]等。

（2）对《伤寒论》理论的比较与鉴别研究：运用比较和鉴别的方法说明事理，是后人对《伤寒论》研究的常用方法。从这一时期发表的文章看，大体涉及以下三方面的内容：

1）中西医两种认识的比较。如李健颐的《西医治伤寒无疗法议》[《医界春秋》1928（23）：3]、何佩瑜的《肠窒扶斯与伤寒》[《医界春秋》1934（95）：4]、陈伯涛的《中西医学上之所称伤寒病证名虽同而实不同说》[《医界春秋》1935（99）：6]、吴衍升的《伤寒蓄血是否肠出血》［《吴兴医药》1936（2）：28］、谢彬的《肠窒扶斯非伤寒病之我见》［《湖南医专期刊》1936（2）：28］、刘亚农的《伤寒病与肠窒扶斯异同之研究》［《文医半月刊》1936（6）：9］、王炳文的《伤寒中西论判》［《平民医药周报》1946（69）：2］、张禹九的《中西医病原治法之检讨：伤寒证治之通俗化》［《吴兴医药》1947（9）：9］、章真如的《肠窒扶斯与"伤寒"》［《华西医药杂志》1947（11）：14］、陆渊雷等的《伤寒、副型伤寒、流行感冒之旧说及国药治方》［《医铎季刊》1948（2）：4］、冯风等的《中医伤寒论各证与西医伤寒论异同辩》［《汉兴校刊》1949（1）：55］等。

2）伤寒与相关病种的比较。如张赞臣的《论伤寒阳明证与温热阳明证之治法》［《医界春秋》1928（24）：4］、宋鞠舫的《伤寒与温病》［《长沙市国医公会月刊》1930（10）：7］、左友和的《肾着、肝着仲景每以温剂取效，东垣每以疏补收功孰是孰非论》［《中医杂志（广东）》1930（30）：8］、刘毅伯的《论伤寒与温病》［《广东光汉医药月刊》1931（8）：14］、吴汉仙的《伤寒、温疫之研究》［《医林一谔》1931（11）：18］、钟云樵的《伤寒与温病其治法不可乱说》［《广西省立梧州区医药研究所汇刊》1935（创刊号）：13］、杨善等的《伤寒与温病》［《广西省立梧州区医药研究所汇刊》1935（2）：34］、黄一飞的《伤寒与温病之分别》［《方便月刊》1936（2）：22］、陆均衡的《伤寒与温病之研究》［《广西省立梧州区医药研究所汇刊》1936（3）：16］、李建颐的《伤寒与温病之鉴别》［《国医砥柱月刊》1938（11）：35］、殷天一的《伤寒与温病》［《复兴中医》1940（2）：41］、杨葆年的《伤寒与温病》［《复兴中医》1940（3）：64］、陆渊雷的《伤寒与温热》［《国医导报》1940（6）：15］、时逸人的《中医之伤寒与温病》［《国医砥柱月刊》1946（44）：5］、翁恕的《中风、伤寒、湿温、温病、热病之初期鉴别法》［《医药研究月刊》1947（5）：10］、刘金池的《麻桂汤与银翘散》［《国医砥柱月刊》1948（68）：18］、游杏南的《伤寒、温病初感治法何以不同说》［《医粹》1948（上）：120］等。

3）伤寒六经之间的比较。其中有药的比较，如梁湘岩的《太阳病与阳明病中均用葛根之意义》［《杏林医学月报》1929（2）：19］、江静波的《麻黄与桂枝》［《华西医药杂志》1948（4）：36］等；方的比较，如黄渭南的《六泻心之异同》［《国医杂志》1931（1）：10］、宋道援的《〈伤寒论〉葛根芩连汤与麻杏甘石汤之鉴别》［《杏林医学月报》1931（23）：21］、钱双保等的《试言大青龙汤、小青龙汤异同之点》［《铁樵医学月刊》1934（6）：17］、邢传清等的《试言麻黄汤、桂枝汤应用异同之点》［《铁樵医学月刊》1934（4）：19］、梁振华的《小承气汤与厚朴三物汤不同之点何在》［《广西省立梧州区医药研究所汇刊》1936（3）：34］、吴介眉的《论三承气汤之异同》［《中华医药杂志》1937（3）：7］、梁振华的《橘皮汤与吴茱萸汤不同之点何在》［《广西省立梧州区医药研究所汇刊》1937（4）：153］、陈半痴的《五种泻心汤释义及其分别》［《文医半月刊》1937（11）：9］、金绍岐的《五苓散与猪苓汤之分析》［《中国医药》1939（7）：16］等；证治的比较，如管桂芬的《辨热入血室与蓄血昏狂之异同》［《妇女医学杂志》1929（7）：4］、刘琴仙的《论阳明、少阴三急下证之同异解》［《杏林医学月报》1929（10）：38］、温碧泉的《〈伤寒论〉六经的广义与狭义》［《医界春秋》1930（43）：9]、李健颐的《结胸与痞之鉴别》[《医界春秋》1930（53）：10]、杨晓东的《中风、伤寒与桂枝、麻黄之概论》[《广东光汉医药月刊》1931（9）：5]、张祁的《论广义伤寒与狭义伤寒》[《温州中医学社期刊》1935（1）：13]、刘声玉的《陷胸汤证与泻心汤证之区别》[《温州中医学社期刊》1935（1）：26]、陈芝高的《苓桂术甘汤与大陷胸汤均有脉沉紧辨》[《杏林医学月报》1936（86）：20]、朱我樵的《桂枝证自汗与解汗之分别》[《中医新生命》1937（30）：38] 等；治的比较，如曹仁山的《麻黄汤与桂枝汤证治之区别》[《温州中医学社期刊》1935（1）：15]、李明钦的《论伤寒痞与杂病痞病源治法之异同》[《湖南医专期刊》1936（3）：3]、朱敬修的《五苓散与猪苓汤证治辨》[《杏林医学月报》1936（86）：21]、祝贺三的《试述大、小青龙汤主治异同之点》[《台湾国医药报》1946（112）：18]、田修德的《阳明病经、府鉴别与治疗方法》[《医铎季刊》1948（1）：18] 等。

（三）近代后期仲景学术研究的时代特点

1. 期刊和作者群有明显的地域性和社团性 这一时期的学术期刊几乎遍布全国各地，仅以地名命名的就有《广东中医杂志》《广东光汉医药月刊》《广东医药旬刊》《广西省立梧州区医药研究所汇刊》《湖南医专期刊》《长沙市国医公会月刊》《南汇医报》《浙江医药月刊》《苏州国医杂志》《吴兴医药月刊》《绍兴医药月报》《温州中医学社期刊》等。相比较而论，东南沿海地区学术期刊的数量比较多，作者群也较大。

2. 体现了中西医结合的研究方向 在体现中医办刊，创办诸如《中医杂志》《杏林医学》《国医杂志》《国医评论》《中华医药》《国医砥柱月刊》《国医导报》《中国医学》《复兴中医》《大汉医药》等以表现中医学内容为主体的学术期刊的同时，也出现了《中西医学报》《中西医药》《现代医药》《现代中医》等以体现中西医结合、研究中西医药为主题的报刊，一些研究《伤寒论》的文章中也融入了西医的方法，如陆渊雷的《〈伤寒论〉今释》中就引入了西医的生理病理理论，说"造温微亢盛而散热衰减者，桂枝汤证也；造温不亢盛而散温衰减者，麻黄汤证也；造温亢盛而散温衰减者，大青龙汤证也"，其使用的就是西医的机体产热和散热功能学说。

3. 研究空间不断扩大 其表现，一是研究范围开始向国际空间发展。先后出现了诸如《中医世界季刊》《中医新生命》《东方医学杂志》等介绍国际研究状况的期刊，并开始刊载海外学者的研究性文章，像日人丹波元简的《〈伤寒论〉综概》等频频在国内期刊上露面。二是研究分工朝向更细化方向发展。综合性期刊之外，还创办了不少专科或专题性的刊物，如1929年出现的以反映女性群体疾病为主的《妇女医学杂志》、1933年创刊的以刊载各种评论为主题的《国医评论》杂志、1936年创刊的以文献研究为主题的《国医文献》杂志、1939年出现的以研究中医疗养为主题的《中医疗养专刊》，以及1934年创刊的《中医出版月报》等。三是研究工作出现了普及的苗头。1945年始出版的《平民医药周报》、1947年创刊的《济世日报·医药卫生专刊》、1949年创刊的《大汉医药》等，都把办刊方向瞄准于向普通民众服务的方向，也为新中国医药卫生工作的开展奠定了基础。四是把中医与文化关系的研究更紧密地结合在一起，充分体现了中医作为中华民族优秀传统文化一部分的本质。1936~1938年间，一本名为《文医半月刊》的杂志非常活跃，发表了一批从训诂、考释角度研究《伤寒论》的文章，如朱壶山的《最新〈伤寒论〉精义折中》、杨叔澄的《伤寒诸家评议》、谭次仲的《〈伤寒论〉讲义》等，在当时都影响颇大。

4. 学术争鸣空前活跃　内容既有围绕《伤寒论》版本研究的，也有对《伤寒论》不同学术认识的。如《杏林医学月报》1931年第26期发表的宋道援的《辨〈伤寒论〉桂枝下咽阳盛则毙之是非》、《医界春秋》1932年第73期发表的祝敬铭的《〈伤寒论今释〉之质疑》、《国医评论》1933年创刊号上发表的张自虹的《陆渊雷〈伤寒论今释〉之批评》、《中医新生命》1934年创刊号上发表的姜天哀的《〈伤寒论〉127条吐后之商榷》、《医界春秋》1936年第114期上发表的黄彩彬的《〈伤寒论〉中之一疑问》、《医界春秋》1937年第121期上发表的刘亚农的《与刘仲迈先生研究仲景〈伤寒论〉之商榷书》、《现代医药杂志》1948年第33期发表的张拱瑞的《古本〈康平伤寒论〉之批判》等。许多学者还就伤寒的认识论、方法论和应用问题提出不同的见解，一些杂志也有目的地组织了一些讨论。如蔡陆仙的《驳王佐丞之伤寒治谬条》[《医界春秋》1927（8）：210]、陆清洁的《桂枝汤亦可用于无汗说》[《医界春秋》1928（21）：11]、唐宗一的《驳桂枝汤亦可用于无汗说》[《医界春秋》1928（22）：13]、许勤勋的《与张山雷君谈谈太阳阳明、正阳阳明、少阳阳明》[《医界春秋》1929（33）：15]、蔡百星的《读吴汉仙君〈论东西译本以肠窒扶斯为伤寒谬误补充〉之商榷》[《医界春秋》1932（67）：9]、陆士谔的《致朱慕丹先生〈论栝蒌瓜蒌之争议〉函》[《苏州国医杂志》1934（创刊号）：43]、《现代医药》编辑部的《伤寒、温病之定义是否以寒热多少为标准，征求全国学者共同讨论》[《现代医药》1935（11）：19]、张亦凡的《恽铁樵诋大陷胸汤之商榷》[《医药之声》1936（创刊号）：9]、莫善骥等的《昔人以六气配六经为治病之根源，今人又以六经代表疾病之深浅，究竟两说能尽六经之含义否》[《广西省立梧州区医药研究所汇刊》1936（4）：67]、吴琢之的《答本科学生罗攒〈桂枝二越婢一汤方证治脉法质疑〉》[《国医砥柱月刊》1937（5）：31]、朱我樵的《桂枝证自汗与解汗之分别》[《中医新生命》1937（30）：38]、李简青的《〈桂枝证自汗与解汗之分别〉之商讨》[《中医新生命》1937（31）：30]、纪正亭的《再答黄君彩彬〈栀子豉汤后得吐者止后之意义〉》[《医界春秋》1937（121）：35]、谭次仲的《小建中汤治肺病之商榷》[《新中华医药月刊》1946（1）：33]、金寿山的《与张子英先生论桂枝去桂加茯苓白术汤》[《新中华医药月刊》1946（1）：36]和《读刘明君〈论桂枝去桂加茯苓白术汤〉后质疑》[《现代医药杂志》1946（5）：38]、张方奥的《樊天徒〈临床实录〉评议》[《华西医药杂志》1946（8）：8]、樊天徒的《对张君〈评议〉之反响》[《华西医药杂志》1946（8）：10]、田修德的《读费通甫〈伤寒条辨茯苓四逆汤证〉心有疑点》[《医药之声》1947（复刊2）：17]、映南的《关于张、樊二君辨案之商榷》[《华西医药杂志》1947（4）：49]、张子英的《再论桂枝去桂加茯苓白术汤：复金寿山先生》[《新中华医药月刊》1947（4）：22]、盛止缘的《对程天灵氏所著〈伤寒漫谭〉之商榷》[《华西医药杂志》1948（1）：31]、程天灵的《辨正盛止缘"对程天灵氏所著〈伤寒漫谭〉之商榷"》[《华西医药杂志》1948（4）：8]等。这些争论虽然唇枪舌剑，有互不相让之势，但对辨明是非曲直、正确理解仲景学术的实质、推动仲景学术的健康发展是非常有益的。

第六章 新中国成立以来仲景医学发展概况

中华人民共和国成立以来，在党和政府的努力下，我国的医疗卫生条件获得根本性改善，人民群众的健康水平有了大幅度的提高。这与党重视传统中医药在人民卫生保健中的广泛应用是分不开的。中医药已经成为具有中国特色卫生事业的重要组成部分，在人民群众卫生保健中发挥着不可替代的作用。

第一节 党的卫生工作方针

中华人民共和国成立，开创了中华民族5 000年来文明发展史的新纪元，经过60多年的建设与发展，谱写了新的历史篇章。

新中国成立以前，中国的医疗卫生条件非常落后，疾病丛生、疫疠流行，各族人民长期承受着疾病和贫困的苦难。新中国成立以来，随着卫生事业获得迅速发展，公共卫生设施的改善，医药卫生资源不断增强，人民物质文化生活得到显著改善，从而使人民群众的健康水平有了大幅度的提高。综合反映国民健康的主要指标，如婴儿死亡率从新中国成立前的200‰下降为14.9‰，孕产妇死亡率从1 500/10万下降为34.2/10万。长期以来，严重危害着人民健康的烈性传染病，有的已经消灭和基本消除或得到控制；绝大多数地方病和寄生虫病的发生发展，得到有效的控制；各种常见病的发病率和死亡率明显降低；中国人口平均期望寿命已从新中国成立前的35岁提高到目前的73岁，居发展中国家的前列。我国近代史上中国人民被称为"东亚病夫"的年代，已经一去不复返了。

我国卫生工作之所以能够取得如此巨大的成就，最根本的是由于中国共产党和人民政府卫生事业的发展制定了正确的方针政策。

一、新中国成立初卫生工作的四大方针

1949年10月1日，中华人民共和国中央人民政府成立，11月1日，中央人民政府卫生部正式成立。遵照党和政府领导国家建设的总方针，密切结合中国卫生工作的实际，为制定卫生工作方针做了大量的工作。在认真总结中国卫生事业的历史发展经验的基础上，根据新中国成立前夕制定的具有国家临时宪法作用的《中国人民政治协商会议共同纲领》第48条规定"提倡国民体育。推广卫生医药事业，并注意保护母亲、婴儿和儿童的健康"，制定了新中国的卫生工作方针。

1950年8月7日至19日，卫生部与中央人民政府革命军事委员会卫生部联合召开了第一届全国卫生会议。毛泽东主席为这次会议题词："团结新老中西各部分医药卫生人员，组成巩固的统一战线，为开展伟大的人民卫生工作而奋斗。"会议对当时中国的卫生情况，以及人民对卫生保健的要求做了深刻的分析，并得到了一致的共识。在毛泽东题词的指引下，与会人员确定了"面向工农兵""预防为主""团结中西医"为卫生工作的三大原则，即指导新中国卫生工作建设的三大方针。三大方针指明了中国卫生建设的方向。概括地说，"面向工农兵"就是卫生工作要为人民大众服务首先为工农兵服务；在业务方针与工作方法上，要以"预防为主"；在力量的组织与使用上，要"团结中西医"。这些方针的贯彻实行，对推动卫生事业健康发展，保障广大人民群众的健康具有重要的作用。

1952年12月8日至13日，卫生部与中央人民政府革命军事委员会卫生部联合召开了第二届全国卫生会议。会议总结了近三年来贯彻以上卫生工作三大方针的成就和经验，特别是一年多来开展爱国卫生运动的经验，深刻认识到卫生工作必须依靠广大人民群众并使卫生工作与群众运动相结合，才能取得更为显著的成绩，因此，大会接受周恩来总理的建议，决议在卫生工作三大方针之外，增加"卫生工作与群众运动相结合"这一重要方针。

二、新时期的卫生工作方针

党的十一届三中全会以后，卫生系统在全国社会改革开放形势推动下，为解决卫生服务的供求矛盾和一些计划经济时期形成的积弊，积极探索和推进卫生领域的改革与开放，在挖掘卫生资源的潜力，调动卫生人员的积极性和创造性，扩大服务范围，缓解供需矛盾等方面取得了成效，也积累了许多新的经验。为适应卫生事业发展的需要，在1991年4月9日第七届全国人民代表大会第四次会议上，根据国际国内卫生工作的新的发展，提出了中国在新的历史时期的卫生工作方针，这就是"贯彻预防为主，依靠科技进步，动员全社会参与，中西医并重，为人民健康服务"的方针，同时，把医疗卫生工作的重点放在农村。

之后，在社会主义市场经济体制的条件下，为发展具有中国特色的社会主义卫生事业，在不断深化卫生改革的进程中，进一步总结了新中国成立以来卫生事业发展的历史经验。主要是坚持以邓小平建设有中国特色社会主义理论为指导，坚持党的基本路线和基本方针，适应社会主义市场经济体制、适应人民群众的健康需求，深化改革，扩大开放，促进卫生事业持续、协调、健康发展；坚持卫生工作为人民健康服务，为社会主义现代化建设服务的正确方向，把精神文明建设放在突出地位。卫生工作要以社会效益为最高准则；明确社会主义卫生事业的性质，卫生事业的发展要同国民经济和社会发展相协调，并纳入总体规划；坚持医疗卫生工作的重点放到农村；坚持预防为主；重视中医药在卫生工作中的地位和作用；努力造就一支爱国敬业、医德高尚、技术精湛的卫生队伍。

在总结经验的基础上，为了贯彻党的十四届五中全会、六中全会精神，落实"九五"计划和2010年远景目标纲要提出的卫生工作任务，保证跨世纪宏伟目标的顺利实施，中共中央、国务院草拟了关于卫生改革与发展的决定，并于 1996 年 12 月 9 日至 12 日，在北京召开了新中国成立以来第一次全国卫生工作会议。中国共产党中央委员会总书记江泽民、国务院总理李鹏到会做了重要讲话，卫生部部长陈敏章在会上做了《深化改革，加快发展，开创卫生工作新局面》的报告，国务委员彭珮云做了总结讲话。与会代表认真学习了江总书记和李鹏总理的讲话，讨论了《中共中央、国务院关于卫生改革与发展的决定》讨论稿，交流了经验。大家一致认为，这次会议开得很适时、很必要，具有重要的现实意义和深远的历史意义，必将有力地推动卫生事业的改革与发展。会议解决了中国卫生事业改革与发展的重大方针问题，指明了卫生事业是造福于人民的事业，在国民经济和社会发展中具有独特的地位，发挥着不可缺少、不可代替的作用。卫生事业是政府实行一定福利政策的社会公益事业。中国新时期的卫生工作方针是新中国成立以来卫生工作历史经验的总结，使 1991 年提出的卫生工作方针更加完善，是建设有中国特色社会主义卫生事业的指南。卫生改革的目的和指导思想在于增强卫生事业的活力，充分调动卫生机构和卫生人员的积极性，不断提高服务质量和效率，更好地为人民健康服务，为社会主义现代化建设服务。此外，对改革城市职工医疗保障制度、加强农村卫生工作、发展中医药、加强队伍建设、完善卫生经验政策、加强卫生执法监督等提出了原则与要求。《中共中央、国务院关于卫生改革和发展的决定》于 1997 年 1 月 15 日颁布。该《决定》的贯彻执行，加快了卫生工作的改革与发展。

第二节　新中国成立以来医药卫生工作的成就

从"缺医少药"到"病有所医"，从"东亚病夫"到"健康中国"，新中国成立 60 多年来，我国公共卫生体系和医疗服务体系不断完善，基本医疗保障制度初步建立，国民健康水平持续改善。目前，我国人均期望寿命由新中国成立前的 35 岁上升到 73 岁，孕产妇死亡率由 1 500/10 万降至 34.2/10 万，婴儿死亡率由 200‰降至 14.9‰，这三项健康指标已经位居发展中国家前列，达到了中高收入国家的平均水平。

一、公共卫生——实行疫情网络直报，扩大国家免疫规划

（一）基本公共卫生服务逐步均等化

新中国成立以来，我国坚持预防为主、以农村为重点、中西医并重的卫生方针，有效地控制了传染病的流行和蔓延，先后消灭了天花、丝虫病，并实现了无脊髓灰质炎目标。2009 年 6 月，我国启动 6 项重大公共卫生服务项目，标志着城乡居民基本公共卫生服务逐步均等化迈出第一步。

（二）实现了突发公共卫生事件与传染病疫情网络直报

2003 年抗击"非典"之后，我国实现了突发公共卫生事件和 38 种传染病疫情网络直报。日、周、月、季、年的疫情分析和定期信息发布已形成制度，我国传染病与突发公共卫生事件信息报告管理工作处于世界领先水平。至 2007 年底，医疗机构疫情网络直报率达到 95.99%，乡镇卫生院网络直报率达到 79.04%。截至 2007 年底，全国传

染病报告及时率为 93.44%。

（三）扩大国家免疫规划

自 1950 年开始，我国开展群众性普种牛痘疫苗运动，到 20 世纪 60 年代初，彻底消灭了天花。从 1978 年开始，全国普遍实行计划免疫，采用卡介苗、脊髓灰质炎、麻疹、百白破 4 种疫苗，预防结核、脊髓灰质炎、麻疹、百日咳、白喉、破伤风 6 种常见传染病；2002 年，国务院将新生儿乙肝疫苗纳入免疫规划；2007 年，国务院将甲肝疫苗、流脑疫苗、乙脑疫苗、麻风腮联合疫苗、出血热疫苗、钩体疫苗和炭疽疫苗等纳入国家免疫规划，可预防 15 种传染病。

针对新发传染病的流行形势，我国不断加大防治力度。国家对艾滋病患者实行了"四免一关怀"政策，对结核病患者实施以免费治疗为核心的现代结核病控制策略，血吸虫病防治规划覆盖全国 448 个疫区县。新生儿乙肝疫苗接种率由 1992 年的 40% 上升到 2005 年的 94%。

（四）重大突发公共卫生事件应急机制逐步完善

在重大突发公共卫生事件应急处置方面，我国积累了宝贵经验。汶川大地震发生后，全国卫生系统开展了大规模的医疗救援和防疫工作，累计救治灾区伤员 301 万人次，住院伤员近 10 万人，紧急转运重伤员 1 万多人，创造了非战争时期规模最大的伤员转运纪录。

二、医疗服务——完善社区卫生服务，健全农村三级网络

（一）医疗机构遍地开花

新中国成立初期，中国的医疗事业是极不发达的，"看病难"是困扰广大人民群众的突出问题之一，医院少、医生少，医疗机构和医疗卫生从业人员的数量与中国人口众多的局面构成鲜明对比，在医院看病挂号排长队的现象司空见惯。

为了解决这一问题，国家不断加大投入，完善各种形式的医疗服务，医院数量和质量都有明显上升。近年来，我国医疗卫生资源总量持续增加，医疗资源短缺问题基本得到解决，覆盖城乡居民的医疗卫生服务体系初步建立。2008 年，全国拥有卫生机构 30 多万个，医疗机构床位数近 400 万张。全国医疗机构诊疗人次达 29 亿人次，住院治疗人次达 1 亿多。到 2008 年底，卫生人力总量达到 698 万人。我国每千人口执业医师数为 1.55 人，每千人口注册护士数为 1.22 人。老百姓可以轻松选择医院就医，得到优质的医疗服务。同时，国家还着重加强了社区卫生服务机构的建设，让老百姓在家门口就能享受到优质的卫生服务。

60 多年间，还有一个显著的变化是专科医院的出现。它针对不同阶层的人群推出不同的项目，有效地补充了综合医院的空白，满足人民群众不同层次的医疗保健需求，为医疗服务体系注入了活力，同时也可以缓解群众看病难、看病贵的问题，它的发展已成为医疗卫生事业发展不可忽视的力量。

（二）医疗环境显著改善

20 世纪 80 年代以前，不仅医院的数量少，医疗服务的质量也亟须提升，医院的硬件水平落后，设施差，极度缺少检查和治疗器械，所能选择的药品非常少，能使用的

治疗手段非常缺乏。

现在，医疗卫生机构的软硬件水平都实现了质的飞跃，各种先进检查仪器在稍大的医院已经普及，医疗技术发生了天翻地覆的变化，为国民的健康带来了新的希望。国民平均期望寿命由新中国成立前的 35 岁提高到 73 岁，居发展中国家前列。

医疗服务体系逐步完善，从缺医少药的岁月，到现在全国已拥有一批环境优美、设施先进、科室齐全、技术精湛的大型现代化医院和专科医院。患者看病可根据需要选择不同的医疗机构，选择不同的专家和医生，普通患者也可以享受医疗专家的检查和治疗，预约、就诊、复诊都变得轻松，这些在 60 多年前是根本无法想象的。

一些新兴发展起来的专科医院更是提倡人性化服务和体验式服务，将治病和休闲、疗养相结合，有效减少患者的恐惧感和压抑感，增强了安全感和舒适感，从而极大地改善了就医环境，从根本上提升了医疗服务水平。

（三）社区卫生服务体系初步建立

截至 2008 年底，全国所有地级以上城市、98% 的市辖区开展了社区卫生服务，全国共建立社区卫生服务中心（站）2.9 万个。各地积极探索双向转诊、收支两条线管理、药物零差率销售等制度，很多地方通过建立"家庭医生责任制""全科医师团队"等，为社区居民提供健康教育、计划免疫、妇幼保健、慢性病防治等公共卫生和常见病、多发病的基本医疗服务。一些地区社区门急诊量已经达到地区总门急诊量的 30%，缓解了大医院接诊压力。

（四）农村三级网络逐渐健全

以县医院为龙头、乡镇卫生院为骨干、村卫生室为基础的农村三级医疗卫生服务网络得到加强。目前，全国乡村医生和卫生员达 90 万人，每千农业人口乡村医生和卫生员 1.06 人。2008 年底，全国县级医院近 9 000 所，乡镇卫生院近 4 万个，村卫生室 61 万个。

自 2005 年，国家组织实施了"万名医师支援农村卫生工程"，在中西部地区开展二级以上医疗卫生机构对口支援乡镇卫生院工作。新医改方案提出，政府重点办好县级医院，每所城市三级医院要与三所左右县级医院建立长期对口协作关系。

从 2009 年起，三年内中央重点支持 2 000 所左右县级医院（含中医院）建设，使每个县至少有 1 所县级医院基本达到标准化水平。2009 年，全面完成中央规划支持的 2.9 万所乡镇卫生院建设任务，并支持改扩建 5 000 所中心乡镇卫生院，实现每个行政村都有卫生室。

（五）医疗卫生事业取得重大进展

60 多年来，我国在重大疾病预防、诊断、治疗方面取得了一系列重大进展。如在全球最早发现沙眼病毒，成功抢救大面积烧伤患者，成功开展世界第一例断肢再植手术，食管癌综合治疗世界领先，发现青蒿素为抗疟疾最理想药物，小肝癌研究世界领先。

（六）中医药发挥着越来越重要的作用

我国高度重视中医药传承和创新工作，中医药在公共卫生、重大疾病防治和基本医疗服务中发挥越来越重要的作用，国际影响不断扩大。目前，全国已有 3 000 多所中医医院。

三、医疗保障——城乡居民病有所医，医疗救助覆盖城乡

（一）建立新型农村合作医疗制度

2003年，我国启动新型农村合作医疗试点，这是我国农村卫生改革发展的一项重大制度创新，有效减轻了农民的疾病经济负担，使越来越多的人摆脱了"因病致贫"和"因病返贫"的困境，得到了广大农民的真心支持和拥护。

到2008年底，新农合覆盖全国所有含农业人口的县（市、区），达2 729个，提前两年实现了制度全覆盖的目标。到2010年，各级财政对新农合的补助标准提高到每人每年120元。

（二）建立城镇职工基本医疗保险制度

从2000年起，我国开始建立城镇职工基本医疗保险制度，覆盖范围逐年扩大。到2008年底，全国城镇职工参保人数达2亿。从2007年开始，国家启动了城镇居民基本医疗保险制度试点，保障范围是面向未纳入城镇职工基本医疗保险制度的中小学生、少年儿童和其他非从业城镇居民，保障重点是住院和门诊大病等医疗支出。

（三）初步建立城乡医疗救助制度

政府除了资助贫困农民参加新农合，还对新农合补偿后仍无法承担医药费的农民，再给予适当的医疗救助。目前，农村医疗救助覆盖了全部农业人口的县（区），65%的县（区）开展了城市医疗救助试点。新医改方案提出，使城乡医疗救助制度覆盖到全国所有困难家庭。

目前，我国已初步建立覆盖城乡居民的多层次医疗保障体系。据估计，2015年城镇职工和居民医保参保人数超过3.5亿，新农合参保人数达9.7亿。到今年底，全国所有的城市都将开展居民医疗保险制度，加上新农合的参保人数，整体上将有13.2亿中国人享有基本医疗保障。

随着人民生活水平的提高和中国医疗事业的发展，健康作为公民的基本权利，受到高度重视，使所有社会成员都能公平地享受医疗保障已成为有关部门努力的目标。根据我国目前的经济和社会发展情况，医疗保障体系还将针对不同人群实现各种医疗保障制度的组合，而建立和完善多层次的医疗保障体系也将是我国短时期内医疗保障制度建设的最佳选择。

第三节　党的中医政策

中医药是我国医学科学的特色，是中华民族的优秀文化，长期以来不仅为中华民族的繁衍昌盛做出了重要贡献，而且对人类健康和世界文明也产生了积极影响。中国是一个具有13亿人口的发展中国家，经济发展水平还不高，在人均占有卫生资源很低、卫生投入相对不足的情况下，人民群众的健康水平已达到了发展中国家较高的程度，这与中医药等传统医药在人民卫生保健中的广泛应用是分不开的。中医药在治疗常见病、多发病和疑难病等方面有独具的特色与优势，中医药以其收费低、疗效好、

副作用小等特点，深受广大人民群众的喜爱。中医药已经成为具有中国特色卫生事业的重要组成部分，在人民群众卫生保健中发挥着不可替代的作用。

新中国成立以来，党和国家高度重视中医药工作，制定了一系列保护和扶持中医药的方针政策，并在实践中不断丰富和完善，有力地保障和促进了中医药事业的发展。回顾和总结党和国家的中医药政策，包含着党和国家关于中医药工作和中医药事业发展极其丰富的内容，在每个历史时期，都有其不同的特点。

一、新中国成立时期

早在新中国成立初期，党中央就根据我国的实际情况，制定了团结中西医，继承发扬我国医药学遗产，为保护人民健康服务的正确方针和政策。

1949年，毛泽东同志在接见出席全国卫生行政会议代表时说，"必须很好地团结中医，提高技术，搞好中医工作，发挥中医力量，才能负担起几亿人口的艰巨的卫生工作任务"。1950年，毛泽东同志为第一届全国卫生工作会议题词："团结新老中西各部分医药卫生工作人员，组成巩固的统一战线，为开展伟大的人民卫生工作而奋斗"。这次会议将"团结中西医"列为我国卫生工作"四大方针"之一。1954年，毛泽东同志又提出，"重视中医，学习中医，对中医加以研究整理，并发扬光大，这将是我们祖国对全人类贡献中的伟大事业之一"。同年中央批转中央文委党组《关于改进中医工作问题的报告》指出，"团结中西医，正确地发挥中医的力量为人民保健事业服务，是中央早已明确指示的一项重要的卫生工作方针"。1956年，毛泽东同志在《对音乐工作者的谈话》中又谈到，要运用近代科学知识和方法来整理和研究中医中药。特别是1958年10月11日，毛泽东同志在对卫生部党组《关于组织西医离职学习中医班总结报告》批示中，提出了"中国医药学是一个伟大的宝库，应当努力发掘，加以提高"这一影响深远的著名论断。他在批示中还要求，西医离职学习中医班以培养"中西结合的高级医生"，"出几个高明的理论家"，并指出"这是一件大事，不可等闲视之"。11月18日中央批示，"中国医药学是我国人民几千年来同疾病做斗争的……丰富经验和理论知识，它是一个伟大的宝库，必须继续努力发掘，并加以提高"。这一时期，党的中医药政策主要精神是：①充分肯定了中国医药学的历史地位和科学价值；②明确了中医药作为我国卫生事业的重要组成部分的重要作用；③努力继承、发掘、整理、提高祖国医药学；④团结中西医，发挥中医的作用，更好地为保护人民健康服务；⑤坚持中西医结合，组织西医学习和研究中医，发展祖国医药学。这一时期，毛泽东同志关于我国中医药工作的一系列论述，奠定了党和国家关于中医药政策的基础。1954年，中央批转中央文委党组《关于改进中医工作问题的报告》，这是这一时期的重要文件，文件提出了一系列改进中医工作的政策和措施，使我国的中医药事业纳入了国家发展的大政方针。中医药的政治地位和社会地位得到了确立，各地陆续建立起一批中医药院校、中医药研究机构和中医医院。1954年，全国有中医50余万人，数以万计的中医进了医院、医药院校和科研机构。西医学习中医得到了广泛开展，大批中医人员跟师学习得到提高。1955年，中央批准成立中医研究院，1956年国家决定在北京、上海、广州、成都筹备建设4所中医学院。至1958年，全国先后办了13所中医学院及数以百计的中医学校和中医进修学校，中医医院发展到 300 多所，建立了大批中医门诊部及综合医院中医科和中西医结合病房。

二、改革开放初期

改革开放以来，面对十年"文革"党的中医药政策遭受到严重破坏的情况，党中央进一步重申了党的中医药政策。

1978 年中共中央及时转发了卫生部党组《关于认真贯彻党的中医政策，解决中医队伍后继乏人问题的报告》（中共中央〔1978〕56 号文件），文件对认真贯彻落实党的中医药政策、办好中医院校、培养中医药人才、办好中医医院、加强中医药研究机构建设、组织西医学习中医等提出了明确要求和措施。邓小平同志在文件上批示，"这个问题应该重视，特别要为中医创造良好的发展与提高的物质条件"。1982 年，我国《宪法》明确规定"发展现代医药与我国传统医药"。1985 年中央书记处在关于卫生工作的决定中指出，"根据《宪法》发展现代医药和我国传统医药的规定，要把中医和西医摆在同等重要的地位。一方面，中医药是我国医疗卫生事业所独具的特点和优势，中医不能丢，必须保存和发展。另一方面，中医必须积极利用先进的科学技术和现代化手段，促进中医药事业的发展。要坚持中西医结合的方针，中医、西医互相配合，取长补短，努力发挥各自的优势"。

1986 年国务院常务会议研究讨论中医中药问题，提出：①要把中医摆在一个重要的位置，西医要发展，中医也要发展，要给中医提供必要的医疗场所和条件，要发展一些前门办店、后门办厂的传统的中医诊所、药店；②对中医的科研问题要重视，要从理论和实践上认真加以总结、研究，不能简单地以西医理论来解释中医；③对中医职称问题，要按照中医的标准来评定，对一些老中医，应以实践为主评定；④要认真搞好中药材的种植、收购和加工，要尽量保证中医开方治病所需的饮片。为加强对中医的管理和发展中医中药事业，会议决定设立国家中医管理局，国家每年拨给中医补助费 1 亿元，对加工、生产中药饮片实行免税政策。国务院在成立国家中医管理局的通知中说，"中医工作是医疗卫生事业的重要组成部分，各级人民政府和卫生行政部门要加强领导，给予有力的支持，使我国中医事业尽快发展起来，为增进人民健康做出更大贡献"。1998 年国务院在此基础上又决定成立国家中医药管理局。

1991 年，全国人大七届四次会议通过的《中华人民共和国国民经济和社会发展十年规划和第八个五年计划纲要》，"中西医并重"被列为新时期我国卫生工作的五大方针之一。这一时期，党的中医药政策主要精神是：①加强领导，支持中医药发展，实行优惠政策，为中医创造良好的发展与提高的物质条件；②把中医和西医摆在同等重要的地位，实行"中西医并重"的方针；③遵循中医药的发展规律，按中医药的特点和规律管理中医药；④中医中药密不可分，重视中药及中药饮片工作；⑤继承与发展同等重要，既要中医不能丢，认真做好继承，又要积极利用先进的科学技术和现代化手段，促进中医的发展。

这一时期，中央关于中医工作有两个重要文件，一是中共中央转发的〔1978〕56 号文件，一是 1985 年中央书记处关于卫生工作的决定。前一个文件使我国中医药事业得到了迅速恢复和发展，后一个文件形成了"中西医并重"，为新时期我国卫生工作的方针之一。在党和国家中医药政策保障下，至20世纪90年代初，全国中医医院发展到2 300多所，病床20余万张，中医药科研机构170所，中医、民族医学院校31所，中等中医药学校57所，全国中医药行业人员超过百万大军。

三、20世纪90年代以后

1997年《中共中央、国务院关于卫生改革与发展的决定》进一步明确了"中西医并重"的方针，同时提出"正确处理继承与创新的关系，既要认真继承中医药的特色和优势，又要勇于创新，积极利用科学技术，促进中医药理论与实践的发展，实现中医药现代化"。

2001年江泽民同志在全国政协九届四次会议教育医药卫生联组会上讲话指出，"中医药学是我国医学科学的特色，也是我国优秀文化的重要组成部分，不仅为中华文明的发展做出了重要贡献，而且对世界文明的进步也产生了积极影响。要正确处理好继承与发展的关系，推进中医药的现代化。中西医并重，共同发展，互相补充，可以为人民群众提供更加完善的医疗保健服务"。在《中华人民共和国国民经济和社会发展第十个五年计划纲要》中，提出了"大力发展中医药，促进中西医结合"等战略任务。

2002年，中共中央、国务院《关于进一步加强农村卫生工作的决定》，对发挥中医药在农村卫生服务中的优势与作用做了重要论述，提出合理配置卫生资源，加强县级中医医院建设和乡（镇）卫生院中医科建设，为农村中医药发展提供必要的物质条件，逐步形成特色和优势。加强乡村医生的中医药知识和技能培训，培养一批具有中医执业助理医师以上资格的农村中医骨干等。

2003年，以胡锦涛为核心的新一届党和国家领导集体，更加关心和重视中医药的发展，多次对中医药工作和发展问题做出重要批示，强调要充分发挥中医药在人民防病治病中的重要作用。特别是在防治"非典"工作中，胡锦涛同志批示，"要重视专家的作用，积极采取中西医结合的治疗方法，实施科学防治，提高诊治水平"。温家宝同志批示，"在防治'非典'中，要充分发挥中医的作用，实行中西医结合"。2003年实施的《中华人民共和国中医药条例》，是我国政府颁布的第一部专门的中医药行政法规，也是新一届政府颁布的第一部行政法规，它将多年来党和国家对中医药工作的一系列方针、政策，通过国家行政法规的形式固定下来，对党的中医药政策做了全面高度的概括，是中医药事业发展的里程碑。2006年3月14日第十届全国人民代表大会通过的《中华人民共和国国民经济和社会发展第十一个五年规划纲要》提出，"保护和发展中医药，加强中医药临床研究基地和中医院建设，推进中医药标准化、规范化"。温家宝总理在讲话中强调，"要支持中医药事业发展，充分发挥中医药在防病治病中的重要作用"。

这一时期，党的中医药政策主要精神是：①正确处理继承与创新的关系；②认真继承中医药的特色和优势；③勇于创新，促进中医药理论与实践的发展，实现中医药现代化；④中西医并重，互相补充，共同发展；⑤充分发挥中医药在人民防病治病中的重要作用。这一时期，中医药工作进一步受到了中央及国务院领导的关注和重视，中共中央、国务院在关于我国卫生改革与发展和农村卫生工作的两个决定中，都特别强调了在我国卫生工作中要坚持中西医并重，发挥中医药的优势和作用。这一时期，中医药发展纳入了国家"十五"计划，中医药的继承与发展问题受到了国家各有关部门的重视，中医药现代化在国家和各地政府的推进下不断取得进展，中医药在我国卫生工作中的优势和作用进一步得到发挥，极大地促进了中医药在新时期的新发展。截至 2010 年底，我国已有中医医院 2 778 所，中医院床位数达 42.42 万余张，具有中医执业资格的医师（含助理医师）达 60 余万人；有高等中医药院校 37 所；有中医药科研院所 100 余家。截至 2012 年，中药生产企业 1 500 多家，工业总产值已近 4 100 亿元人民币，总产值占整个医药工业总产值近 1/3。

四、总结

回顾总结党和国家制定的一系列有关中医药发展的方针政策，其基本要点是：①努力继承、发掘、整理、提高祖国医药学；②团结和依靠中医，发展和提高中医，更好地发挥中医的作用；③坚持中西医结合，组织西医学习和研究中医；④积极为中医发展与提高创造良好的物质条件；⑤中医中药要逐步实现现代化；⑥保护和利用中药资源，促进中医药可持续发展；⑦坚持"中西医并重"，把中医和西医摆在同等重要的地位，互相补充，共同发展；⑧坚持中医中药结合，医药并重，促进中医中药同步发展与振兴；⑨正确处理好继承与发展的关系，保持特色，发挥优势，积极利用先进科学技术，促进中医药学发展。党的中医药政策是在中国社会存在着中医和西医两种医学的特殊历史条件下，在中国国情的特定环境下逐步形成和发展的。它以马克思主义的科学世界观和方法论，成功地解决了党和政府如何对待传统医药问题，即如何对待中国优秀传统文化问题。我国中医药事业几十年来的发展历史充分证明，党的中医药政策是中医药事业发展的根本保证。什么时候认真贯彻了党的中医药政策，中医药事业就得到发展；什么时候背离了党的中医药政策，中医药发展就要遭受挫折。当前，我国正处在新的历史发展阶段，我们要继续推动中医药事业不断前进和促进中医药学的继承与发展，就必须深刻领会和全面地、坚定不移地贯彻执行党的中医药政策，坚持"中西医并重"，坚持中医中药结合，坚持按中医药的特点和规律办事，正确处理好继承与发展的关系，保持特色，发挥优势，促进中医药现代化，为建设有中国特色的社会主义卫生事业做出新的贡献。

第四节 中医药教育事业发展现状

大力培养中医药人才，是继承发挥中医药遗产，发展中医药事业的根本途径。新中国成立后国家采取多种方式培养中医药人才，特别是在 1997 年《中国教育改革和发展纲要》颁布以来，在"共建、调整、合作、合并"的八字方针指导下，中医药教育事业在规模和内涵建设上都取得了巨大的成就。

一、国内中医药教育发展现状

（一）办学主体多元化

由以往单一的中医药院校办学，发展为医学院校、综合性大学、农学院齐办学。截至 2008 年，全国有独立设置的本科高等中医药院校 25 所，民族医学院 3 所。中医药专科院校 9 所（含民族医学专科学校）。

（二）中医药教育规模扩大化

中医药院校在全国高教体制改革中走上了新一轮快速发展的道路，特别是 1999 年扩招后，规模发展速度很快，1998 年本专科招生 1.1 万，1999 年本专科招生 1.6 万，2000 年 2.4 万，2001 年将近 3 万，2002 年突破 3 万。2008 年本专科生招生规模达 7.7 万人，博士 1 100 余人，硕士 7 700 余人。并且为满足社会对人才多向性的需求，各院校还根据区域实际情况开办了若干个专业方向，增强了专业的社会适应性。中医药院校在硬件建设上都有了长足的进步，如上海中医药大学、成都中医药大学、南京中医药大学先后征地建设新校区，其他院校也有明显改善，改变了以前中医药院校"袖珍"院校的形象，成为高等医药教育中一道亮丽的风景线。

（三）人才培养模式多样化

由于中医药院校多为单科院校，学科单一，人才培养多为近亲繁殖，不利于中医药教育的可持续发展。有鉴于此，近年中医药教育除了在硬件上加强建设外，同时加强内涵建设，走学科融合、交叉的路子，联合办学，采取多种人才培养模式：①与综合大学合作培养跨学科复合型人才，如成都中医药大学与四川大学联合开办七年制中医学专业；②与西医院校合作培养中西医结合型人才，国家教育部批准，成都、广州、南京等中医药大学分别与华西医科大学、第一军医大学、南京医科大学合作办学，联合培养中西医结合高级临床医师；③与工科院校合作培养制药工程人才，如安徽中医药大学与合肥工业大学等院校已经开始了这种理工结合的人才培养；④与财经院校合作培养管理和营销人才，如成都中医药大学与西南财经大学联合培养中药学市场营销方向的跨学科复合型人才；⑤中医院校之间合作培养高层次人才，如成都中医药大学与贵阳中医学院联合培养研究生。

同时采取招收非医专业本科毕业生报考中医类研究生的措施，扩大招生对象，给中医药教育注入新鲜血液，有利于中医药事业的发展。

（四）课程体系和课程内容科学化

为了适应发展的需要，走内涵发展的道路，教育部组织实施了"高等教育面向 21 世纪教学内容和课程体系改革计划"，其中中医药类 15 个，本着"坚持特色，探索改革，不断创新，提高水平"的原则进行中医药类的课程体系和教学内容改革，在改革成果的基础上又实施了"新世纪高等教育教学改革工程"，进一步完善中医药课程体系和教学内容的改革。从传统的"以学科为基础的医学课程模式"向学科与课程分离，开设综合课程，实行综合教学的"综合性医学课程模式"转变。淡化课程，强化学科，保留必要课程，减少必修课程，大量增加选修课程，以满足社会对复合型中医药人才的需要。

仲景医学发展史

（五）对外教育扩大化

伴随着人类渴望回归自然的趋势和医学模式的转变，中医药在国际上越来越受到关注和重视，来华学习中医药的人员日益增多。目前，到我国学习自然学科的外国留学生中，学习中医药的人数居第一位，在校留学生 3 500 多人，其中本科学生 1 000 多人。南京中医药大学与澳大利亚 Victory University of Technology 及北京中医药大学与英国伦敦 Middlesex University 联合创办中医专业本科教育的合作，合作项目得到所在国教育部门的正式批准，并由所在国政府下拨教育经费。这标志着西方国家的高等院校第一次向中医药学开放。

（六）台、港、澳地区中医药教育长足发展

值得注意的是，现在台、港、澳地区都非常重视发展中医药教育，并取得了长足的进步。特别是澳门，在 2003 年施政报告中明确提出将中医药教育作为重点发展的方向。澳门大学更与北京大学、香港科技大学强强合作，联合培养中药学专业、医药管理专业研究生，以英文为主要教学语言，课程开设以培养国际化、复合型的高级中医药人才为宗旨，具有实用性、科学性、前瞻性。

二、国外中医药教育发展现状

中医药已经输出到世界上 130 多个国家，多个国家开展了中医药教育，但发展并不均衡。

（一）中医药教育的地位

目前，国外高等中医药教育的合法性还没有解决，除澳大利亚、泰国、新加坡等少数国家外，传统医学并没有纳入正规的医学教育体系，从而导致从事传统医学教育的单位并不接受教育主管部门的监督和指导。即使在日本，传统医药学教育也与中国不同，目的不是培养专门的中医药人才，而只是现代医学的补充教育。因此国外中医药教育多是以民间办学的形式，工作条件艰苦，教育运行远不如国内规范。

（二）办学模式

国外开展中医药教育的教育机构有两种：一是综合性大学成立中医系或开设中医专业，二是民办的中医药专业学院，采取学历教育、专科教育、继续教育、短期培训班等形式开展中医药教育。但大多采取与国内教育机构联合办学或聘请国内师资来保持中医药的特色。

（三）课程设置系统化

不论是正规学历教育还是进修、普及类教育，国外的大部分中医院校都有相应的较系统的课程安排，注重课程设置的实用性，注重理论和临床的结合，并围绕不同的培养方向，逐步建立了相对稳定的课程体系，有效地减少了以往教学过程的随意性。

三、中医药教育发展对策

中医药教育虽然取得了巨大的成就，但是要适应市场的需求，培养国际性的复合人才，还有很长的路要走，应当重视以下几点：

（一）办学观念的转变

随着教育的市场化、信息化、个性化、国际化和终身化的发展趋势，中医药教育

必然要树立全球观念、市场观念、人本观念、信息观念，只有这样才能在激烈的全球竞争中立于不败之地。

（二）发展优势，扩大留学生的招收

中医药教育是我国最具特色的教育之一，也是最具有吸引力的教育，特别是在回归自然的呼声日益高涨的今天，中医药会吸引越来越多的留学生学习，所以应当强化留学生的教育。

（三）走出去，在境外合作办学

在全球一体化进程中，经济本地化的趋势越来越明显，同样中医药教育在走向世界的过程中也需要本地化，这样才能很好地与所在国、地区的文化、经济、传统相结合，有利于对中医药的认同，同时促进中医药教育的发展。

（四）控制中医药本科招生比例，重点发展研究生教育，提高教育质量

应当看到目前中医药院校底子薄弱，虽然近年有了很大的改善，但是已经不能承受连年扩招带来的影响，教学质量和学生素质有所下降；特别是医学教育作为精品教育，是一门实践性很强的学科，由于现有条件的限制，也不能承受大规模的扩招。因此，应当放慢扩招的步伐，稳定本科招生，扩大研究生招生。中医药教育在量的积累到一定程度后，应当重点考虑提高质量的问题，因为这才是发展中医药教育最根本和核心的问题。

第五节　新中国成立以来仲景医学发展状况

新中国成立以来，党和国家高度重视中医药工作，制定了一系列保护和扶持中医药的方针政策，并在实践中不断丰富和完善，有力地保障和促进了中医药事业的发展。张仲景学术作为中医学最重要的组成部分之一在各方面也取得长足的发展。

《伤寒论》《金匮要略》研究，是中医学术研究之热点，并呈现出明显的国际泛化趋势。数十年来，国内外相关研究成果层出不穷，就研究内容而言，无论其深度和广度，均属史无前例，而其研究方法和手段，更是令人耳目一新。

一、《伤寒论》研究概况

纵观数十年《伤寒论》研究过程，我们不难看出，有关《伤寒论》研究的思路和方法，是继承和创新的交错。换言之，即根据具体的研究对象和目的，合理选用传统的研究方法或大胆采用现代科学研究方法。传统的考据、校注、验证、推理等方法，在理论研究中仍占有相当的比重，而计算机技术、信息论、控制论、系统论、模糊数学、生物化学、光学、电学、力学、药理学、病理学等各种现代科学技术方法和手段的渗入，则体现了当今科技发展的时代特征。

（一）传统理论研究

传统理论研究，系指围绕《伤寒论》展开的相关文史哲及医学理论和学术观点的研究，主要包括版本考证、学术渊源、伤寒注家、六经辨证体系、哲学思维、发展历史等内容。

1. 版本考证　在《伤寒论》版本研究方面，目前学术界多数仍认同以宋本和成注本为权威版本。而《千金翼方》所载之《伤寒论》以其时间早于宋本也颇受重视，有学者将之称为唐本《伤寒论》。而若注重文献考证价值者，则林亿等校刊之别本《金匮玉函经》自然不容忽视。当代最具影响力的宋本《伤寒论》，应属刘渡舟教授等以赵刻本为蓝本校注的《伤寒论校注》本。另外，日本康治本和康平本、敦煌《伤寒论》残卷、长沙古本和桂林古本等，均在不同程度上引起学术界的重视。

2. 学术渊源　关于《伤寒论》的学术渊源，目前存在几种不同看法。第一，是依据其自序所述，认为其理论根源于《内经》，国内医家多数认同这一观点。第二，认为《内经》与《伤寒论》属于不同的医学体系，《伤寒论》根源于江南文化圈以药疗为主的医学体系。持这一观点者，以日本部分医家为代表。第三，依《甲乙经》和《注解伤寒论》所述，并据近些年的文献考证成果，认为《伤寒论》主要源于《伊尹汤液》，属经方体系，与《内经》所代表的医经体系有别。

3. 伤寒注家　自成无己首开注释之风以来，其后注伤寒者，代不乏人。其学术观点、治学方法等，对后世之研究有着很大的影响。因此，研究注家及注本，成为《伤寒论》现代研究之一大热点。就总体而论，目前伤寒注家注本之研究成果虽多，但涉及面不广，主要集中于明清部分影响较大之医家，如柯琴、尤怡、钱塘二张等。然而，随着这类研究的深入，有关伤寒学术发展历史的研究逐渐展开，相关学者从历史宏观的角度，考察《伤寒论》及伤寒学术的发生发展规律。

4. 六经辨证体系　六经辨证体系，是《伤寒论》之核心内容，亦是现代医家致力研究之重点。围绕六经体系之生理、病理、诊断、治疗等方面，研究者们开展了大量艰苦而卓有成效的工作。在这一领域内，最富挑战性的课题，仍属六经实质和厥阴实质问题的探讨。

有关六经实质的争论，历经近千年而未衰。近几十年来，围绕这一问题就曾出现过数次较大规模的争鸣。20世纪50年代中后期的争鸣，其主要观点并未脱离前人之说；而80年代之争论，则逐渐渗入一些新学说；90年代以后，随着多学科交叉渗透之趋势愈显明朗，各种新观点层出不穷。然则，就其实质而言，多是前人观点的现代翻版或论释，并未有大的理论突破。

5. 其他　随着对人类思维规律研究的发展，有关《伤寒论》辨证方法的研究，近年来受到普遍关注。研究者们除运用传统方法总结《伤寒论》之思维方法及规律外，更引入一些新学说，如系统论、控制论、信息论、逻辑学等，以印证之，取得了一批成果。

另外，有关《伤寒论》未病学说思想、体质学说思想、气化学说思想、时间医学思想等理论研究，亦取得一定的成就。

（二）临床运用研究

临床运用研究，是指《伤寒论》六经辨证体系在现代临床中的运用规律和方法研究，主要包括病证诊断、治法原则、方药运用、临床思维等内容。其中以《伤寒论》方药在现代临床上的扩展运用尤为引人注目。

1. 病证诊断　在病证诊断方面，部分学者除强调遵循传统方法审证求因外，主张将建立病证诊断模型作为突破口，运用多种手段，包括数理统计分析方法及计算机技术，通过大范围的文献分析和临床检验，对《伤寒论》六经主要病证进行定性、定量的规范化研究，建立相对客观的诊断标准，以利于临床推广应用。有研究者曾将《伤寒论》基本内容和逻辑思维，进行数理分析，并建立相应的计算机六经辨证论治系统，取得一定成效。值得注意的是，这类研究尽管颇具价值，然从目前的研究成果来看，其广度和深度尚不尽如人意，各种相关因素的处理存在不少困难，尤其是在中医辨证诊断原则性与灵活性关系处理上，尺度难以把握。因此，研究成果距临床实用，尚有很长的一段距离。

2. 治法原则　有关六经治法体系的研究，目前多限于理论阐述和临床验证。而具体治法之于临床，必须通过相应方药加以体现，故治法之研究成果，常是通过方药临床研究而来。就《伤寒论》方药临床运用研究而言，主要表现在其运用范围的扩展和对现代疑难危重症的救治方面。大量的临床研究结果表明，《伤寒论》方疗效确切，在现代疑难危重病症的救治方面，颇具特色。其主要的研究方法，目前比较倾向于大样本观察统计其对现代医学诊断明确的疾病的疗效。这类研究，有利于拓展经方的治疗范围，科学验证经方的临床疗效。而其不足之处在于，西医辨病与中医辨证之间的关系不易把握。注重经方对西医疾病的泛应性，必然将以忽视中医辨证作为代价，而方药之运用，却是建立在中医辨证的基础上，如此则其临床疗效难以与实际相合。

3. 方药运用　方药临床运用研究的另一重要特征，是剂型改革。这一方面的研究，比较而言，以日本汉方医成就最为突出。汉方剂型的改良，不仅节省药源，使用简便，而且促进了日本工业经济的发展。这一形势已为国内官方及学术界所重视，并拟定了相应的发展规划。然须明确指出的是，剂型改革应注意：第一，以确保疗效为基本前提；第二，正确处理现代药理应用标准和传统应用标准之间的关系；第三，充分发挥传统剂型加工及煎服法等理论优势。

4. 临床思维　方药临床运用规律的研究，是目前较为热门的课题。从临床思维角度探讨这一课题，具有普遍性指导意义。

（三）现代实验研究

现代实验研究，指采用现代科学技术实验手段和方法，研究《伤寒论》六经证治体系，以期揭示其内在本质。目前有关研究主要集中在证候本质、方药机制等方面，其成果从不同角度和层次上，阐明了六经证治体系的部分机制。

1. 证候本质　六经病证本质研究，多从两个途径入手。一是确立一定的诊断标准后，选择合适的病例，通过对照观察，检测其相关的理化指标，进而分析推断其内在的病理生理机制；一是以中医病因学说为依据，复制相应的证候动物模型，观察其病理生理变化，以推断其内在机制。两种途径各有优劣，前者关键在于诊断标准的建立是否合理和干扰因素的控制是否得当，后者关键在于动物模型建立是否合理及动物与人体差异的判别。

就已有的研究结果来看，病证实质研究涉及太阳、阳明、少阳、太阴、少阴、厥阴各经的具体证候，研究指标涉及组织形态学、细胞学、分子生物学、生物化学、流体力学、光学、生物电学、电磁学等内容。结果表明，六经病证涉及多系统、多脏器、多层次的病理改变，并不能以现代医学的观点去对号入座。某一特定证候的病理变化，除去病种相关外，可在某些方面呈现出一定的共性特征，且这种共性特征并不受病种之影响，提示中医证候分类具有一定的客观性。

值得指出的是，六经辨证作为一个理论体系，始终贯穿着中医整体恒动观念，而六经传变学说，正是体现这种观念的最好例证。研究者们为了揭示这种变化规律，曾进行了艰巨的探索。有关太阴、少阴阳虚证证治关系及阴证转阳的实验结果，从多方面证实了这种病证转化关系的客观存在。

症状体征是证候的基本表象，从特定症状和体征入手，探索其内在机制，是揭示病证本质的一条重要途径。胸胁苦满作为少阳病定位症状，具有一定的特征性意义。研究结果表明，在不同病种的对照观察中，胸胁苦满多与胆、肝二经密切相关，进而从侧面证实了六经分证论治之客观性。而用无创性彩色超声 Doppler 显像技术研究脉象，证实位、数、形、势一种或多种属性的变化，是形成脉象的基础。而从位、数、形、势的变化及其关系加以分析，可望了解脉象与心血管生理学、病理学以及全身各系统之间关系的变化规律，进而揭示病证之内在机制。

2. 方药机制　经方的药理机制研究，是《伤寒论》现代实验研究的一个极其重要的组成部分。近几十年来，主要经方都已成为研究对象，诸如小柴胡汤、桂枝汤、白虎汤、大承气汤、理中汤、四逆汤等。其药理效应，随方药之不同而异，且每一方剂常呈现多系统多层次的泛化作用，较之西药，特异性多不显著。然其突出的临床疗效与药理特异性的不符，迫使研究者们颇费心血地去探求其中的奥妙。目前多数研究者倾向于方药的主要作用机制，并不在于其直接对病原的清除和对病理损伤的修复，而是通过整体调节作用，调动各种积极因素，以促使机体自我康复。

这种调节作用的一个显著特点，是其良性的双向调节效果。即在病理状态下，方药通过逆病理变化的调节，以达到促使机体康复的目的。例如桂枝汤既可促使动物的低温状态恢复，亦可促使动物的高体温下降。而多数方药在生理状态下，却并不表现出明显的调节作用。正是这种特定方药与机体的特定病理变化的契合，相互作用，彼此影响，才发挥出其特定的治疗效应。

二、《金匮要略》研究概况

对《金匮要略》的研究，主要有文献研究、理论探讨、临床应用研究、实验研究等途径，其间又常有交叉。前三者是传统方法，为历代所沿用；实验研究是现代兴起的方法，用于《金匮要略》的研究仅数十年。

（一）文献研究

自宋代王洙重新发现《金匮要略》以来，历代医家采用注疏形式，通过注释、校勘，疏通文义，探讨医理，为整理研究《金匮要略》，促进其在临床应用以及发展仲景学术思想方面做出了重大贡献。1992 年出版的《中医联合目录》所列 1949 年以前《金匮要略》研究著作就有 200 余种。新中国成立以来，众多学者或以文献整理或以专题讨论等形式，对《金匮要略》全面研究，业绩斐然，据不完全统计，出版有关《金匮要略》研究的著作有上百种，1950~1996 年，刊于各中医杂志的《金匮要略》研究论文达 3 000 余篇。这当中最受人注目的是由国家卫生部组织、浙江中医药大学何任教授主编的《金匮要略校注》一书的出版问世。该书以元代邓珍仿宋刻本为底本，对原文的校注，正字形、辨讹误、释词句，删衍补阙，释疑解难；所设按语，探赜索隐，揭示新义，是现代仲景学说研究重大成果之一。

（二）理论探讨

对《金匮要略》辨证论治体系及理、法、方、药等内容，从多角度、多层次、多学科进行研究，其成果主要体现在以下方面：

1. 病因方面 提出《金匮要略》"千般疢难，不越三条"的三因分类，发展了《内经》的病因学说，并强调内因的作用，认为机体本身抗病能力，对疾病发生发展起着决定性作用。其与后世陈无择的三因学说并不相同。仲景之邪入脏腑为内，客于肌表为外，其内外是指病位；而陈无择之六淫邪气所触为外因，五脏情志所伤为内因，其内外是指病因。

2. 诊断方面 原则性与灵活性相结合，是《金匮要略》诊断疾病的主要特色。其诊断过程体现了感性→抽象→思维具体的辩证思维方法。对四诊的研究也有较多新识，其中尤以脉学研究最多，其次是舌诊。如认为仲景辨证识病遵循脉证合参，证不离脉原则，其脉学理论则建立在脏腑经络基础上。既指出某一病证的主脉，又借脉象说明病因、病机、病位、预后，指导辨证、治疗等。通过对《伤寒论》与《金匮要略》中21种主要脉象的研究，归纳出仲景脉法相互比较、一病多脉、一脉多病与脉象病机结合的4个特点。

3. 辨证诊疗体系方面 辨证论治是仲景学说的精髓。具体的辨证或辨病仅是手段不同，无论何者，关键在于辨明病因、病位、病性、病机和病势这5个环节。在辨证与辨病主次关系上，研究者分歧较大。20世纪90年代以来，随着中医病证规范化研究的深入，辨证与辨病关系的学术争鸣日显活跃，先后发表过许多专题论文。由于研究思路方法的不同，对辨证、辨病的定义、作用及关系等见解有异。如有的认为在辨病的前提下再辨证，才能以不变应万变，辨兼证论治是对前二者的补充，仲景侧重辨病。有的则认为，自《伤寒杂病论》问世以来，以辨证论治为特色，辨病与辨证相结合，是坚持中医诊疗体系的正确方向。范永升提出，《金匮要略》的诊疗体系是在脏腑经络理论指导下，以辨证论治为中心，与辨病论治、随症论治相结合的诊疗体系。认为《金匮要略》中具体的辨证方法还有体质辨证、比较辨证、方证辨证等。

4. 治则治法方面 "治未病"是《金匮要略》的重要治疗学思想，包括未病先防、已病防变两个方面。标本缓急、因势利导、同病异治与异病同治等是《金匮要略》治则的主要内容。标本治则又含表里同病分缓急、新旧同病分前后。同病异治可分为病同而阶段不同、病机和症状同而个体有差异、症状同而病因不同、病同而症状不同四类，异病同治也可分为病不同而病因症状相同、病和症状不同而病机相同、病和症状不同而病因相同、病不同而主要病机相同四种情况。有从系统论、信息论、控制论、协同论等现代科学理论探讨《金匮要略》治疗学思想的。如认为仲景对杂病的治疗是以阴阳五行为指导，体现了五行相制疗法。亦有对《金匮要略》治法进行了归纳总结，如清热十法、和法运用规律、正治反治原则、汗法运用规律、治肝十二法、治疸八法、治痛规律、治喘十法、急救法则、通补十法、安胎十法等。

5. 方药方面 用统计学、群体计数等方法对《金匮要略》方药进行计量分析，虽因统计标准有异而使各家最终结果、数据不尽相同，但仍反映出仲景遣方用药特点。

（三）临床应用研究

由于《金匮要略》本身方证同条，因证立法，依法组方用药，理、法、方、药一线贯穿，方证是其辨证论治的基本单位，所以，临床研究也多以方证为对象。

一方面，以验案形式体会与阐述原著中所述的方证，采用临床总结、流行病学调查等方法探讨《金匮要略》方药的应用规律或病证的治疗原则。较为典型的如苓桂术甘汤证证治规律的研究，就是通过对古今运用苓桂术甘汤的158例医案的探讨分析，揭示苓桂术甘汤证的发病特点、诊断和用药规律，为临床正确使用该方提供理论依据的。另一方面，是扩大经方应用范围的探讨，按照辨证论治的原则，增治新病种、新证候。

（四）实验研究

以实验方法研究《金匮要略》，虽然时间不长，但已取得不少成果，并为深入研究打下了方法和思路基础。目前研究主要集中在方药的作用机制、配伍机制、用量比例及药物的炮制、煎煮方法原理等方面。

1. 作用机制 作用机制的研究项目较多，如抑菌、抗炎、免疫、内分泌、抗凝、护肝、胃肠运动功能、利胆、保护胃黏膜、抗过敏、耐缺氧、抗血栓形成等。如李卫民等研究证明，百合知母汤中之百合具有明显的镇静和抗疲劳效能，对泼尼松所致的肾上腺皮质功能衰竭有显著的保护作用，与《金匮要略》中本方养阴安神作用相吻合。大黄䗪虫丸可促进实验大鼠腹腔内血块的吸收，对肠蠕动呈缓和持久的增强作用，证明本方的活血祛瘀作用与此两者有关等。还有对在《金匮要略》方基础上化裁的效验方的实验研究，如根据《金匮要略》方加减而成的何氏心悸方对培养心肌细胞保护作用的研究，证实该方对培养心肌细胞缺糖缺氧性损伤有明显的保护和治疗作用。

2. 配伍机制 配伍机制研究证实，《金匮要略》方配伍具有较高的科学性。如茵陈蒿汤是《金匮要略》治疗黄疸的要方，方中茵陈与大黄相配，其利胆作用较单味茵陈为强，而茵陈与栀子等量配伍，其促进胆汁分泌的作用也大于两者单独使用，说明本方配伍具有明显的协同作用。此外亦有对证的动物模型的研究，为方药作用机制研究提供了佐证，如黄疸模型、胸痹模型、消渴模型、瘀血模型等。

实验方法研究《金匮要略》，揭示其学术思想的科学内涵，有利于与现代科学技术发展相适应，为扩大《金匮要略》方的临床应用指明方向，提供了依据，是《金匮要略》学术发展的重要途径与手段。

三、仲景学术研究发展目标与方向

（一）发展目标

仲景学术研究总体发展目标是以仲景学术为立足点，以中医"辨证论治"的基本规律为主要研究内容，以指导临床应用为目的，进一步凝练学科研究方向，梳理学科发展脉络，为临床提供"理法方药"综合运用的方法和思路，为中医各学科研究提供有力支撑。

（二）发展方向

1. 仲景辨证论治体系的整理与继承 历代医家在不同时代、不同历史条件下研究仲景学说的成果，形成了大量文献，为本学科进一步研究提供了大量的信息资料。亟待运用信息技术和数据挖掘技术，以名医不同时期的学术专著、医案医话、学术论文等研究对象，探索他们的治学方法，梳理他们的学术观点和理论建树。包括仲景原著的文献研究、历代医家对仲景学术的继承和发展研究及近现代名老中医运用仲景学术思想的整理与继承。

2. 中医证候规范及应证组合规律研究 辨证论治是中医理论体系的特色和临床思维模式，其中证候无疑是确立治则治法、处方用药的基础和依据。本学科前期已经对证候的概念、外延与内涵，临床常见疾病的证候要素提取和规范，进行了大量研究。下一步可以临床常见病、疑难病的证候研究为切入点，建立古今文献数据库，应用回顾性临床研究与严格质量控制下的前瞻性临床流行病学调研的研究方法，通过多因素处理方法及数据挖掘，提取并规范证候要素，研究应证组合规律，完善现有的辨证方法，为建立被认可、立得住、能推广、易传承的规范化的辨证体系奠定基础。

3. 经方治疗常见病、疑难病及其作用机制研究 经方具有立法严谨、组方精简、选药精良、疗效卓著的特点，开展全方位的经方防治常见病、疑难病的现代研究，具有重要的现实意义。应在建设完善经方防治临床优势病种的医案数据平台的基础上，开展经方防治常见病、疑难病的临床研究、机制研究，以丰富与发展经方临床应用方法，拓展经方临床应用范围，发掘经方的现代临床应用价值，揭示经方的临床效应机制。

4. 经方配伍规律研究 针对经方配伍规律研究的关键问题，相关专家提出"量化组方""方剂要素与证候要素对应"等研究思路。在"方从法立，以法统方"的组方理论指导下，基于"法依病机，拆方依法"的经方配伍研究方法，开展经方"方剂要素"配伍规律研究，基于六经阴阳的量化组方研究及经方"药—方—证"相关性研究，从中医性味理论拆方实验研究及分子水平物质基础等角度，探索经方配伍理论研究的新方法，提炼经方理法方药运用规律，将有助于提高临床治疗常见病、疑难病的疗效。

5. 中医临床经典理论与教学研究 《伤寒杂病论》的课程、教材、教学方法改革是中医教学改革的重要环节，也是仲景学术研究的重要任务之一。在中医经典课程教育教学方面，应在先进的教育理念指导下，深入研究《伤寒论》《金匮要略》课程的理论教学模式，开展经典著作的教学法研究，理论与实践相结合，正确阐发经旨深意，做到正确理解，准确表达，循循善诱，深入浅出，提高教学质量，培养符合21世纪需求的高素质中医优秀人才。

综上，仲景学术研究总体形势不错，呈现出大范围，多途径，普及与提高结合，继承与创新并重的国际泛化趋势。然而在科学技术突飞猛进的当今，仍须明确方向，把握机遇，迎接挑战，将《伤寒论》《金匮要略》这两门古老而年轻的学科推上一个新台阶。

参 考 文 献

[1] 傅延龄.张仲景医学源流 [M].北京：中国医药科技出版社，2006.

[2] 曹家达.曹氏伤寒发微 [M].福州：福建科学技术出版社，2007.

[3] 刘渡舟，聂惠民，傅世垣.伤寒挈要 [M].3 版.北京：人民卫生出版社，2006.

[4] 孙磊，王兴华.《伤寒论》中的"三因制宜" [J].吉林中医药，2011，31（4）：284-285.

[5] 王鹏.《伤寒论》扶正祛邪观探析 [J].光明中医，2009，24（6）：1012-1014.

[6] 郝先中.传统与现代性：近代中西医论争的文化表征 [J].皖西学院学报，2008，24（1）：134-139.

[7] 濮正琪.中西医汇通学派对近代中医药学发展的影响 [J].江西中医药，2008，39（8）：19-20.

[8] 温长路.百年以来《伤寒论》理论研究述评（之一） [J].河南中医，2007，27（3）：1-6.

[9] 温长路.百年以来《伤寒论》理论研究述评（之二） [J].河南中医，2007，27（4）：1-6.

[10] 罗曼.西医东渐及其与中医的碰撞 [J].医学与哲学（人文社会医学版）.2009，30（7）：60-63.